Inglese per radiologi
Scrivere, presentare e comunicare in ambito internazionale

Ramón Ribes • Pablo R. Ros

Inglese per radiologi

Scrivere, presentare e comunicare in ambito internazionale

Edizione italiana a cura di
Roberto Pozzi Mucelli

Presentazione a cura di
Roberto Lagalla

Con il patrocinio

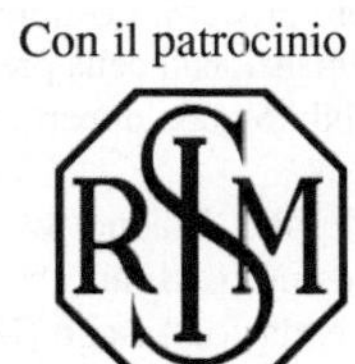

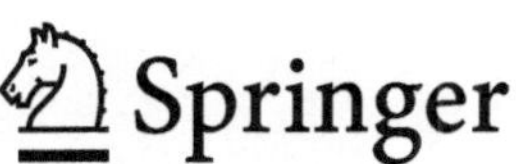 Springer

Ramón Ribes
Hospital Reina Sofia
Servicio de radiología
Avda. Menéndez Pidal s/n
Córdoba 14004, Spain

Pablo R. Ros
Professor of Radiology, Harvard Medical School
Executive Vice Chairman and Associate
Radiologist-in-Chief, Brigham and Women's Hospital
Chief, Div. of Radiology, Dana-Farber Cancer Institute
Harvard Medical School
Boston, MA 02115, USA

Edizione italiana a cura di:
Roberto Pozzi Mucelli
Istituto di Radiologia
Università di Verona
Policlinico "G.B. Rossi"
Verona, Italia

Titolo dell'opera originale:
Radiological English
Ramón Ribes, Pablo R. Ros
© Springer-Verlag Berlin Heidelberg 2007

Traduzione dall'inglese a cura di:
Giulia Zamboni e Carlo Manfredi

ISBN 978-88-470-0740-6   e-ISBN 978-88-470-0741-3

Springer-Verlag fa parte di Springer Science+Business Media
springer.com

© Springer-Verlag Italia 2008

Copertina: Simona Colombo, Milano
Impaginazione: Graphostudio, Milano
Stampa: Arti Grafiche Nidasio, Assago (MI)

Stampato in Italia
Springer-Verlag Italia S.r.l., Via Decembrio 28, 20137 Milano

Presentazione della edizione italiana

La Società Italiana di Radiologia Medica ha accettato con particolare piacere l'invito dell'Editore Springer di patrocinare l'edizione italiana del manuale di inglese ad uso dei radiologi.

Non è un mistero che, a fronte di una produzione scientifica di pregevole livello qualitativo, i contributi italiani destinati alla convegnistica e alla pubblicistica estere sono talvolta penalizzati da un impiego non sempre appropriato della lingua e della forma espressiva anglosassone, tanto da risultare, sullo scenario internazionale, relativamente sottodimensionati rispetto alle effettive potenzialità della nostra comunità scientifica.

Da anni, e ancora nel recente passato, la SIRM ha prodotto concreti sforzi ed impiegato considerevoli risorse per implementare il livello di "internazionalizzazione" della radiologia italiana: i risultati sono tangibili ed apprezzabili; per tutti, vale il conseguimento dell'"impact factor" da parte della rivista societaria dopo che la stessa è stata edita in duplice lingua, italiano ed inglese.

La strutturazione del manuale – che oggi viene proposto al pubblico italiano – è particolarmente adeguata alle esigenze di chi intenda svolgere una presentazione scientifica in lingua inglese o sottoporre un lavoro ad una rivista estera: si tratta di un volume "user friendly" che incontrerà certamente il favore di numerosi utilizzatori e contribuirà ad elevare i contributi italiani destinati alla comunità internazionale.

Si tratta di un obiettivo comune alla società scientifica, agli Autori e all'Editore: una sinergia utile alla radiologia italiana e foriera di sempre maggiori affermazioni anche al di fuori dei confini nazionali.

Novembre 2007

Prof. Roberto Lagalla
(Presidente SIRM)

Prefazione alla edizione italiana

L'esperienza quotidiana ci testimonia che la lingua inglese pervade ormai il nostro linguaggio comune, sia scritto sia parlato. Tale fenomeno è ancora più rilevante nel mondo scientifico, in cui, a ragioni che ci riportano al primato di questa lingua in ambito tecnologico, si uniscono motivi pratici legati alla sua relativa semplicità.

Se da una parte è importante conservare la propria identità nazionale e culturale, dall'altra è necessario riconoscere l'esigenza di saper usare una lingua comune di facile fruibilità per una migliore condivisione di conoscenze e scoperte.

Tuttavia, dietro l'apparente facilità della comunicazione in lingua inglese si nasconde la complessità propria di ogni lingua, che prevede differenziazioni anche marcate nella terminologia specifica di ciascuna disciplina. Persino all'interno delle specializzazioni di una stessa materia, come la medicina, la varietà lessicale può essere rilevante.

Da tali presupposti nasce *Inglese per radiologi*, volume che ha il pregio di avvalersi di un ricco apparato di esempi di frasi d'uso quotidiano, utili ad esempio per una conversazione tecnica. Numerosi i consigli pratici per preparare un lavoro scientifico direttamente in inglese, per presentare una relazione ad un congresso internazionale o moderare una seduta scientifica. Una parte è inoltre dedicata alla pratica quotidiana in un dipartimento di radiologia, con particolare riguardo alla refertazione, nonché alla parte più gestionale.

La pubblicazione avviene inoltre in un momento in cui la radiologia italiana sta compiendo un salto di qualità a livello internazionale. È pertanto auspicabile che i professionisti del settore acquisiscano specifiche competenze in campo linguistico, così da esprimersi con appropriatezza e sicurezza al pari dei colleghi di altre nazioni.

Sono convinto che il volume risponda validamente alle nuove e sempre più evidenti esigenze del mondo scientifico nel quale la conoscenza dell'inglese è d'obbligo.

Novembre 2007   *Prof. Roberto Pozzi Mucelli*

Prefazione alla edizione inglese

Tutti noi che non siamo di madrelingua inglese ci siamo trovati, ad un certo punto della nostra vita, di fronte alla sfida data dalla necessità di imparare questa lingua. In più potremmo azzardarci a dire che nessuno di noi medici sia stato istruito a fondo nell'utilizzo dell'inglese medico o, più specificatamente, radiologico. Si dice che i teologi, gli avvocati, gli ingegneri ed i medici parlino un linguaggio diverso dal resto della società; per noi che ci occupiamo di radiologia, l'apprendimento dell'inglese radiologico è stato principalmente un'esperienza "sul campo".

L'inglese radiologico è certamente il più impegnativo inglese specialistico, poiché i radiologi non devono conoscere solo la terminologia radiologica, ma anche quella dei medici curanti. Negli anni della specializzazione, prima di essere coinvolti in una particolare superspecialità, gli specializzandi di radiologia parlano con tutti gli specialisti nell'ospedale, quindi sono esposti ad una gran quantità di termini medici che all'inizio sembra impossibile da gestire.

Probabilmente è stato questo il motivo per cui abbiamo iniziato a scrivere *Medical English*, anch'esso edito da Springer. Benché scrivere *Medical English* abbia richiesto un gran dispendio di tempo ed energie, riteniamo sia stato più semplice per noi in quanto radiologi che per altri specialisti. Questo può spiegare la scarsità di libri che insegnano l'inglese medico scritti da medici.

Dopo aver scritto un libro sull'inglese medico generico, abbiamo sentito la necessità di continuare con un secondo libro sull'inglese medico che ci interessa e che usiamo ogni giorno: l'inglese radiologico. Sin dall'inizio ci siamo resi conto che anche nella radiologia esistono molti tipi di inglese radiologico parlato (e ascoltato).

In questo testo abbiamo cercato di essere il più possibile esaurienti, quindi l'abbiamo diviso in capitoli che trattano i vari aspetti della comunicazione in inglese radiologico. Dopo un capitolo introduttivo sui metodi di approccio all'inglese radiologico, trattiamo specificatamente la grammatica radiologica, la letteratura scientifica e come scrivere lettere alle riviste radiologiche. Abbiamo inoltre incluso una parte con suggerimenti per chi frequenta corsi internazionali di radiologia, su come tenere un discorso radiologico o moderare una sessione scientifica. Vi sono inoltre capitoli su come utilizzare i termini latini e greci nell'inglese medico, includendo le forme singolari e plurali. Chiudiamo la prima parte del libro con i temutissimi acronimi ed abbreviazioni usati dai radiologi madrelingua inglesi.

La seconda parte del libro tratta la refertazione radiologica, con capitoli che trattano la descrizione delle lesioni e la stesura dei referti, sia normali che patologici.

La terza parte del libro tratta i "dialetti" dell'inglese radiologico. Chi parla inglese è affascinato dai diversi modi di parlare inglese nelle varie parti del mondo, ad esempio negli Stati Uniti, in Irlanda o in Nuova Zelanda. Lo stesso succede in radiologia, dove esistono specifici "dialetti" a seconda dell'ambito in cui ci si trova: 1) in radiologia interventistica; 2) durante i turni di guardia, quando si usano molti termini gergali; e, infine, 3) nella gestione radiologica, dove gli amministratori usano una quantità di termini specifici.

Chiudiamo il testo con tre capitoli dedicati all'inglese radiologico da conversazione, alle capacità comunicative in medicina e ad un manuale di sopravvivenza per la conversazione.

Speriamo davvero che questo testo possa essere utile ai professionisti che lavorano nel mondo della radiologia e non sono madrelingua inglese. Includendo non solo i radiologi, specialisti o in formazione, ma anche tecnici, infermieri, amministratori, medici di base e altri che lavorano nell'imaging diagnostico e nelle sue sottospecialità.

Ci siamo divertiti a creare questo libro pensando alle aree da coprire e reclutando collaboratori che, come noi, erano interessati alle sottigliezze della comunicazione radiologica a vari livelli.

Ma ora, l'esame finale è in voi lettori. Siamo sicuri che troverete situazioni che vi sono familiari e che questo libro vi sarà utile nel migliorare le vostre capacità di comunicazione in questa specialità basata così tanto sulla comunicazione con pazienti, medici curanti e altri professionisti della radiologia. Per favore fateci sapere come migliorare questo libro e mandateci le vostre esperienze così da poter iniziare a lavorare ad una seconda edizione di Radiological English.

In breve, questo manuale vuole facilitarvi l'adattamento ad un ambiente radiologico dove si parli inglese, poiché quando ci si trova di fronte ad una tale occasione di crescita personale e professionale è meglio non sprecare tempo. Speriamo che leggere questo manuale vi faccia piacere quanto a noi scriverlo.

Ramón Ribes, MD, PhD
Pablo R. Ros, MD, MPH, FACR

Indice

Capitolo 18

Capitolo 19

Capitolo 1

Approccio metodologico all'inglese radiologico

L'apprendimento dell'inglese radiologico è probabilmente il più impegnativo di tutto l'inglese medico specialistico. Da un lato la radiologia copre l'intera anatomia, fisiologia e patologia del corpo, per cui i radiologi durante gli anni della specializzazione, prima di essere indirizzati verso una superspecialità, devono conoscere virtualmente tutta la terminologia dell'inglese medico. Questo non succede in nessuna altra specialità: i cardiologi non sono minimamente interessati alle lesioni del menisco e gli ortopedici non devono sapere una parola sulle aritmie (nemmeno la stessa parola "arrhythmia", che è uno dei termini medici che vengono sbagliati più di frequente). D'altro canto, la molteplicità di superspecialità radiologiche rende estremamente difficile anche per i radiologi aver familiarità con il gergo di ciascuna superspecialità: un radiologo interventista sarebbe totalmente spaesato in una conversazione sulla mammografia, mentre un mammografista potrebbe non conoscere il nome della maggior parte degli strumenti della radiologia interventistica.

Una profonda conoscenza della grammatica inglese è fondamentale per costruire il vostro inglese radiologico nel modo più solido. Essere fluenti nell'inglese anatomico è fondamentale per il radiologo: dobbiamo conoscere il nome e l'aspetto normale delle strutture anatomiche e come esprimere il loro rapporto con i reperti radiologici. L'anatomia è così collegata al latino e al greco che, a meno che non abbiate dimestichezza con la terminologia latina e greca, non sarete mai in grado di parlare e scrivere in modo corretto l'inglese anatomico o radiologico. Inoltre, i radiologi devono essere a conoscenza degli aspetti tecnici delle loro superspecialità e devono essere in grado di parlarne in modo comprensibile a pazienti, medici curanti, specializzandi, infermieri e tecnici.

R. Ribes, P.R. Ros. *Inglese per radiologi.* © Springer 2008

Oltre al linguaggio tecnico medico, il radiologo deve comprendere l'inglese medico del paziente, cioè il linguaggio utilizzato dai pazienti per descrivere i loro sintomi. Sia in ecografia che in radiologia interventistica i pazienti descrivono direttamente la loro patologia al radiologo, mentre in TC e RM le informazioni vengono raccolte dai tecnici, che devono essere a conoscenza delle espressioni utilizzate dal paziente per descrivere la propria patologia.

A questo punto è opportuno fare un semplice esercizio. Leggete questa frase di inglese radiologico:

> Furthermore, ghost image artifacts arising from the intraluminal signal can be used to prove the vascular nature of these lesions.

Siamo sicuri che avete capito la frase e siete in grado di tradurla in italiano immediatamente; sfortunatamente la traduzione non è solo inutile, ma anche deleteria ai fini della scorrevolezza del vostro inglese radiologico.
Se provate a leggere il paragrafo ad alta voce in inglese, appaiono le prime difficoltà.
Se poi si apre una discussione su questa frase ed il pubblico sta aspettando di sentire la vostra opinione, potreste iniziare ad agitarvi.
Se non fate abitualmente risonanza, "ghost artifact" potrebbe non avere alcun significato per voi.
Controllate le parole che non siete in grado di pronunciare facilmente e guardatele sul dizionario; chiedete ad un collega che parla inglese di leggervi la frase ad alta voce; provate a scriverla, probabilmente incontrerete delle difficoltà nello scrivere alcune parole; controllate le parole che non riuscite a scrivere correttamente e guardatele sul dizionario.
Infine, provate ad avere una conversazione sull'argomento.

Notate quanti problemi sono nati da una sola frase di inglese radiologico. Il nostro suggerimento, una volta valutato il reale livello del vostro inglese radiologico, è di non deprimervi se il vostro livello è inferiore alle vostre aspettative.
Continuate a fare questo esercizio con paragrafi progressivamente più lunghi, iniziando con quelli inerenti alla vostra area di specialità.

Organizzate delle sedute di inglese radiologico nel vostro Istituto. Una volta a settimana può essere un buon punto di partenza e può anche essere un modo per restare in contatto con i vostri colleghi. Noterete che vi sentirete molto più sicuri nel parlare con i colleghi che hanno un livello di inglese inferiore al vostro piuttosto che parlando con il vostro insegnante madrelingua, come vi sentirete meglio a parlare con radiologi non madrelingua piuttosto che con colleghi madrelingua inglese. In questi incontri potete provare l'esposizione di discorsi e lezioni, in modo che quando dovrete esporre una presentazione ad un meeting internazionale non sia la prima volta che l'avete presentata.

Valutiamo il livello del nostro inglese radiologico con questi 10 semplici (?) esercizi. Le prossime 5 frasi sono corrette?

1. Baker's cysts are hyperintense on T2.
   - ERRATO

L'utilizzo di "-weighted image" dopo T1, T2 e PD è imperativo poichè tutte le immagini contengono informazioni T1, T2 e DP e noi denominiamo le sequenze in base alla loro pesatura dominante, benchè non esclusiva. La frase corretta dunque è:

❯ Baker's cysts are hyperintense on T2-weighted images.

2. The flexor digitorum long tendon is rarely involved with abnormalities.
   - ERRATO

La frase corretta è:

❯ The flexor digitorum longus tendon is rarely involved with abnormalities.

Controllate sempre due volte l'ortografia della terminologia latina e greca.

3. 57-years-old patient with severe abdominal pain.
   - ERRATO

La frase corretta è:

❯ 57-year-old patient with severe abdominal pain.

"57-year-old" è, in questo caso, un aggettivo e gli aggettivi quando precedono il nome non vanno scritti al plurale.

4. There was not biopsy of the lesion.
   - ERRATO

La fase corretta è:

❯ There was no biopsy of the lesion.

Avremmo potuto dire invece "there was not a biopsy of the lesion" oppure "there was not any biopsy of the lesion".

5. 87-year-old patient with arrythmia.
   - ERRATO

Arrhythmia è una delle parole che più frequentemente vengono sbagliate nell'inglese medico. Potete evitare questo errore frequente controllando che la parola *rhythm* (ovviamente scritta correttamente!) sia inclusa in *arrhythmia*.

6. Cosa vuol dire "window an image"?
Regolare i parametri di finestra e livello.

7. Cosa capireste in una sala di radiologia interventistica se qualcuno vi
    chiedesse "Dance with me"?
Qualcuno vi sta chiedendo di legare il suo camice.

8. "Harvard students" e "Harvard alumni" sono sinonimi?
No. Il primo termine si riferisce agli attuali studenti ed il secondo agli ex-studenti.

9. Come chiedereste ad un paziente di fare la manovra di Valsalva?
❯ Bear down as if you are having a bowel movement.

10. "Home calls" e "in-house calls" sono sinonimi?
No, non sono sinonimi, ma contrari; esprimono concetti opposti. Nelle "home calls" (reperibilità) si spera che dormiate a casa, mentre nelle "in-house calls" (guardie attive) dovrete stare in ospedale per l'intera durata del servizio clinico.

Questa serie di domande è intesa per quelli che ritengono che l'inglese radiologico non sia degno di un secondo pensiero. La maggior parte dei radiologi che non hanno mai lavorato in un ospedale dove si parla inglese tendono a sottovalutare le difficoltà dell'inglese radiologico; pensano che una volta che si parla inglese non si faccia fatica in un ambiente radiologico. Al contrario, quelli che hanno vissuto sulla loro pelle situazioni imbarazzanti lavorando all'estero, non si azzardano a dire che l'inglese o l'inglese radiologico sono semplici.

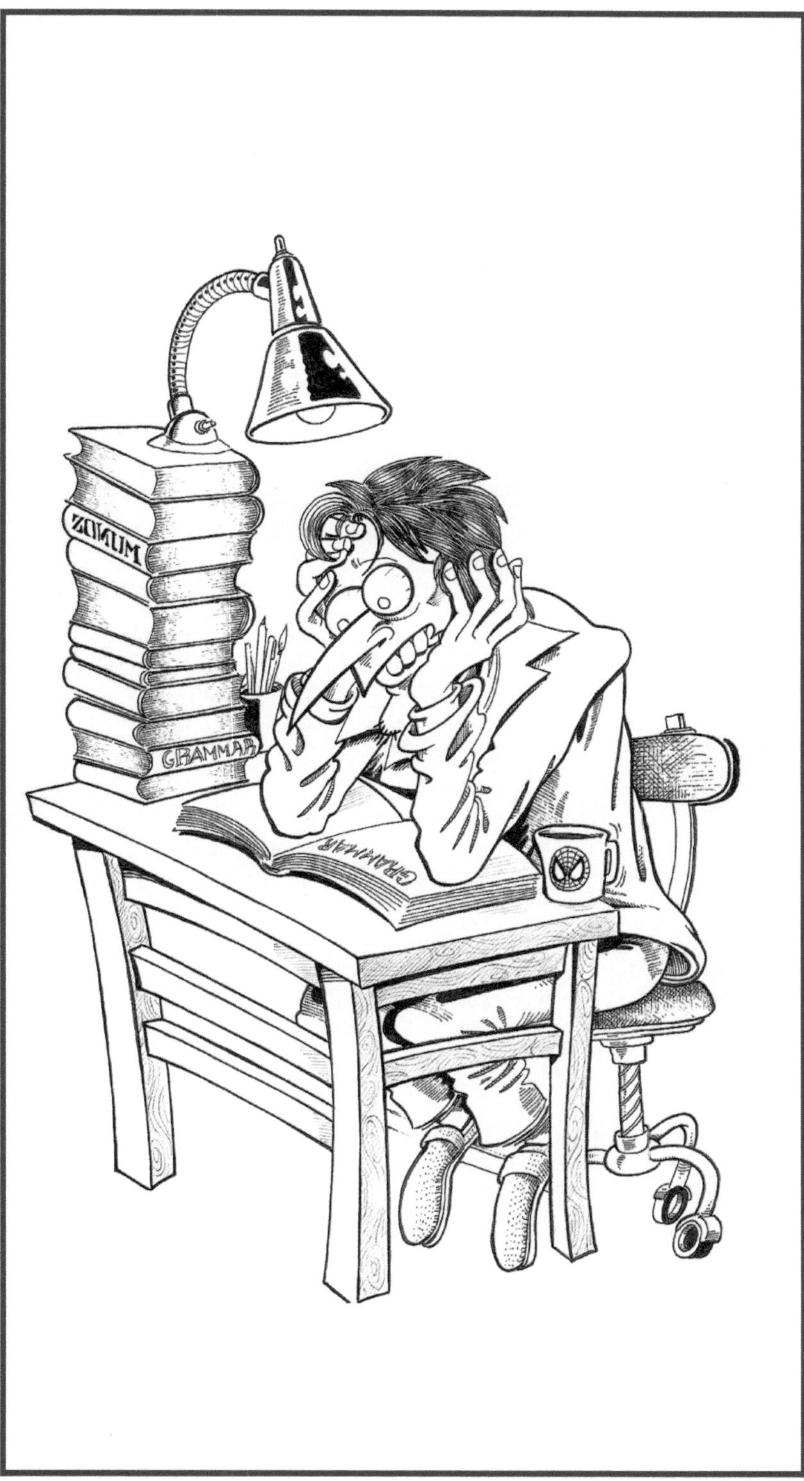

Capitolo 2

Grammatica radiologica

I primi capitoli sono probabilmente i meno letti dai lettori in genere e dai radiologi in particolare, mentre è nostra opinione che proprio nei primi capitoli siano contenute le informazioni più importanti di un libro. È, infatti, nei primi capitoli che sono posti i fondamenti di un libro e, saltando le parti fondamentali, molti lettori non ottimizzano la lettura di un manuale.

Questo capitolo è fondamentale poiché, a meno che non abbiate una conoscenza approfondita della grammatica inglese, sarete assolutamente incapaci di parlare inglese come ci si aspetta da parte di un radiologo preparato. Al livello di inglese che ci si attende da voi non è assolutamente sufficiente essere capiti: dovrete parlare in modo fluente e la vostra proprietà di linguaggio vi deve permettere di comunicare con i vostri colleghi indipendentemente dalla loro nazionalità.

Come vedrete subito, questa sezione di grammatica utilizza come esempi frasi radiologiche, così mentre ripassate per esempio le forme passive, ripasserete come dire frasi comuni nell'inglese radiologico di ogni giorno, come ad esempio "the CT scan had already been performed when the Chairman arrived at the CT Unit".

Potremmo dire, per riassumere, che abbiamo sostituito le classiche frasi dei vecchi manuali di inglese come "my tailor is rich" con frasi come "the first year radiology resident is on call today". Senza un certo grado di conoscenza della grammatica non è possibile parlare correttamente, come senza una certa conoscenza di anatomia non sarebbe possibile refertare indagini radiologiche. La tendenza a saltare sia la grammatica che l'anatomia, considerate da molti come semplici materie preliminari, ha avuto effetti deleteri sull'apprendimento dell'inglese e della radiologia.

R. Ribes, P.R. Ros. *Inglese per radiologi.* © Springer 2008

Tempi

Parlando del presente

Present continuous

Il present continuous indica un'azione che si sta compiendo nel momento stesso in cui si sta parlando.

<table>
<tr><td>F
O
R
M
A</td><td>Presente semplice del verbo to be + gerundio del verbo: am/are/is ...-ing.</td></tr>
</table>

Studiate questo esempio:
> It is 7.30 in the morning. Dr. Hudson is in his new car on his way to the Radiology Department.

Dunque: He is *driving* to the radiology department. Vuol dire che sta guidando adesso, nel momento in cui siamo parlando.

<table>
<tr><td>U
S
I</td><td>

Qualcosa che sta accadendo mentre stiamo parlando (cioè ora):
> Dr. Hudson *is going* to the fluoroscopy room.
> Dr. Smith's colleague *is performing* an enteroclysis.

Qualcosa che sta accadendo in un momento vicino a quello in cui stiamo parlando, ma non necessariamente contemporaneamente alla conversazione:
> Jim and John are residents of radiology and they are having a sandwich in the cafeteria. John says: "I *am writing* an interesting article on double-contrast barium enema. I'll lend it to you when I've finished it". Come potete notare, John non sta scrivendo l'articolo nel preciso istante in cui sta parlando, ma vuol dire che ha iniziato a scriverlo ma non l'ha ancora finito. È a metà del processo di scrittura.

Qualcosa che sta accadendo in un periodo limitato vicino al presente (per esempio oggi, questa settimana, questa stagione, quest'anno ...):
> Our junior radiology residents *are working* hard this term.

</td></tr>
</table>

<table>
<tr><td>U
S
I</td><td>

Situazioni in evoluzione:
> Radiologically speaking, the patient's condition *is getting* better.

Situazioni temporanee:
> I *am living* with other residents until I can buy my own apartment.
> I *am doing* a rotation in the MR division until the end of May.

Usi speciali: il present continuous con significato di futuro.
Nei prossimi esempi si parla di cose già organizzate.

Per parlare di qualcosa che avete organizzato di fare nel futuro prossimo (impegni personali):
> We *are stenting* a renal artery on Monday.
> I *am having* dinner with an interventional radiologist from the United States tomorrow.

Possiamo anche usare la forma *going to* in queste frasi, ma è meno naturale quando si parla di impegni personali.
Non utilizziamo il simple present o *will* per gli impegni personali.

</td></tr>
</table>

Simple present

Il simple present mostra un'azione che si ripete al presente, ma non necessariamente mentre ha luogo la conversazione.

<table>
<tr><td>F
O
R
M
A</td><td>

Il simple present ha le seguenti forme:

Affermativa
(ricordate di aggiungere *-s* o *-es* alla terza persona singolare).

Negativa
> I/we/you/they don't …
> He/she/it doesn't …

Interrogativa
> Do I/we/you/they …?
> Does he/she/it . . .?

</td></tr>
</table>

<table>
<tr><td>F
O
R
M
A</td><td>

Studiate questo esempio:
> Dr. Allan is the chairman of the Radiology Department. He is at an international course in Greece at this moment.

Quindi: non sta dirigendo l'Istituto di Radiologia in questo momento (poiché è in Grecia), ma lo dirige abitualmente.

</td></tr>
</table>

<table>
<tr><td>U
S
I</td><td>

Per parlare di qualcosa che succede sempre o ripetutamente o qualcosa che è vero in generale. Non è importante se l'azione sta avendo luogo al momento della conversazione:
> I *do* interventional radiology.
> Nurses *take care* of patients after an angiography procedure.
> For GI exams, pre-examination preparation *serves* to cleanse the bowel.

Per dire quanto spesso facciamo qualcosa:
> I *begin* to dictate studies at 8.30 every morning.
> Dr. Taylor *does* angioplasty two evenings a week.
> How often *do you go* to an international radiology course?
> Once a year.

Per una situazione permanente (una situazione che resta uguale per un lungo periodo):
> I *work* as a mammographer in the breast cancer program of our hospital. I have been working there for ten years.

Alcuni verbi sono utilizzati solo nei tempi semplici. Questi sono i verbi di pensiero o attività mentale, sentimento, possesso, percezione e i verbi per riferire. Spesso usiamo *can* invece del tempo presente con i verbi di percezione:
> I *can understand* now why the X-ray machine is in such a bad condition.
> I *can see* now the solution to the diagnostic problem.

Il simple present è spesso usato con avverbi di frequenza come *always, often, sometimes, rarely, never, every week,* e *twice a year*:
> The radiology chairman *always works* very hard.
> We *have* a radiology conference *every week*.

</td></tr>
</table>

<table>
<tr><td>U
S
I</td><td>Il simple present può essere utilizzato con significato di futuro. Lo usiamo per parlare di orari, programmi…:
❯ What time does the radiation safety conference start? It starts at 9.30.</td></tr>
</table>

Parlando del futuro

Going to

<table>
<tr><td>F
O
R
M
A</td><td>Per dire che abbiamo già deciso quello che intendiamo fare in futuro (non utilizzate will in questo caso):
❯ I am going to attend the 20th International Congress of Radiology next month.
❯ There is a CT course in Boston next fall. Are you going to attend it?

Per dire quello che qualcuno ha organizzato di fare (impegni perso-nali), ma ricordate che si preferisce utilizzare il present continuous poichè suona più naturale.
❯ What time are you going to meet the vice chairman?
❯ What time are you going to begin the angiogram?

Per dire quello che riteniamo succederà (fare previsioni):
❯ The patient is agitated. I think we are not going to get a good qual-ity study.
❯ Oh, the patient's chest X-ray looks terrible. "I think he is going to die soon" the radiologist said.

Se vogliamo dire quello che qualcuno intendeva fare in passato ma non ha fatto, usiamo was/were going to:
❯ He was going to do a CT on the patient but finally changed his mind and decided to do an MR.

Per parlare di previsioni passate utilizziamo was/were going to:
❯ The resident had the feeling that the patient was going to suffer a reaction to the contrast material.</td></tr>
</table>

Simple future (Will)

U S I | I/We *will* o *shall* (*will* è più comune di *shall*. *Shall* è spesso utilizzato nelle domande per fare offerte e dare suggerimenti):
> *Shall* we go to the contrast media symposium next week? Oh, great idea!

You/he/she/it/they will.

Negativo: *shan't, won't.*

Utilizziamo *will* quando decidiamo di fare qualcosa nel momento in cui stiamo parlando (ricordate che in questo caso non potete usare il simple present):
> Have you finished the report?
> No, I haven't had time to do it.
> OK, don't worry, I *will* do it.

Quando offriamo, concordiamo, rifiutiamo o promettiamo di fare qualcosa, o quando chiediamo a qualcuno di fare qualcosa:
> That case looks difficult for you. Do not worry, I *will* help you out.
> Can I have the book about high-resolution of the lung that I lent you back? Of course. I *will* give it back to you tomorrow.
> Don't ask to perform the ultrasound examination by yourself. The consultant *won't* allow you to.
> I promise I *will* send you a copy of the latest article on ultrasound-guided biopsy as soon as I get it.
> *Will* you help me out with this cystogram, please?

Non usate *will* per dire quello che qualcuno ha già deciso di fare o organizzato di fare (ricordate che in questa situazione useremo *going to* o il present continuous).

Per predire un evento o una situazione futuri:
> The specialty of radiology *will* be very different in a hundred years' time.
> Chest MRI *won't* be the same in the next two decades.

Ricordate che se c'è qualcosa nella situazione presente che ci indica cosa succederà in futuro (prossimo futuro) si utilizza *going to* invece di *will*.

<table>
<tr><td>U
S
I</td><td>Con espressioni tipo: probably, I am sure, I bet, I think, I suppose, I guess:
❯ I will probably attend the European Congress.
❯ You should listen to Dr. Helms giving a conference. I am sure you will love it.
❯ I bet the patient will recover satisfactorily after the reaction following the administration of contrast material.
❯ I guess I will see you at the next annual meeting.</td></tr>
</table>

Future continuous

<table>
<tr><td>F
O
R
M
A</td><td>Will be + gerundio del verbo</td></tr>
</table>

<table>
<tr><td>U
S
I</td><td>Per dire che saremo a metà di qualcosa in un dato momento in futuro:
❯ This time tomorrow morning I will be performing my first myelogram.

Per parlare di cose che sono già programmate o decise (simile al present continuous con significato di futuro):
❯ We can't meet this evening. I will be stenting the aneurysm in the patient we talked about.

Per chiedere dei programmi delle altre persone, soprattutto quando vogliamo qualcosa o vogliamo che qualcuno faccia qualcosa (forma interrogativa):
❯ Will you be helping me dictate MR reports this evening?</td></tr>
</table>

Future perfect

<table>
<tr><td>F
O
R
M
A</td><td>Will have + participio passato del verbo</td></tr>
</table>

<table>
<tr><td>U
S
I</td><td>Per dire qualcosa che sarà già successa prima di un dato momento futuro:
❭ I think the resident *will* already *have arrived* by the time we begin the scrotal ultrasound.
❭ Next spring I *will have been working* for 25 years in the Radiology Department of this institution.</td></tr>
</table>

Parlando del passato

Simple past

<table>
<tr><td>F
O
R
M
A</td><td>Il simple past ha queste forme:

Affermativa
❭ Il passato dei verbi regolari è formato aggiungendo *-ed* all'infinito.
❭ Il passato dei verbi irregolari ha una sua forma.

Negativa
❭ soggetto + *did/didn't* + forma base del verbo.

Interrogativa
❭ *Did* + soggetto + forma base del verbo.</td></tr>
</table>

<table>
<tr><td>U
S
I</td><td>Per parlare di azioni o situazioni del passato (che si sono già concluse):
❭ I really *enjoyed* the radiology residents' party very much.
❭ When I *worked* as a visiting resident in Madrid, I *performed* one hundred stereotactically guided core biopsies.

Per dire che una cosa è successa dopo un'altra:
❭ Yesterday we *had* a terrible duty. We *did* a carotid angiogram in five patients and then we *performed* an aneurysm embolization.

Per chiedere o dire quando o a quale ora è successo qualcosa:
❭ When *were* you last on call?

Per raccontare una storia e parlare di fatti e azioni che non sono connessi al presente (eventi storici):
❭ Roentgen *discovered* X-rays.</td></tr>
</table>

Past continuous

<table>
<tr><td>F
O
R
M
A</td><td>Was/were + gerundio del verbo.</td></tr>
</table>

<table>
<tr><td>U
S
I</td><td>

Per dire che qualcuno stava facendo qualcosa in un certo momento. L'azione o situazione era già cominciata prima di adesso, ma non è ancora finita:

❯ This time last year I *was writing* the article on contrast-enhanced MRI features of ankylosing spondylitis that has been recently published.

Notate che il past continuous non ci dice se un'azione fosse finita o meno. Forse lo era, forse no.

Per descrivere una scena:

❯ A lot of patients *were waiting* in the corridor to have their chest X-ray done.

</td></tr>
</table>

Present perfect

<table>
<tr><td>F
O
R
M
A</td><td>Have/has + participio passato del verbo.</td></tr>
</table>

<table>
<tr><td>U
S
I</td><td>

Per parlare del risultato attuale di un'azione passata.
Per parlare di un evento recente. In quest'ultima situazione potete utilizzare il present perfect con le seguenti preposizioni:
Just (cioè poco tempo fa), per dire che qualcosa è appena accaduta:
> Dr. Ho *has just arrived* at the hospital. He is our new pediatric radiologist.

Already, per dire che qualcosa è successo prima di quanto previsto:
> The second-year resident *has already finished* her presentation.

Ricordate che per parlare di un evento recente possiamo utilizzare il simple past.
Per parlare di un periodo che dura fino al presente (un periodo di tempo non finito)
- usiamo le espressioni: *today, this morning, this evening, this week ...*
- spesso usiamo *ever* e *never*.

Per parlare di qualcosa che stiamo aspettando. In questa situazione utilizziamo *yet* per mostrare che chi parla sta aspettando che qualcosa succeda, ma solo nelle domande e nelle frasi negative:
> Dr. Helms *has not arrived yet.*

Per parlare di qualcosa che non avete mai fatto o di qualcosa che non avete fatto in un periodo di tempo che dura fino al presente:
> I *have not reported* an MR scan of the knee since I was a resident.

Per parlare di quanto abbiamo fatto, di quante cose abbiamo fatto o di quante volte abbiamo fatto qualcosa:
> I *have reported* that regional brain perfusion scan twice because the first report was lost.
> Dr. Yimou *has performed* twenty vertebroplasties this week.

Per parlare di situazioni che sono esistite per lungo periodo, specialmente se diciamo *always*. In questi casi la situazione sussiste tuttora:
> Gadolinium *has always been* the contrast agent used in MRI examinations.
> Dr. Olmedo *has always been* a very talented radiologist.

Inoltre utilizziamo il present perfect con queste espressioni:
Superlativo: *It is the most ...*

</td></tr>
</table>

<table>
<tr><td>U
S
I</td><td>

❯ This is the most interesting neuroradiology case that I have ever seen.

La prima, seconda, terza ... volta:

❯ This is the *first time* that I *have seen* a CT of a vertebral hemangiopericytoma.

</td></tr>
</table>

Present perfect continuous

Illustra un'azione che è iniziata nel passato e continua fino al momento presente.

<table>
<tr><td>F
O
R
M
A</td><td>

Have/has been + gerundio del verbo.

</td></tr>
</table>

<table>
<tr><td>U
S
I</td><td>

Per parlare di un'azione che è iniziata nel passato ed è finita di recente o in questo momento:

❯ You look tired. *Have* you *been working* all night?

❯ No, I *have been writing* an article on intussusception reduction using an air enema.

Per chiedere o dire per quanto a lungo sia andata avanti una cosa. In questo caso l'azione o situazione è iniziata nel passato ed è ancora in corso o è appena finita:

❯ Dr. Sancho and Dr. Martos *have been working* together on the project from the beginning.

Utilizziamo le seguenti preposizioni:

- *How long…?* (per chiedere quanto a lungo)
❯ *How long have* you *been working* as an X-ray technician?
- *For, since* (per dire quanto a lungo)
❯ I *have been working for* ten years.
❯ I *have been working* very hard *since* I got this grant.
- *For* (per dire quanto a lungo come periodo di tempo)
❯ I *have been doing* MR imaging *for* three years.

</td></tr>
</table>

<table>
<tr><td>U
S
I</td><td>Non usate *for* nelle espressioni con *all:* "I have been working as a radiologist *all* my life" (non "*for all* my life")
• *Since* (per dire quando è iniziato un periodo)
❯ I *have been teaching* hip ultrasound *since* 1991.

Nel present perfect continuous la cosa importante è l'azione stessa e non importa se sia conclusa o meno: l'azione può essere conclusa (appena finita) o no (ancora in corso).
Nel present perfect è importante il risultato dell'azione, e non l'azione stessa. L'azione è del tutto conclusa.</td></tr>
</table>

Past perfect

Illustra un'azione che è iniziata nel passato prima di un'altra azione passata. È il passato del present perfect.

<table>
<tr><td>F
O
R
M
A</td><td>*Had* + participio passato del verbo.</td></tr>
</table>

<table>
<tr><td>U
S
I</td><td>Per dire che qualcosa era già successo prima che succedesse qualcos'altro:
❯ When I arrived at the IR suite, the interventional radiologist *had* already *begun* the aortic aneurysm stenting.</td></tr>
</table>

Past perfect continuous

Illustra un'azione che è iniziata nel passato ed è continuata fino ad un certo momento passato. È il passato del present perfect continuous.

<table>
<tr><td>F O R M A</td><td>Had been + gerundio del verbo.</td></tr>
</table>

<table>
<tr><td>U S I</td><td>Per dire per quanto a lungo qualcosa stava già succedendo prima che succedesse qualcos'altro:
❯ She had been working as a pediatric radiologist for forty years before she was awarded the Roentgen prize.</td></tr>
</table>

Congiuntivo

Immaginate questa situazione:
❯ The surgeon says to the radiologist, "Why don't you do a CT scan on the patient with acute abdominal pain?"
❯ The surgeon proposes (that) the radiologist do a CT scan on the patient with acute abdominal pain.

<table>
<tr><td>F O R M A</td><td>Il congiuntivo si forma sempre con la forma base del verbo (l'infinito senza to):
❯ I suggest (that) you work harder.
❯ She recommended (that) he give up smoking while dictating.
❯ He insisted (that) she perform an ultrasound examination on the patient as soon as possible.
❯ He demanded (that) the nurse treat him more politely.

Notate che il congiuntivo del verbo to be è di solito passivo.
❯ He insisted (that) the CT be dictated immediately.</td></tr>
</table>

<table>
<tr>
<td>U
S
I</td>
<td>

Potete usare il congiuntivo dopo:
> *Propose*
> *Suggest*
> *Recommend*
> *Insist*
> *Demand*

Potete usare il congiuntivo per il passato, presente o futuro.
> He *suggested* (that) the resident *change* the treatment.
> He *recommends* (that) his patients *give up* smoking.

A volte si usa *should* invece del congiuntivo.
> The doctor recommended that I *should have* an MRI examination; he suspects that my meniscus is probably torn.

</td>
</tr>
</table>

Wish, If Only, Would

Wish

- *Wish* + simple past. Per dire che ci dispiace qualcosa del presente (cioè che qualcosa non è come vorremmo che fosse):
> I *wish* I *were* not on call tomorrow (but I am on call tomorrow).

- *Wish* + past perfect. Per dire che ci dispiace qualcosa che è successo o non è successo nel passato:
> I *wish* he *hadn't treated* the patient's family so badly (but he treated the patient's family badly).

- *Wish* + *would* + infinito senza *to* quando vogliamo che qualcosa succeda o cambi o che qualcuno faccia qualcosa:
> I *wish* you *wouldn't dictate* so slowly (note that the speaker is complaining about the present situation or the way people do things).

If only

- *If only* può essere usato esattamente come *wish*. Ha lo stesso significato di *wish*, ma è più teatrale.

- *If only* + past simple (esprime rimpianto nel presente):
> *If only* I *were not* on call tomorrow.

- *If only* + past perfect (esprime rimpianto nel passato):
› *If only* he *hadn't treated* the patient's family so badly.

Dopo *wish* e *if only* usiamo *were* (con *I, he, she, it*) invece di *was*, e di solito non usiamo *would*, anche se a volte è possibile, o *would have*.
Quando ci riferiamo al presente o al futuro, *wish* e *if only* sono seguiti da un tempo passato, e quando ci riferiamo al passato, sono seguiti da un past perfect.

Would

Would è usato:
- Come un verbo modale in offerte, inviti e richieste (cioè per chiedere a qualcuno di fare qualcosa):
› *Would* you help me to write an article on hepatic cholangiocarcinoma? (request).
› *Would* you like to come to the residents' party tonight? (offer and invitation).
- Dopo *wish* (vedi Wish).
- Nelle frasi con *if* (vedi Condizionali).
- A volte come il passato di *will* (nei discorsi riferiti):
› Dr. Smith: I will do your bladder ultrasound next week.
› Patient: The doctor said that he *would* do my bladder ultrasound next week.
- Quando ricordate cose che succedevano spesso (simile a *used to*):
› When we were residents, we used to prepare the clinical cases together.
› When we were residents, we *would* prepare the clinical cases together.

Verbi modali

F O R M A	I verbi modali hanno sempre la stessa forma. La terza persona singolare non finisce con *-s*, non ci sono forme in *-ing* o *-ed*. I verbi modali in inglese sono questi: › *Can* (il passato è *could*) › *Could* (anche un verbo modale con significato proprio)

<table>
<tr><td>

F
O
R
M
A

</td><td>

❭ *May* (il passato è *might*)
❭ *Might* (anche un verbo modale con significato proprio)
❭ *Will*
❭ *Would*
❭ *Shall*
❭ *Should*
❭ *Ought to*
❭ *Must*
❭ *Need*
❭ *Dare*

Usiamo i verbi modali per parlare di:
- Abilità
- Necessità
- Possibilità
- Certezza
- Permesso
- Obbligo

</td></tr>
</table>

Esprimere abilità

Per esprimere abilità possiamo usare:
❭ *Can* (solo al tempo presente);
❭ *Could* (solo al tempo passato);
❭ *Be able to* (in tutti i tempi).

Abilità nel presente

Can (più usato) o *am/is/are able to* (meno usato):
❭ Dr. Williams *can* stent on extremely difficult mesenteric artery stenosis.
❭ Dr. Rihsnah *is able to* dilate esophagic stenosis in children.
❭ *Can* you speak medical English? Yes, I *can*.
❭ *Are* you *able to* speak medical English? Yes, I am.

Abilità nel passato

Could (passato di can) o *was/were able to*.

Usiamo *could* per dire che qualcuno ha una generale abilità a fare qualcosa:
❯ When I was a resident I *could* speak German.

Usiamo *was/were able to* per dire che qualcuno è riuscito a fare qualcosa in una determinata situazione (abilità specifica di fare qualcosa):
❯ When I was a resident I *was able to* do fifteen duties in one month.

Managed to può sostituire *was able to*:
❯ When I was a resident I *managed to* do fifteen duties in one month.

Usiamo *could have* per dire che avevamo la capacità di fare qualcosa, ma non l'abbiamo fatta:
❯ He *could have* been a surgeon but he became a radiologist instead.

A volte usiamo *could* per parlare di abilità in una situazione ipotetica (in questo caso *could* equivale a *would be able to*):
❯ I *couldn't* do your job. I'm not clever enough.

Usiamo *will be able to* per parlare di abilità con significato futuro:
❯ If you keep on studying radiological English you *will be able to* write articles for Radiographics very soon.

Esprimere necessità

Necessità significa che non si può evitare di fare qualcosa.

Per dire che è necessario fare qualcosa possiamo usare *must* o *have to*.
❯ Necessità nel presente: *must, have/has to*.
❯ Necessità nel passato: *had to*.
❯ Necessità nel futuro: *must* o *will have to*.
Notate che per esprimere necessità nel passato non usiamo *must*.

Ci sono alcune differenze tra *must* e *have to*:
● Usiamo *must* quando chi parla sta esprimendo sentimenti personali o autorità, dicendo quelle che lui o lei ritiene sia necessario:
❯ Your chest X-ray film shows severe emphysema. You *must* give up smoking.
● Usiamo *have to* quando chi parla non sta esprimendo sentimenti personali o autorità, ma sta solo esponendo fatti o esprimendo l'autorità di

un'altra persona (autorità esterna), spesso una legge o regola:
> All radiology residents *have to* learn how to dictate the different types of imaging examinations in their first year of residency.

Se vogliamo dire che è necessario evitare di fare qualcosa, usiamo *mustn't* (cioè, *not allowed to*):
> You *mustn't* eat anything before the intravenous administration of contrast agent.

Esprimere l'assenza di necessità

Per dire che non c'è necessità possiamo usare le forme negative di *need* o *have to*:
> Non c'è necessità nel presente: *needn't* o *don't/doesn't have to*.
> Non c'era necessità nel passato: *didn't need*, *didn't have to*.
> Non ci sarà necessità nel futuro: *won't have to*.
Notate che "there is no necessity to do something" è totalmente diverso da "there is a necessity not to do something".

In conclusione, usiamo *mustn't* quando non siamo autorizzati a fare qualcosa o quando non c'è bisogno di farlo, e usiamo la forma negativa di *have to* o *needn't* quando non c'è bisogno di fare qualcosa ma possiamo farla se vogliamo:
> The radiologist says I *mustn't* get overtired before the procedure but I *needn't* stay in bed.
> The radiologist says I *mustn't* get overtired before the procedure but I *don't have to* stay in bed.

Esprimere possibilità

Per esprimere possibilità possiamo usare *can, could, may* o *might* (dal grado maggiore a minore di certezza: *can, may, might, could*).
Notate inoltre che *can* può essere usato per l'abilità (o capacità) di fare qualcosa; *may* per il permesso o l'autorizzazione a farlo.

Possibilità nel presente

Per dire che qualcosa è possibile usiamo *can, may, might, could*:
> High doses of radiation *can* cause you to get cancer (high level of certainty).
> Radiation *may* actually cause you to get cancer (moderate to high level of certainty).
> Radiation *might* cause you to get thyroid cancer (moderate to low level of certainty).
> Radiation *could* cause you to get an osteosarcoma (low level of certainty).

Possibilità nel passato

Per dire che qualcosa era possibile nel passato usiamo *may have, might have, could have*:
> The lesion *might have* been detected on CT if the slice thickness had been thinner.

Could have è inoltre usato per dire che qualcosa era una possibilità o un'opportunità, ma non è successo:
> You were lucky to be treated with coil embolization, otherwise you *could have* died.

I *couldn't have* done something (cioè, non sarei stato in grado di farlo se avessi voluto o provato a farlo):
> She *couldn't have* seen that mediastinal lesion on the chest X-ray anyway, because it was extremely small.

Possibilità nel futuro

Per parlare di possibili azioni o fatti futuri usiamo *may, might, could* (soprattutto nei suggerimenti):
> I don't know where to do my last six months of residency. I *may/might* go to the States.
> We *could* meet later in the hospital to write the article, couldn't we?

Quando parliamo di possibili piani futuri possiamo inoltre usare la forma continua *may/might/could be* + forma in *-ing*:
> I *could be going* to the next RSNA meeting.

Esprimere certezza

Per dire che siamo sicuri che qualcosa è vero usiamo *must*:
> You have been reporting all night. You *must* be very tired (i.e., I am sure that you are tired).

Per dire che pensiamo che qualcosa sia impossibile usiamo *can't*:
> According to his clinical situation and imaging studies, that diagnosis *can't* be true (i.e., I am sure that that diagnosis is not true).

Per situazioni passate usiamo *must have* e *can't have*. Possiamo inoltre usare *couldn't have* invece di *can't have*.
> Taking into consideration the situation, the family of the patient *couldn't have* asked for more.

Ricordate che per esprimere certezza possiamo anche usare *will*:
> The double-contrast upper gastrointestinal tract protocol *will* vary from institution to institution.

Esprimere permesso

Per parlare di permessi possiamo usare *can, may* (più formale di *can*) o *be allowed to*.

Permesso nel presente

Can, may o *am/is/are allowed to*:
> You *can* smoke if you like.
> You *are allowed to* smoke.
> You *may* attend the Congress.

Permesso nel passato

Was/were allowed to:
> *Were* you *allowed to* go into the interventional radiology suite without surgical scrubs?

Permesso nel futuro

Will be allowed to:
> I *will be allowed to* leave the hospital when my duty is finished.

Per chiedere un permesso possiamo usare *can, may, could* o *might* (da meno a più formale), ma non *be allowed to*:
> Hi Hannah, *can* I borrow your digital camera? (if you are asking for a friend's digital camera).
> Dr. Ho, *may* I borrow your digital camera? (if you are talking to an acquaintance).
> *Could I* use your digital camera, Dr. Coltrane? (if you are talking to a colleague you do not know at all).
> *Might* I use your digital camera, Dr. De Roos? (if you are asking for the chairman's digital camera).

Esprimere obbligo o dare consigli

Obbligo vuol dire che qualcosa è la cosa giusta da fare.
Quando vogliamo dire quello che pensiamo essere una buona cosa da fare, o la cosa giusta da fare, usiamo *should* o *ought to* (un po' più forte di *should*).

Should e *ought to* possono essere usati per dare consigli:
> You *ought to* sleep.
> You *should* work out.
> You *ought to* give up smoking.
> *Should* he see a doctor? Yes, I think he *should*.

Condizionali

Le frasi al condizionale si compongono di due parti:
1. Frase con *if*.
2. Frase principale.

Nella frase "If I were you I would go to the annual meeting of radiology residents", "If I were you" è la frase con *if*, e "I would go to the annual meeting of radiology residents" è la frase principale.

La frase con *if* può essere prima o dopo la frase principale. Spesso mettiamo una virgola se la frase con *if* è la prima.

Tipi principali di frasi al condizionale

Tipo 0

Per parlare di cose che sono sempre vere (verità generali).

- *If* + simple present + simple present:
> *If* you inject intravenous contrast material, the vessels show high density on a CT scan.
> *If* you see free air in the abdomen, the patient is perforated.
> *If* you drink too much alcohol, you get a sore head.
> *If* you take drugs habitually, you become addicted.

Notate che gli esempi si riferiscono a cose che sono generalmente vere. Non fanno alcun riferimento al futuro; rappresentano un concetto del simple present. Questa è la forma base (o classica) del condizionale di tipo 0.

Esistono alcune possibili variazioni di questa forma. Nella frase con *if* e nella frase principale possiamo usare il present continuous, il present perfect simple o il present perfect continuous invece del present simple. Nella frase principale possiamo anche usare l'imperativo invece del present simple:
> Residents only get a certificate *if* they *have attended* the course regularly.

La forma tipo 0 può dunque essere trasformata in:
- *if* + forma presente + forma presente o imperativo.

Le forme presenti includono il present simple, il present continuous, il present perfect simple ed il present perfect continuous.

Tipo 1

Per parlare di situazioni future che chi parla ritiene probabili (chi parla pensa ad una reale possibilità nel futuro).

- *If* + simple present + future simple (*will*):
> *If* I find something new about the percutaneous treatment of malignant obstructive jaundice, I will tell you.

❯ *If* we analyze contrast agents, we will be able to infer laws and principles about their effect over renal function.

Questi esempi si riferiscono a fatti futuri che sono possibili ed è abbastanza probabile che si verifichino. Questa è la forma base (o classica) del condizionale di tipo 1.

Esistono alcune possibili variazioni di questa forma. Nella frase con *if* possiamo usare il present continuous, il present perfect o il present perfect continuous invece del present simple. Nella frase principale possiamo usare il future continuous, il future perfect simple o il future perfect continuous invece del present simple. Si possono anche usare verbi modali come *can*, *may* o *might*.

La forma tipo 1 può dunque essere trasformata in:
- *if* + forma presente + forma futura.

Le forme future includono il future simple, il future continuous, il future perfect simple ed il future perfect continuous.

Tipo 2

Per parlare di situazioni future che chi parla ritiene possibili ma non probabili (chi parla immagina una possibile situazione futura) o per parlare di situazioni irreali al presente.

- *If* + simple past + condizionale (*would*):
❯ Peter, *if* you studied harder, you would be better prepared for doing your CAQ in neuroradiology.

La frase precedente ci dice che si pensa che Peter non stia studiando tanto.
❯ *If* I were you, I would go to the Annual Meeting of Interventional Radiology (but I am not you).
❯ *If* I were a resident again I would go to Harvard Medical School for a whole year to complete my training period (but I am not a resident).

Esistono alcune possibili variazioni di questa forma. Nella frase con *if* possiamo usare il past continuous invece del past simple. Nella frase principale possiamo usare *could* o *might* invece di *would*.
La forma tipo 2 può dunque essere trasformata in:
- *if* + past simple o continuous + *would/could/might*.

Tipo 3

Per parlare di situazioni passate che non si sono verificate (azioni impossibili nel passato).

- *If* + past perfect + perfect conditional (*would have*):
  > *If* I had known the patient's symptoms, I would probably have not missed the small pancreatic lesion on the CT scan.

Come potete vedere, stiamo parlando del passato. La situazione reale è che non sapevo dei sintomi del paziente, quindi non ho notato la piccola lesione pancreatica.
Questa è la forma base (o classica) del condizionale di tipo 3.

Esistono alcune possibili variazioni di questa forma. Nella frase con *if* possiamo usare il past perfect continuous invece del past perfect simple. Nella frase principale possiamo usare la forma continua del perfect conditional invece del perfect conditional simple. Si possono anche usare *would probably, could* o *might* invece di *would* (quando non siamo sicuri di qualcosa).

In case

"The interventional radiologist wears two pairs of latex gloves during an intervention in case one of them tears". *In case one of them tears* poichè è possibile che uno di essi si rompa durante la procedura interventistica (nel futuro).

Notate che non usiamo *will* dopo *in case*. Utilizziamo un tempo presente dopo *in case* quando parliamo del futuro.
In case non è la stessa cosa di *if*. Confrontate queste frasi:
> We'll buy some more food and drink if the new residents come to our department's party. (Perhaps the new residents will come to our party. If they come, we *will* buy some more food and drink; if they don't come, we won't).
> We will buy some food and drink *in case* the new residents come to our department's party. (Perhaps the new residents will come to our department's party. We will buy some more food and drink whether they come or not).

Possiamo anche usare *in case* per dire il motivo per cui qualcuno ha fatto qualcosa nel passato:

› He rang the bell again *in case* the nurse hadn't heard it the first time. (Because it was possible that the nurse hadn't heard it the first time).

In case of (= *if there is*):

› *In case of* pregnancy, don't have an X-ray examination.

Unless

"Don't take these pills *unless* you are extremely anxious" (non prendete queste pillole tranne che nel caso in cui siate estremamente ansiosi). Questa frase significa che potete prendere le pillole solo se siete estremamente ansiosi.

Utilizziamo *unless* per definire un'eccezione a qualcosa che diciamo. Nel precedente esempio l'eccezione è che siate estremamente ansiosi.

Spesso usiamo *to* negli avvertimenti:

› *Unless* you send the application form today, you won't be accepted in the next National Congress of Radiology.

È anche possibile usare *if* in una frase negativa al posto di *unless*:

› Don't take those pills *if* you aren't extremely anxious.
› *If* you don't send the application form today, you won't be accepted in the next Congress of Radiology.

As long as, Provided (that), Providing (that)

Le seguenti espressioni significano "ma solo se":

› You can use my new pen to sign your report *as long as* you write carefully (i.e., but only if you write carefully).
› Going by car to the hospital is convenient *provided (that)* you have somewhere to park (i.e., but only if you have somewhere to park).
› *Providing (that)* she studies the clinical cases, she will deliver a bright presentation.

Forme passive

Studiate questi esempi:
> The first ultrasound examination was performed at our hospital in 1980 (frase passiva).
> Someone performed the first ultrasound examination at our hospital in 1980 (frase attiva).

Entrambe le frasi sono corrette ed hanno il medesimo significato. Ci sono due modi di dire la stessa cosa, ma nella frase passiva cerchiamo di rendere l'oggetto della frase attiva ("the…") più importante mettendolo all'inizio. Quindi, preferiamo usare il passivo quando non è importante chi o cosa abbia compiuto l'azione. Nel precedente esempio, non è così importante (o non è noto) chi abbia eseguito la prima indagine ecografica.

Frase attiva:
> Fleming (subject) discovered (active verb) penicillin (object) in 1950.

Frase passiva:
> Penicillin (subject) was discovered (passive verb) by Fleming (agent) in 1950.

La forma passiva si ottiene mettendo il verbo *to be* nello stesso tempo del verbo attivo ed aggiungendo il participio passato del verbo attivo:
> Discovered (verbo attivo) – was discovered (be + participio passato del verbo attivo).

L'oggetto del verbo attivo diventa il soggetto di un verbo passivo ("penicillin"). Il soggetto di un verbo attivo diventa l'agente del verbo passivo ("Fleming"). Possiamo omettere l'agente se non è importante citarlo o se non lo conosciamo. Se vogliamo citarlo, lo metteremo alla fine della frase, preceduto dalla preposizione *by* ("…by Fleming").

Alcune frasi hanno due oggetti, indiretto e diretto. In queste frasi il soggetto passivo può essere sia l'oggetto diretto che l'oggetto indiretto della frase attiva:
> The doctor gave the patient a new treatment.

Ci sono due possibilità:
> A new treatment was given to the patient.
> The patient was given a new treatment.

Forme passive dei tempi presenti e passati

Simple present

Attivo:
> Radiologists review the most interesting cases in the clinical session every day.

Passivo:
> The most interesting cases are reviewed in the clinical session every day.

Simple past

Attivo:
> The nurse checked the renal function of the patient before the CT examination.

Passivo:
> The renal function of the patient was checked before the CT examination.

Present continuous

Attivo:
> Dr. Golightly is reporting an intravenous urogram right now.

Passivo:
> An intravenous urogram is being reported right now.

Past continuous

Attivo:
> They were carrying the injured person to the CT room.

Passivo:
> The injured person was being carried to the CT room.

Present perfect

Attivo:
> The radiologist has performed ten lower-extremity Doppler ultrasounds this morning.

Passivo:
> Ten lower-extremity Doppler ultrasounds have been performed this morning.

Past perfect

Attivo:
> They had sent the CT films before the operation started.

Passivo:
> The CT films had been sent before the operation started.

Nelle frasi del tipo "la gente dice/considera/sa/pensa/crede/si aspetta/capisce…che…", come "Doctors consider that AIDS is a fatal disease", abbiamo due possibili forme passive:
> AIDS is considered to be a fatal disease.
> It is considered that AIDS is a fatal disease.

Have/Get something done

<table>
<tr><td>F
O
R
M
A</td><td>Have/get + oggetto + participio passato.</td></tr>
</table>

Get è un po' più informale di *have*, ed è spesso utilizzato nell'inglese parlato informale:
> You should *get* your ultrasound machine tested.
> You should *have* your ultrasound machine tested.

Quando vogliamo dire che non vogliamo fare qualcosa noi stessi e facciamo in modo che qualcun altro lo faccia per noi, utilizziamo l'espressione *have something done*:

❭ The patient had all his metal objects removed in order to prevent acci-
   dents during the MR examination.

A volte l'espressione *have something done* ha un significato differente:

❭ John had his knee broken playing a football match. MRI showed a meniscal
   tear.

È ovvio che non vuol dire che John abbia fatto sì che qualcuno gli rompes-
se il ginocchio. Con questo significato, utilizziamo *have something done* per
dire che qualcosa (spesso qualcosa di spiacevole) è successo a qualcuno.

Supposed to

Supposed to può essere utilizzato nei seguenti modi.

● Può essere usato come *said to*:
❭ The chairman is *supposed to* be the one who runs the department.

● Può essere usato per dire cosa è stato programmato o organizzato (e
   questo è spesso diverso da ciò che succede in realtà):
❭ The fourth year resident is *supposed to* read this CT.

● Per dire cosa non è concesso o non è consigliabile:
❭ She was not *supposed to* be on call yesterday.

Discorsi riferiti

Immaginate di voler riferire a qualcuno ciò che ha detto un paziente. Potete
ripetere le parole del paziente oppure usare il discorso riportato.
Il verbo per riferire (*said* negli esempi seguenti) può precedere o seguire la
frase riportata, ma di solito precede la frase riportata.

Quando il verbo di riferire viene prima, possiamo usare *that* per introdurre
la frase riportata o ometterlo (quest'ultima opzione è meno formale).
Quando il verbo di riferire segue, non possiamo usare *that* per introdurre la
frase riportata.
Si possono riferire affermazioni e pensieri, domande, ordini e richieste.

Riferire nel presente

Quando il verbo del riferire è al tempo presente, non è necessario cambiare il tempo del verbo:
"I'll help you guys with this esophagogram", he says.

❱ He says (that) he will help us obtain this esophagogram.
"The vertebroplasty will take place this morning", he says.
❱ He says (that) the vertebroplasty will take place this morning.

Riferire nel passato

Quando il verbo del riferire è al tempo passato, il verbo nel discorso diretto di solito cambia nei seguenti modi:
- il simple present diventa simple past.
- il present continuous diventa past continuous.
- il simple past diventa past perfect.
- il past continuous diventa past perfect continuous.
- il present perfect diventa past perfect.
- il present perfect continuous diventa past perfect continuous.
- il past perfect resta tale.
- il futuro diventa condizionale.
- il future continuous diventa conditional continuous.
- il future perfect diventa conditional perfect.
- il condizionale resta tale.
- le forme presenti dei verbi modali restano tali.
- le forme passate dei verbi modali restano tali.

Anche i pronomi, gli aggettivi e gli avverbi cambiano. Di seguito alcuni esempi:
- la prima persona singolare diventa terza persona singolare.
- la seconda persona singolare diventa prima persona singolare.
- la prima persona plurale diventa terza persona plurale.
- la seconda persona plurale diventa prima persona plurale.
- la terza persona singolare diventa terza persona plurale.
- Now diventa then.
- Today diventa that day.
- Tomorrow diventa the day after.
- Yesterday diventa the day before.
- This diventa that.
- Here diventa there.
- Ago diventa before.

Non è sempre necessario cambiare il verbo quando si utilizza il discorso indiretto. Se state riferendo qualcosa e pensate che sia ancora vero, non serve cambiare il tempo del verbo, tuttavia volendo è possibile farlo:

"The treatment of choice for severe urticaria after intravenous contrast administration is epinephrine".

❯ He said (that) the treatment of choice for severe urticaria after intravenous contrast administration is epinephrine.

Oppure:

❯ He said (that) the treatment of choice for severe urticaria after intravenous contrast administration was epinephrine.

Riferire domande

Yes and no questions

Utilizziamo *whether* o *if*:

"Do you smoke or drink any alcohol?"

❯ The doctor asked if I smoked or drank any alcohol.

"Have you had any urticaria after intravenous contrast injections?"

❯ The doctor asked me whether I had had any urticaria after intravenous contrast injections or not.

"Are you taking any pills or medicines at the moment?"

❯ The doctor asked me if I was taking any pills or medicines at that moment.

Domande con Wh...

Utilizziamo lo stesso avverbio interrogativo che nella domanda diretta:

"What do you mean by saying you are feeling under the weather?"

❯ The doctor asked me what I meant by saying I was feeling under the weather.

"Why do you think you feel under the weather?"

❯ The doctor asked me why I thought I felt under the weather.

"When do you feel under the weather?"

❯ The doctor asked me when I felt under the weather.

"How often do you have headaches?"

❯ The doctor asked how often I had headaches.

Domande riferite

Le domande riferite hanno queste caratteristiche:
- L'ordine delle parole è diverso da quello della domanda originale. Il verbo segue il soggetto come in una frase normale.
- Il verbo ausiliare *do* non è utilizzato.
- Non si usa il punto interrogativo.
- Il verbo cambia come nel discorso diretto.

Studiate i seguenti esempi:
"How old are you?"
❯ The doctor asked me how old I was.
"Do you smoke?"
❯ The doctor asked me if I smoked.

Riferire ordini e richieste

<table>
<tr><td>F
O
R
M
A</td><td>

Tell (pronome) + oggetto (indiretto) + infinito.

"Take the pills before meals."
❯ The doctor told me to take the pills before meals.
"You mustn't smoke."
❯ The doctor told me not to smoke.
</td></tr>
</table>

Riferire suggerimenti e consigli

Suggerimenti e consigli vengono riferiti nei seguenti modi:
- Suggerimenti:
  "Why don't we operate on that patient this evening?"
❯ The surgeon suggested operating on that patient that evening.

- Consigli:
  "You had better stay in bed."
❯ The doctor advised me to stay in bed.

Domande

Nelle frasi con *to be, to have* (nella sua forma ausiliaria) e verbi modali, di solito poniamo domande cambiando l'ordine delle parole.

Affermativo:
> You are a radiologist.

Interrogativo: Are you a radiologist?

Negativo:
> You are not a radiologist.

Interrogativo: Aren't you a radiologist?

Nelle domande al simple present utilizziamo *do/does*:
> His stomach hurts after having barium for upper GI examination.
> Does his stomach hurt after having barium for upper GI examination?

Nelle domande al simple past usiamo *did*:
> The nurse arrived on time.
> Did the nurse arrive on time?

Se *who, what o which* sono il soggetto della frase, non utilizziamo *do*:
> Someone paged Dr. W.
> Who paged Dr. W?

Se *who, what o which* sono l'oggetto della frase, utilizziamo *did*:
> Dr. W. paged someone.
> Who did Dr. W. page?

Quando facciamo una domanda a qualcuno e cominciamo la frase con *Do you know...* o *Could you tell me...* il resto della frase mantiene l'ordine delle parole della frase affermativa:
> Where is the reading room?

ma
> Do you know where the reading room is?
> Where is the library?

ma
> Could you tell me where the library is?

Anche le domande riferite conservano l'ordine delle parole della frase affermativa:

❯ Dr. Wilson asked: How are you?

ma

❯ Dr. Wilson asked me how I was.

Le domande in cui *be, do, can, have* e *might* sono verbi ausiliari ammettono risposte brevi:

❯ Do you smoke? Yes, I do.
❯ Did you smoke? No, I didn't.
❯ Can you walk? Yes, I can.

Usiamo i verbi ausiliari anche con *so* (affermativo) e *neither* o *nor* (negativi) cambiando l'ordine delle parole:

❯ I am feeling tired. So am I.
❯ I can't remember the name of the disease. Neither can I.
❯ Is he going to pass the boards? I think so.
❯ Will you be on call tomorrow? I guess not.
❯ Will you be off call the day after tomorrow? I hope so.
❯ Has the Chairman been invited to the party? I'm afraid so.

Tag questions

Usiamo una tag question affermativa con una frase negativa e viceversa:

❯ The first year resident isn't feeling very well today, is she?
❯ You are working late at the lab, aren't you?

Dopo *let's* la tag question è *shall we?*

❯ Let's read a couple of articles, shall we?

Dopo l'imperativo, la tag question è *will you?*

❯ Turn off the viewer, will you?

Infinito/-ing

Verbo + -ing

Alcuni verbi sono di solito utilizzati nella forma verbo + *-ing* quando sono seguiti da un altro verbo:
> *Stop*: Please *stop talking*.
> *Finish: I've finished translating* the article into English.
> *Enjoy:* I *enjoy talking* to patients while I'm doing an ultrasound on them.
> *Mind:* I *don't mind being* told what to do.
> *Suggest:* Dr. Knight *suggested going* to the OT and trying to operate on the aneurysm that we couldn't stent.
> *Dislike:* She *dislikes going* out late after a night on-call.
> *Imagine:* I *can't imagine* you *operating*. You told me you hate blood.
> *Regret:* He *regrets having* gone two minutes before his patient had seizures.
> *Admit:* The resident *admitted forgetting* to report Mrs. Smith's mammography.
> *Consider:* Have you *considered finishing* your residence in the USA?

Altri verbi che seguono questo modello sono *avoid, deny, involve, practice, miss, postpone* e *risk*.

Anche le seguenti espressioni utilizzano *-ing*:
> *Give up:* Are you going to *give up smoking*?
> *Keep on:* She *kept on interrupting* me while I was speaking.
> *Go on: Go on studying*, the exam will be next month.

Quando parliamo di azioni concluse possiamo anche usare il verbo *to have*:
> The resident *admitted forgetting* to report Mrs. Smith's mammography.
> oppure
> The resident *admitted having forgotten* to report Mrs. Smith's mammography.

Con alcuni di questi verbi (*admit, deny, regret* e *suggest*) si può anche usare la struttura "*that...*":
> The resident *admitted forgetting* to report Mrs. Smith's mammography.
> oppure
> The resident *admitted that* he *had forgotten* to report Mrs. Smith's mammography.

Verbo + infinito

Quando sono seguiti da un altro verbo, i seguenti verbi hanno la struttura
verbo +infinito:

> *Agree:* The patient *agreed to give up* smoking.
> *Refuse:* The patient *refused to give up* smoking.
> *Promise:* I *promised to give up* smoking.
> *Threaten:* Dr. Sommerset *threatened to close* the radiology department.
> *Offer:* The unions *offered to negotiate*.
> *Decide:* Dr. Knight's patients *decided to leave* the waiting room.

Altri verbi che seguono questa struttura sono: *attempt, manage, fail, plan,
arrange, afford, forget, learn, dare, tend, appear, seem, pretend, need* e
intend.

Dopo i verbi *want, ask, expect, help, would like* e *would prefer* si possono
avere due possibili strutture:

> Verbo + infinito: I *asked to see* Dr. Knight, the surgeon who operated on
> my patient.
> Verbo + oggetto + infinito: I *asked Dr. Knight to inform me* about my
> patient.

Dopo i verbi *tell, order, remind, warn, force, invite, enable, teach, persuade*
e *get* si può avere solo una possibile struttura:

> Verbo + oggetto + infinito: *Remind me to report* those radiographs
> tomorrow before 10 a.m.

Dopo questi verbi si possono avere due forme diverse:
Advise

> I *wouldn't advise learning* at that radiology department.
> I *wouldn't advise you to learn* at that radiology department.

Allow

> They *don't allow smoking* in the CT room.
> They *don't allow you to smoke* in the CT room.

Permit

> They *don't permit eating* in the radiology reading room.
> They *don't permit you to eat* in the radiology reading room.

Quando usate *make* e *let* dovreste utilizzare la struttura: verbo + forma base
(anzichè verbo + infinito):

> Blood *makes me feel* dizzy (you can't say: blood makes me to feel ...).
> Dr. Knight *wouldn't let me stent* on his patient.

Dopo le seguenti espressioni potete usare sia *-ing* che l'infinito: *like, hate, love, can't stand* e *can't bear*:
> She *can't stand being* alone while she is performing an ultrasound examination.
> She *can't stand to be* alone while she is performing an ultrasound examination.

Dopo questi verbi potete usare *-ing* ma non l'infinito: *dislike, enjoy* e *mind*:
> I *enjoy being* alone (non: I enjoy to be alone).
Would like, un modo educato di dire *I want*, è seguito dall'infinito:
> Would you like to be the chairman of the neuroimaging division?

Begin, start e *continue* possono essere seguiti sia da *-ing* che dall'infinito:
> The patient *began to improve* after the percutaneous drainage of his collection.
> The patient *began improving* after the percutaneous drainage of his collection.

Con alcuni verbi, come *remember* e *try*, l'utilizzo di *-ing* o dell'infinito ha significato differente:
Remember
> I *did not remember to place* the tip of the catheter at the IVC before starting the contrast injection (I forgot to place the catheter properly).
> I *could remember (myself) placing* the tip of a catheter at the IVC that day (I can recall placing the catheter).
Try
> The patient *tried to keep* her eyes open while the MR examination was going on.
> If your headache persists, *try asking for* an MRI.

Verbo + preposizione + -ing

Quando un verbo è preceduto da una preposizione, esso termina in *-ing*:
> Are you interested *in working* for our hospital?
> What are the advantages *of developing* new radiological techniques?
> She's not very good *at learning* languages.

Potete usare *-ing* con *before* e *after*:
> Discharge Mr. Brown *before operating* on the aneurysm.
> What did you do *after finishing* your residence?

Potete usare *by* + *-ing* per spiegare come sia successo qualcosa:
> You can improve your medical English *by reading* scientific articles.

Potete usare *-ing* dopo *without*:
> Jim got to the hospital *without realizing* he had left his locker keys at home.

Attenzione all'utilizzo di *to* poichè può essere parte di un infinito oppure una preposizione:
> I'm looking forward to see you again (questa frase NON è esatta).
> I'm looking forward to seeing you again.
> I'm looking forward to the next European congress.

Ripassate le seguenti espressioni verbo + preposizione:
> *Succeed in* finding a job.
> *Feel like* going out tonight.
> *Think about* operating on that patient.
> *Dream of* being a radiologist.
> *Disapprove of* smoking.
> *Look forward to* hearing from you.
> *Insist on* inviting me to chair the session.
> *Apologize for* keeping Dr. Ho waiting.
> *Accuse (someone) of* telling lies.
> *Suspected of* having AIDS.
> *Stop from* leaving the ward.
> *Thank (someone) for* being helpful.
> *Forgive (someone) for* not writing to me.
> *Warn (someone) against* carrying on smoking.

Queste sono alcune espressioni seguite da *-ing*:
> *I don't feel like* going out tonight.
> *It's no use* trying to persuade her.
> *There's no point in* waiting for him.
> *It's not worth* taking a taxi. The hospital is only a short walk from here.
> *It's worth* looking again at that radiograph.
> I *am having difficulty* reporting that T-tube cholangiogram.
> I *am having trouble* reporting that T-tube cholangiogram.

Sostantivi numerabili/non numerabili

Sostantivi numerabili

I sostantivi numerabili sono oggetti che possiamo contare. Possiamo utilizzarli al plurale.

Prima di un sostantivo numerabile al singolare potete utilizzare *a/an*:
> You will be attended to by *a* radiologist.
> Dr. Vida is looking for *an* anesthetist.

Ricordate di usare *a/an* per le professioni:
> I'm *a* radiologist.

Prima del plurale dei sostantivi numerabili in genere si usa *some*:
> I've read *some* good articles on spiral chest CT lately.

Non utilizzate *some* quando fate discorsi generici:
> Generally speaking, I like radiology books.

Dovete utilizzare *some* quando intendete alcuni, ma non tutti:
> *Some* doctors carry a stethoscope but radiologists don't.

Sostantivi non numerabili

I sostantivi non numerabili sono oggetti che non possiamo contare. Non hanno una forma plurale.

Prima di un sostantivo non numerabile non si possono utilizzare *a/an*; in questo caso bisogna utilizzare *the, some, any, much, this, his*, ecc... o lasciare il sostantivo non numerabile senza l'articolo:
> The chairman gave me an advice (errato).
> The chairman gave me some advice.

Molti sostantivi possono essere usati come numerabili o non numerabili. Generalmente c'è una differenza nel loro significato:
> I had many experiences on my rotation at the Children's Hospital (numerabile).
> I need experience to become a good radiologist (non numerabile).

Alcuni nomi sono non numerabili in inglese ma spesso numerabili in altre lingue: *advice, baggage, behavior, bread, chaos, furniture, information, luggage, news, permission, progress, scenery, traffic, travel* e *trouble*.

Articoli: *a/an* e *the*

Chi parla usa *a/an* quando è la prima volta che parla di qualcosa, ma una volta che l'ascoltatore sa di cosa l'oratore sta parlando, si usa *the*:
> This morning I did *an* ultrasound and a chest plain film. *The* ultrasound was completely normal.

Usiamo *the* quando è chiaro di quale cosa o persona stiamo parlando:
> Can you turn off *the* light.
> Where is *the* radiology chest division, please?

Come norma generale, diciamo:
> The police.
> The bank.
> The post office.
> The fire department.
> The doctor.
> The hospital.
> The dentist.

Diciamo: *the sea, the ground, the city* e *the country*.

Non utilizziamo *the* con il nome dei pasti:
> What did you have for lunch/breakfast/dinner?

Utilizziamo *a* quando c'è un aggettivo prima di un nome:
> Thank you. It was *a* delicious dinner.

Utilizziamo *the* per gli strumenti musicali:
> Can you play *the* piano?

Usiamo *the* con gli aggettivi assoluti (aggettivi utilizzati come sostantivi). Il significato è sempre plurale. Per esempio:
> The rich.
> The old.
> The blind.
> The sick.
> The disabled.
> The injured.
> The poor.
> The young.
> The deaf.
> The dead.
> The unemployed.
> The homeless.

Usiamo *the* con i termini che esprimono nazionalità (i quali iniziano sempre con la maiuscola):
> The British, the Dutch, the Spanish.

Non utilizziamo *the* prima di un nome quando ci riferiamo a qualcosa di generico:
> I love doctors (non: the doctors).

Con le parole *school, college, prison, jail, church* utilizziamo *the* quando ci riferiamo agli edifici, altrimenti lasciamo i sostantivi senza articolo. Diciamo *go to bed, go to work* e *go home*: in questi casi non utilizziamo *the*.

Usiamo *the* con i nomi geografici seguendo queste regole:
I continenti non usano *the*.
> Our new resident comes from Asia.

Gli stati/le nazioni non usano *the*.
> The patient that underwent a liver duplex ultrasound came from Sweden (tranne per i nomi di nazioni che includono parole come Republic, Kingdom, States…).

Come regola generale, le città non usano *the*:
> The next Radiology Congress will be held in Zaragoza.

Non si usa *the* con il nome di una singola isola, ma si usa con gli arcipelaghi:
> Dr. Holmes comes from Sicily and her husband from *the* Canary Islands.

Non si usa *the* con i laghi; si usa invece con gli oceani, i mari, i fiumi ed i canali:
> Lake Windermere is beautiful.
> *The* Panama canal links *the* Atlantic ocean to *the* Pacific ocean.

Usiamo *the* con strade, edifici, aeroporti, università, ecc. seguendo queste regole:
Non si usa *the* con strade, vie, viali e piazze.
> The hospital is sited at 15th. Avenue.

Non si usa *the* con gli aeroporti.
> The plane arrived at JFK airport.

Usiamo *the* prima di edifici noti al pubblico.
> *The* White House, *the* Empire State Building, *the* Louvre museum, *the* Prado museum.

Usiamo *the* prima di nomi che includano *of*.
> *The* Tower of London, *the* Great Wall of China.
Non si usa *the* con le università.

> I studied at Harvard.

Ordine delle parole

L'ordine degli aggettivi è trattato nella sezione aggettivi, nel paragrafo "Ordine degli aggettivi".

Il verbo e l'oggetto del verbo generalmente vanno insieme:
> I studied radiology because I *like watching images* very much (non: I like very much watching images).

Di solito diciamo il luogo prima del tempo:
> She has been practicing interventional radiology in London since April.

Alcuni avverbi vengono messi al centro della frase.
Se il verbo è una parola, mettiamo l'avverbio prima del verbo:
> I performed his carotid duplex ultrasound and *also spoke* to his family.

Mettiamo l'avverbio dopo *to be*:
> You are *always* on time.

Mettiamo l'avverbio dopo la prima parte di un verbo composto:
> Are you *definitely* attending the musculoskeletal radiology course?

Nelle frasi negative mettiamo *probably* prima della negazione:
> I *probably* won't see you at the congress.

Anche *all* e *both* seguono queste regole sulle posizioni nella frase:
> Jack and Tom are *both* able to carry out a carotid angiogram.
> We *all* felt sick after the meal.

Proposizioni relative

Una proposizione è una parte di un periodo. Una proposizione relativa ci dice a quale persona o cosa (o a quale tipo di persona o cosa) faccia riferimento chi parla.

Una proposizione relativa (ad esempio *who is on call?*) inizia con un pronome relativo (ad esempio *who, that, which, whose*).
Una proposizione relativa segue un nome (ad esempio *the doctor, the nurse*).

La maggior parte delle proposizioni relative sono proposizioni relative non incidentali, ed alcune di esse sono incidentali.

Proposizioni relative non incidentali

> The book on interventional radiology (that) you lent me is very interesting.

La proposizione relativa è fondamentale per il significato del periodo.
Non si usano virgole per separare la proposizione relativa dal resto del periodo.

Spesso si usa *that* invece di *who* o *which*, soprattutto nel discorso parlato.
Se il pronome relativo è l'oggetto (diretto) del periodo, può essere omesso.
Se il pronome relativo è il soggetto del periodo, non può essere omesso.

Proposizioni relative incidentali

> The first vertebral angiogram in Australia, which took place at our hospital, was a complete success.

La proposizione relativa non è fondamentale per il significato del periodo, ma fornisce informazioni addizionali.

Generalmente si usano virgole per separare la proposizione relativa dal resto del periodo.

That non può essere usato al posto di *who* o *which*.

Il pronome relativo non può essere omesso.

Pronomi relativi

I pronomi relativi sono usati per persone e cose.

- Per le persone:
> Soggetto: *who, that*.
> Oggetto: *who, that, whom*.
> Possessivo: *whose*.

- Per le cose:
> Soggetto: *which, that*.
> Oggetto: *which, that*.
> Possessivo: *whose*.

Who è usato solo per le persone. Può essere il soggetto o l'oggetto di una proposizione relativa:
> The patient *who* was admitted in a shock situation is getting better. Can we perform the cranial MRI now?

Which è usato solo per le cose. Come *who*, può essere il soggetto o l'oggetto di una proposizione relativa:
> The materials *which* are used for embolization are very expensive.

That è spesso usato al posto di *who* o *which*, soprattutto nel discorso parlato.

Whom è usato solo per le persone. È grammaticalmente corretto come oggetto di una proposizione relativa, tuttavia è molto formale e non viene usato spesso nell'inglese parlato. Usiamo *whom* invece di *who* quando *who* è l'oggetto della proposizione relativa o quando c'è una preposizione dopo il verbo della proposizione relativa:
> The resident *who* I am going to the congress with is very nice.

> The resident with *whom* I am going to the congress is a very nice and intelligent person.
> The patient *who* I saw in the Interventional Radiology Department yesterday has been diagnosed with Leriche's syndrome.
> The patient *whom* I saw in the Interventional Radiology Department yesterday has been diagnosed with Leriche's syndrome.

Whose è il pronome relativo possessivo. Si può usare sia per le persone che per le cose. Non può essere omesso:
> Nurses *whose* wages are low should be paid more.

Possiamo invece omettere *who, which* o *that*.
Quando sono l'oggetto di una proposizione relativa:
> The article on the spleen *that* you wrote is great.
> The article on splenic embolization you wrote is great.

Quando c'è una preposizione. Ricordate che, in una proposizione relativa, di solito mettiamo una preposizione nello stesso posto della proposizione principale (cioè dopo il verbo):
> The congress *that* we are going to next week is very expensive.
> The congress we are going to next week is very expensive.

Preposizioni in frasi relative

Possiamo usare una preposizione in una frase relativa con *who, which* o *that*, o senza un pronome.
Nelle frasi relative mettiamo una preposizione nella stessa posizione della proposizione principale (dopo il verbo). Di solito non la mettiamo prima del pronome relativo. Questo è il normale ordine nell'inglese parlato informale:
> This is a problem *which* we can do very little about.
> The nurse (*who*) I spoke to earlier isn't here now.

Nell'inglese scritto, o più formale, possiamo mettere una preposizione all'inizio di una proposizione relativa. Ma se mettiamo una preposizione all'inizio, possiamo solo usare *which* o *whom*; non possiamo usare *that* o *who* dopo una preposizione:
> This is a problem about *which* we can do very little.
> The nurse to *whom* I spoke earlier isn't here now.

Proposizioni relative senza pronome (casi speciali)

Infinito che introduce una frase

Possiamo usare l'infinito invece di un pronome relativo e di un verbo
dopo:
- *The first, the second… and the next.*
- *The only.*
- Superlativi.

Per esempio:
> Roentgen was the first man *to use* X-rays.
> Joe was the only one *to discover* the diagnosis.

Forme in -ing e -ed che introducono una frase

Possiamo usare la forma in *-ing* invece di un pronome relativo e di un
verbo attivo:
> Residents *wanting* to train abroad should have a good level of English.

Possiamo usare una forma in *-ed* invece di un pronome relativo e di un
verbo passivo:
> The man *injured* in the accident was taken to the CT room.

Le forme in *-ing* o *-ed* possono sostituire un verbo al tempo presente o
passato.

Why, when e where

Possiamo usare *why*, *when* e *where* in una proposizione relativa non incidentale.

Possiamo omettere *why* o *when*. Possiamo anche omettere *where*, ma in
questo caso dobbiamo utilizzare una preposizione.

Possiamo formare proposizioni relative incidentale con *when* e *where*:
> The clinical history, *where* everything about a patient is written, is a
> very important document.

Aggettivi

Un aggettivo descrive un nome, ovvero aggiunge delle informazioni su di esso.

In inglese, gli aggettivi precedono i nomi (*old hospital*) e hanno la stessa forma sia al singolare che al plurale (*new hospital, new hospitals*), sia al maschile che al femminile.

Gli aggettivi possono essere utilizzati con alcuni verbi come *be, get, seem, appear, look* (col significato di *seem*), *feel, sound, taste*…:
> He has been *ill* since Friday, so he couldn't report that bone age.
> The patient was getting *worse*.
> The ultrasound-guided core biopsy seemed *easy*, but it wasn't.
> The colonic luminogram appears *black* when it is normal.
> You look rather *tired*. Have you tested your RBC?
> She felt *sick*, so she stopped the renal transplant scan.
> Food in hospitals tastes *horrible*.

Come potete vedere, in questi esempi non c'è alcun nome dopo l'aggettivo.

Ordine degli aggettivi

Esistono aggettivi di fatto ed aggettivi di opinione. Gli aggettivi di fatto (*large, new, white*…) forniscono un'informazione oggettiva riguardo qualcosa (dimensioni, età, colore….). Gli aggettivi di opinione (*nice, beautiful, intelligent*…) ci dicono cosa qualcuno pensa di qualcosa.

Generalmente gli aggettivi di opinione precedono quelli di fatto:
> An intelligent (opinione) young (fatto) radiologist visited me this morning.
> Dr. Spencer has a nice (opinione) red (fatto) Porsche.

A volte vi sono due o più aggettivi di fatto che descrivono un nome, e di solito li mettiamo in quest'ordine:
1. dimensioni/lunghezza,
2. forma/larghezza;
3. età;
4. colore;
5. nazionalità;
6. materiale.

Ad esempio:
> A tall young nurse.
> A small round lesion.
> A black latex leaded pair of gloves.
> A large new white latex leaded pair of gloves.
> An old American patient.
> A tall young Italian resident.
> A small square old blue iron monitor.

Comparazione regolare di aggettivi

La forma usata per il comparativo dipende dal numero di sillabe nell'aggettivo.

Aggettivi monosillabi

Gli aggettivi monosillabi (per esempio *fat, thin, tall*) sono usati con espressioni del tipo:
- *Less... than* (minoranza).
- *As... as* (eguaglianza).
- *-er... than* (maggioranza).

Ad esempio:
> Calls are *less hard than* a few years ago.
> Eating in the hospital is *as cheap as* eating at the Medical School.
> Ultrasound examinations are difficult nowadays because people tend to be *fatter than* in the past.

Aggettivi bisillabi

Gli aggettivi bisillabi (per esempio *easy, dirty, clever*) sono usati con espressioni del tipo:
- *Less... than* (minoranza).
- *As... as* (eguaglianza).
- *-er/more... than* (maggioranza).

Preferiamo *-er* per gli aggettivi che terminano in *y* (*easy, funny, pretty*) e altri aggettivi (come *quiet, simple, narrow, clever...*). Per altri aggettivi bisillabi usiamo *more*.

Ad esempio:

> The radiological problem is *less simple than* you think.
> My arm is *as painful as* it was yesterday.
> The board exam was *easier than* we expected.
> His illness was *more serious than* we first suspected, as demonstrated on the high-resolution chest CT.

Aggettivi di tre o più sillabe

Gli aggettivi di tre o più sillabe (per esempio *difficult, expensive, comfortable*) sono usati con espressioni del tipo:

- *Less… than* (minoranza).
- *As… as* (eguaglianza).
- *More… than* (maggioranza).

Ad esempio:

> Studying medicine in Spain is *less expensive than* in the States.
> The small hospital was *as comfortable as* a hotel.
> Studying the case was *more interesting than* I had thought.

Prima del comparativo di aggettivi si possono usare:

- *A (little) bit.*
- *A little.*
- *Much.*
- *A lot.*
- *Far.*

Ad esempio:

> I am going to try something *much simpler* to solve the problem.
> The patient is *a little better* today.
> The little boy is *a bit worse* today.

A volte è possibile usare due comparativi insieme (quando vogliamo dire che qualcosa sta cambiando continuamente):

> It is becoming *more and more difficult* to find a job in an academic hospital.

Diciamo inoltre *twice as…, three times as… as*:

> Going to the European Congress of Radiology is *twice as expensive as* going to the French one.

Il superlativo

La forma usata per il superlativo dipende dal numero di sillabe nell'aggettivo.

Aggettivi monosillabi

Gli aggettivi monosillabi sono usati con espressioni del tipo:
- *The… -est.*
- *The least.*

Ad esempio:
> The number of radiologists in your country is *the highest* in the world.

Aggettivi bisillabi

Gli aggettivi bisillabi sono usati con espressioni del tipo:
- *The…. -est/the most.*
- *The least.*

Ad esempio:
> Barium enema is one of *the commonest* tests in clinical practice.
> Barium enema is one of *the most common* tests in clinical practice.

Aggettivi di tre o più sillabe

Gli aggettivi di tre o più sillabe sono usati con:
- *The most.*
- *The least.*

Ad esempio:
> Common sense and patience are *the most important* things for a radiologist.
> This is *the least difficult* brain CT I have reported in years.

Aggettivi irregolari

- Good:

better, the best.

- Bad:

worse, the worst.

- Far:

farther/further, the farthest/the furthest.
Ad esempio:
> My ultrasound technique is *worse* now than during my first year of residence in spite of having attended several ultrasound refresher courses.

Comparativi con the

Usiamo *the* + comparativo per parlare di un cambiamento in qualcosa che causa un cambiamento in qualcos'altro:
> *The nearer* the X-ray focus the better image we have.
> *The more* you practice ultrasound the easier it gets.
> *The higher* the contrast amount the greater the risk of renal failure.

As

Due fatti che accadono in contemporanea o nello stesso periodo:
> The resident listened carefully *as* Dr. Fraser explained to the patient the different diagnostic possibilities.
> I began to enjoy the residency more *as* I got used to being on call.

Un fatto che accade durante un altro:
> The patient died *as* the CT scan was being performed.
> I had to leave just *as* the differential diagnosis discussion was getting interesting.

Notate che usiamo *as* solo se le due azioni accadono insieme. Se un'azione segue l'altra non usiamo *as*, ma *when*:
❯ *When* the injured person came to the MRI room, I decided to call the surgeon.

Col significato di *because*:
❯ *As* I was feeling sick, I decided to go to the doctor.

Like e as

Like

Like è una preposizione, quindi può essere seguita da un nome, pronome o forma in *-ing*.
Vuol dire "simile a" o "la stessa cosa di". Lo usiamo quando confrontiamo cose:
❯ This comfortable head coil is *like* a velvet hat.
❯ What does he do? He is a radiologist, *like* me.

As

As + soggetto + verbo.
❯ Don't change the dose of contrast agent. Leave everything *as it is*.
❯ He should have been treated *as I showed* you.

Col significato di what:
❯ The resident did *as he was told*.
❯ He made the diagnosis just with the chest X-ray, *as I expected*.
❯ *As you know*, we are sending an article to the European Journal of Radiology next week.
❯ *As I thought*, the patient was under the influence of alcohol.

As può anche essere una preposizione, quindi può essere usata con un nome, ma ha un significato diverso da *like*.

As + nome è usato per dire come è (stato) qualcosa in realtà (soprattutto quando parliamo del lavoro di qualcuno o di come usiamo qualcosa):
❯ Before becoming a radiologist I worked *as a general practitioner* in a small village.

As if, as though sono usati per dire come qualcosa o qualcuno sembra, suona, appare… o per dire come qualcuno fa qualcosa:

> The doctor treated me *as if* I were his son.

> John sounds *as though* he has got a cold.

Espressioni con *as*:

- *Such as.*
- *As usual.*

So e such

So e *such* rafforzano il significato di un aggettivo.

Usiamo *so* con un aggettivo senza un nome o con un avverbio:

> The first-year resident is *so clever.*

> The neuroradiologist injected lidocaine *so carefully* that the patient did not notice it.

Usiamo *such* con un aggettivo con un nome:

> She is *such a clever resident.*

Preposizioni

At/on/in time

Usiamo *at* con gli orari:

> *At* 7 o'clock.

> *At* midnight.

> *At* breakfast time.

Di solito omettiamo *at* quando chiediamo (*at*) *what time*:

> *What time* are you reporting this evening?

Usiamo *at* anche in queste espressioni:

> *At* night.

> *At* the moment.

> *At* the same time.

> *At* the beginning of.

> *At* the end of.

Ad esempio:
> I don't like to be on call *at* night.
> Dr. Knight is reporting some studies *at* the moment.

Usiamo *in* per periodi di tempo più lunghi:
> *In* June.
> *In* summer.
> *In* 1977.

Diciamo inoltre *in the morning, in the afternoon, in the evening.*
> I'll report all the MRI studies *in the morning.*

Usiamo *on* con giorni e date:
> *On* October 9th.
> *On* Monday.
> *On* Saturday mornings.
> *On* the weekend (*At* the weekend in inglese Britannico)

Non usiamo *at/in/on* prima di *last* e *next*:
> I'll be on call next Saturday.
> They bought a new scanner last year.

Usiamo *in* prima di un periodo di tempo (cioè, un tempo nel futuro):
> Our resident went to Boston to do a rotation on abdominal imaging. He'll be back *in* a year.

For, during e while

Usiamo *for* per dire quanto tempo richiede una cosa:
> I've worked as a radiologist at this hospital *for* ten years.

Non si può usare *during* in questo modo:
> It rained *for* five days (non: *during* five days).

Usiamo *during* + nome per dire quando succede qualcosa (non per quanto tempo):
> The resident fell asleep *during* the MR diffusion conference.

Usiamo *while* + soggetto + verbo:
> The resident fell asleep *while* he was attending the MR diffusion conference.

By e until

By + un tempo definito (cioè, non più tardi di; non si può usare *until* con questo significato).
> I mailed the article on carotid dissection today, so they should receive it *by* Tuesday.

Until può essere usato per dire quanto a lungo dura una situazione:
> Let's wait *until* the patient gets better.

Quando si parla del passato, si può usare *by the time*:
> *By the time* they got to the hotel the congress had already started.

In/at/on

Usiamo *in* come nei seguenti esempi:
> *In* a room.
> *In* a building.
> *In* a town/*in* a country (Dr. Vida works *in* Cordoba).
> *In* the water/ocean/river.
> *In* a row.
> *In* the hospital.

Usiamo *at* come nei seguenti esempi:
> *At* the bus stop.
> *At* the door/window.
> *At* the top/bottom.
> *At* the airport.
> *At* work.
> *At* sea.
> *At* an event (I saw Dr. Jules *at* the residents' party).

Usiamo *on* come nei seguenti esempi:
> *On* the ceiling.
> *On* the floor.
> *On* the wall.
> *On* a page.
> *On* your nose.
> *On* a farm.

In o at?

Diciamo *in the corner of a room*, ma *at the corner of a street*.
Diciamo *in* o *at college/school*. Usate *at* quando state parlando della scuola come di un luogo fisico o quando ne dite il nome:
> Thomas will be *in* college for three more years.
> He studied medicine *at* Harvard Medical School.
Con gli edifici si possono usare sia *in* che *at*.

Arrive. Diciamo:
> *Arrive in* a country or town (Dr. Vida *arrived in* Boston yesterday).
> *Arrive at* other places (Dr. Vida *arrived at* the airport a few minutes ago).
Ma:
Arrive home (Dr. Vida *arrived* home late after sending the article to AJR).

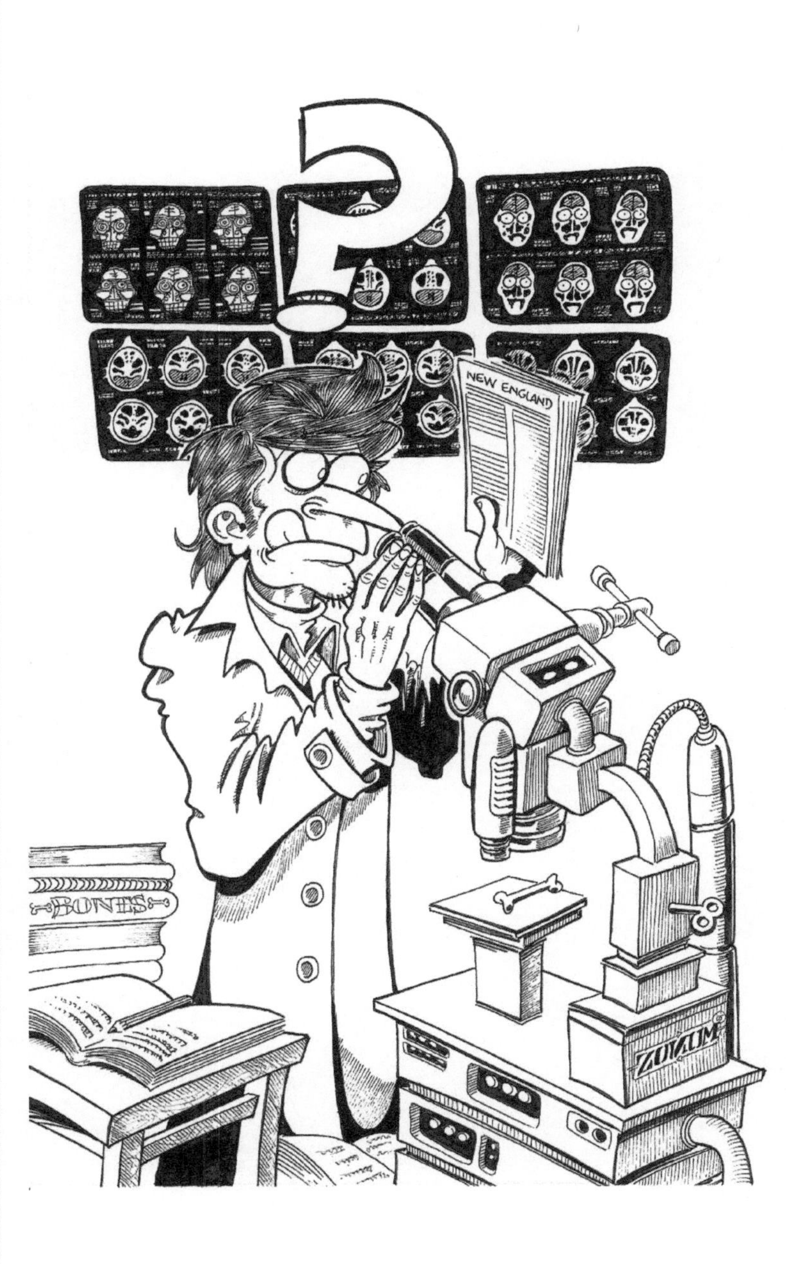

NEW ENGLAND
BONES
ZORALM

Capitolo 3

Letteratura scientifica: scrivere un articolo

Questo capitolo non vuole essere una "Guida per gli Autori" come quelle che si trovano su ogni rivista. Il nostro consiglio più importante è: non scrivete l'articolo nella vostra lingua per poi tradurlo in inglese, ma scrivetelo direttamente in inglese.

Lavoro preliminare

Quando volete scrivere di un argomento, innanzitutto dovete fare una ricerca bibliografica. Potete fare riferimento all'*Index Medicus* (http://www.ncbi.nlm.nih.gov/entrez/query.fcgi?db=PubMed) per cercare articoli. Una volta che li avete trovati, leggeteli attentamente e sottolineate quelle frasi o paragrafi che pensate di poter citare nel vostro articolo.

Consigliamo di non scrivere l'articolo in italiano e poi di tradurlo in inglese; invece, scrivetelo direttamente in inglese. Per fare ciò, scegliete tra la vostra bibliografia, o all'interno della rivista nella quale vorreste pubblicare il vostro lavoro, l'articolo che ritenete più simile al tipo di studio di cui volete scrivere.

Ovviamente dovrete seguire le istruzioni della rivista alla quale volete mandare l'articolo; tuttavia, qui utilizziamo una forma standard che potrebbe essere adeguata alla maggior parte delle riviste. In ogni sezione diamo alcuni esempi per mostrare come li potete estrarre dagli altri articoli.

R. Ribes, P.R. Ros. *Inglese per radiologi.* © Springer 2008

Intestazione dell'articolo

Titolo

Il titolo dell'articolo dovrebbe essere breve ma informativo. Riflettete molto bene sul titolo del vostro articolo.

Abstract

Con ogni articolo si deve inviare un *abstract* di 150-200 parole (a seconda della rivista). Ricordate che l'*abstract* è un riassunto, non un'introduzione all'articolo e dovrebbe rispondere alla domanda: "Cosa dovrebbe imparare il lettore da questo articolo?".
La maggior parte delle riviste richiede che l'*abstract* sia diviso in quattro paragrafi con i seguenti titoli: Obiettivo, Materiali e Metodi, Risultati e Conclusioni

Obiettivo

Definire gli scopi dello studio o dell'indagine, l'ipotesi che viene testata o la procedura che viene valutata.
Notate che molto spesso potete costruire il periodo iniziando con un infinito:

> - *To evaluate* the impact of false-positive marks from computer-aided detection (CAD) in screening mammography.
> - *To present* our experience of AVM embolization.
> - *To study* the diagnostic value of SPECT for multiple myeloma (MM).
> - *To assess* bone marrow angiogenesis in patients with acute myeloid leukemia (AML) by iron oxide-enhanced MRI.
> - *To compare* the image acquisition time for digital versus film-screen imaging for screening mammography in a hard copy interpretation environment.
> - *To determine* the prevalence of stenoses in dysfunctional autogenous hemodialysis fistulas, patency following angioplasty and to identify predictors of this patency.

> *To develop* an efficient and fully unsupervised method to quantitatively assess myocardial contraction from 4D-tagged MR sequences.
> *To investigate* the prognostic value of FDG PET uptake parameters in patients who undergo an R0 resection for carcinoma of the lung.
> *To ascertain* recent trends in imaging workload among the various medical specialties.
> *To describe* the clinical presentation, sonographic diagnosis and radiological treatment of uterine AVMs.
> *To assess* the usefulness of three-dimensional (3D) gadolinium-enhanced MR urethrography and virtual MR urethroscopy in the evaluation of urethral pathologies.
> *To establish ..., To perform ..., To study ..., To design ..., To analyze ..., To test ..., To define ..., To illustrate ...*

Potete inoltre iniziare con: "The aim/purpose/objective/goal of this study was to...":

> *The aim of this study was* to determine the prognostic importance of small hypoattenuating hepatic lesions on contrast-enhanced CT in patients with breast cancer.
> *The purpose of this study was* to compare feasibility and precision of renal artery stent placement using two different MR guidance techniques.
> *The objective of this study was* to determine whether acute myocardial infarction (MI) can be diagnosed on contrast-enhanced helical chest CT.

Potete fornire alcune informazioni introduttive e poi descrivere quello che avete fatto:

> Autoimmune pancreatitis is a new clinical entity which frequently mimics pancreatic carcinoma, resulting in unnecessary radical surgery of the pancreas. The purpose of this study was to describe radiologic findings of autoimmune pancreatitis.
> Myocardial fibrosis is known to occur in patients with hypertrophic cardiomyopathy (HCM) and to be associated with myocardial dys-

> function. This study was designed to clarify the relation between myocardial fibrosis demonstrated by gadolinium-enhanced magnetic resonance imaging (Gd-MRI) and procollagen peptides or cytokines.
> ❯ ... We hypothesized that ...
> ❯ ... We compared ...
> ❯ ... We investigated ...

Materiali e metodi

Definite brevemente cosa è stato fatto e quali materiali sono stati usati, incluso il numero dei soggetti. Includete, inoltre, i metodi utilizzati per analizzare i dati e controllare i bias.

> ❯ *N* patients with ... were included.
> ❯ *N* patients with ... were excluded.
> ❯ *N* patients known to have/suspected of having ...
> ❯ ... was performed in *N* patients with ...
> ❯ *N* patients underwent ...
> ❯ Quantitative/Qualitative analyses were performed by ...
> ❯ Patients were followed clinically for ... months/years.
> ❯ We examined the effects of iodinated IV contrast on blood pressure, heart rate and renal function after a CT scan in 14 healthy young volunteers.

Risultati

Fornite i reperti dello studio, inclusi gli indicatori di significatività statistica. Includete numeri reali e percentuali:

> ❯ 24 lesions were found. 15 (62.5%) were isointense, 4 (16.5%) hyperintense and 5 (21%) hypointense in the sequences acquired 90 minutes after the administration of the liver-specific paramagnetic contrast agent. 13 lesions (54%) presented an enhancing peripheral ring. All 6 patients also studied with 3D GE T1-weighted thinner slices (thickness 2.5 mm) had an enhancing peripheral ring (100%).

> Hemidiaphragmatic elevation on plain radiographs and fluoroscopic paradoxical movement of the diaphragm after transarterial chemoembolization (TACE) via the inferior phrenic artery (IPA) were observed in 6/15 patients (40%) and 7/15 patients (46.7%), respectively. Vital capacity decreased from the pre-TACE measurements (% of predictive value) of 88.80+19.95 to 82.60+19.33 after TACE (p=0.05). No significant correlation was noted between the dosage of chemoembolic agents and the presence or absence of paradoxical diaphragmatic movement or vital capacity lung.
> Twelve patients had acute myocardial infarction (AMI) and nine patients acute myocarditis (AM). All AMI but one displayed a territorial early subendocardial defect with corresponding delayed enhancement. All AMI displayed stenosis of at least the corresponding coronary artery. All AM but one displayed normal first-pass enhancement patterns and focal or diffuse nonterritorial nonsubendocardial delayed enhancement with normal coronary arteries in all cases.

Conclusioni

Riassumete in una o due frasi la conclusione/le conclusioni fatte in base ai risultati. Questa parte dovrebbe enfatizzare gli aspetti o le osservazioni dello studio che sono nuovi e importanti:

> Multi-detector row CT is an effective tool for depicting orthopedic hardware complications.
> Contrast enhancement characteristics of breast cancer are significantly affected by contrast injection rate. It is critical to incorporate contrast injection rate into pharmacokinetic modeling for accurate characterization of breast cancer.
> Contrast-enhanced color Doppler imaging demonstrated an overall accuracy of 100% for the detection of crossing vessels at the obstructed UPJ. This technique showed comparable results to CT and MRI and therefore provides accurate information for the detection of vessels crossing at the obstructed UPJ.
> US is moderately accurate in the diagnosis of substantial fatty atrophy of the supraspinatus or infraspinatus muscles.
> The study data demonstrate ..., Preliminary findings indicate ..., Results suggest ...

Keywords

Dopo l'abstract dovreste fornire, e identificare come tali, da tre a dieci parole chiave o brevi frasi che assistano nella classificazione dell'articolo e possano essere pubblicate con l'abstract. Questi termini dovrebbero provenire dalla lista dei *Medical Subject Headings* dell'*Index Medicus* (http://www.nlm.nih.gov/mesh/meshhome.html).

Main text

Il testo di articoli osservazionali e sperimentali è di solito (ma non necessariamente) diviso in sezioni con i titoli *Introduction*, *Methods*, *Results* e *Discussion*. Gli articoli più lunghi possono richiedere sottotitoli in alcune sezioni (soprattutto nei risultati e nella discussione) per chiarire il loro contenuto. Altri tipi di articoli, quali Case Reports, Reviews ed Editorials, generalmente richiedono formati differenti. Dovrete consultare le singole riviste per ulteriori indicazioni.

Non usate abbreviazioni. Quando le usate, le abbreviazioni dovrebbero essere scritte per esteso la prima volta che un termine è utilizzato nel testo, per esempio *Magnetic Resonance Imaging* (MRI).

Introduction

Il testo dovrebbe iniziare con un'introduzione che specifichi la natura e lo scopo dello studio e citi la bibliografia più importante. Fornite solo le informazioni preliminari che ritenete necessarie per capire perchè l'argomento sia importante e le citazioni bibliografiche che spiegano al lettore perchè avete intrapreso questo studio. Non fate un'analisi estensiva della letteratura. Il paragrafo finale dovrebbe definire chiaramente l'ipotesi o scopo dello studio. La brevità e l'appropriatezza sono importanti.

Materials and Methods

Dopo l'introduzione dovrebbero essere esposti i dettagli delle procedure cliniche e tecniche.
Descrivete chiaramente la vostra selezione di soggetti sperimentali o

osservazionali (pazienti o animali di laboratorio, inclusi i controlli) e definitene età, sesso ed altre caratteristiche importanti. Poiché la rilevanza di alcune variabili come età, sesso e razza rispetto all'oggetto di studio non è sempre chiara, gli autori dovrebbero giustificarle chiaramente quando sono incluse nei risultati di uno studio. Il principio chiave dovrebbe essere la chiarezza sui metodi e sulle ragioni per le quali uno studio è stato condotto in un determinato modo. Ad esempio, gli autori dovrebbero spiegare perchè sono stati inclusi solo soggetti di alcune età, o perchè le donne sono state escluse. Dovreste evitare termini come "race", che mancano di un preciso significato biologico, ed usare invece concetti come "ethnicity" o "ethnic group". Dovreste inoltre specificare attentamente cosa vogliono dire i descrittori, e come sono stati raccolti i dati (ad esempio, quali termini sono stati usati nei moduli di raccolta dati, se i dati erano riferiti dai pazienti o da altri, ecc.).

> ❱ Our study population was selected from ...
> ❱ N patients underwent ...
> ❱ N consecutive patients ...
> ❱ N patients with proven ...
> ❱ Patients were followed clinically ...
> ❱ N patients with ... were examined before and during ...
> ❱ N patients with known or suspected ... were prospectively enrolled in this study.
> ❱ More than N patients presenting with ... were examined with ... over a period of N months.
> ❱ N patients were prospectively enrolled between ... (*date*) and ... (*date*).
> ❱ N patients (N men, N women; age range N–N years; mean $N.N$ years).
> ❱ In total, 140 patients, aged 30–50 years (mean 40 years), all with severe acute pancreatitis fulfilling Ramson criteria, were included in the study.
> ❱ Patients undergoing elective coronary arteriography for evaluation of chest pain were considered eligible if angiography documented ...

Definite metodi, apparecchiature (nome commerciale e nome ed indirizzo del produttore tra parentesi) e procedure in dettaglio sufficiente a permettere ad altri di riprodurre il vostro studio. Identificate in modo preciso tutti i farmaci e composti utilizzati, includendone il nome generico, la dose e la modalità di somministrazione.

> ❯ MR imaging was performed with a 1.5-T system (Vision; Siemens, Erlangen, Germany).
> ❯ The US-guided biopsy procedures were performed using model RT 3000 equipment (GE Medical Systems, Milwaukee, Wis.) with either a 3.5- or a 5-MHz sector transducer combined with a needle guide or a 5-MHz linear-array transducer with a free-hand technique.
> ❯ Automatic high-speed core biopsy equipment (Biopty instrument and Biopty-Cut needles; Bard Urological, Covington, Ga.) was used.
> ❯ After baseline PET investigation, 40 mg of fluvastatin (Cranoc, Astra) was administered once daily.
> ❯ Dynamic PET measurements were performed with a whole-body scanner (CTI/ECAT 951R/31; Siemens/CTI). After a transmission scan for attenuation correction, 20 mCi of ^{13}N-labeled ammonia was administered as a bolus over 30 seconds by an infusion pump. The dynamic PET data acquisition consisted of varying frame durations (12×10 seconds, 6×30 seconds, and 3×300 seconds). For the stress study, adenosine was infused at a dose of 0.14 mg · kg^{-1} · min^{-1} over 5 minutes. ^{13}N-labeled ammonia was administered in a similar fashion as in the baseline study during the third minute of the adenosine infusion.

È fondamentale che indichiate in quale modo sono stati valutati gli studi: letture indipendenti, letture per consenso, a conoscenza o meno delle altre informazioni, la distanza temporale intercorsa tra le letture di più indagini dello stesso paziente o animale per eliminare il recall bias, l'ordine casuale degli studi. La natura retrospettiva o prospettica del vostro studio dovrebbe essere chiara.

> ❯ Entry/inclusion criteria included ...
> ❯ These criteria had to be met: ...
> ❯ Patients with ... were not included.
> ❯ Further investigations, including ... and ..., were also performed.
> ❯ We prospectively studied N patients with ...
> ❯ The reviews were not blinded to the presence of ...
> ❯ The following patient inclusion criteria were used: age between 16 and 50 years and closed epiphyses, ACL injury of one knee that required surgical replacement with a bone-to-patellar tendon-to-bone

> autograft, and signed informed consent with agreement to attend follow-up visits. The following exclusion criteria were used: additional ligament laxities with a grade higher than 2 (according to the European classification of frontal laxity) in the affected knee, ...
> Two skeletal radiologists (O.J., C.V.) in consensus studied the following parameters on successive MR images ...
> Both the interventional cardiologists and echocardiographers who performed the study and evaluated the results were blinded to drug administration.
> Histologic samples were evaluated in a blinded manner by one of the authors and an outside expert in rodent liver pathology.

Indicate riferimenti bibliografici a metodi già consolidati, includendo metodi statistici che sono stati pubblicati, ma non sono ben conosciuti; descrivete metodi nuovi o modificati in modo sostanziale e spiegate i motivi per l'utilizzo di queste tecniche e le loro eventuali limitazioni. Identificate chiaramente tutti i farmaci e composti utilizzati, includendone il nome generico, la dose e la modalità di somministrazione. Non usate il nome commerciale di un farmaco tranne in caso che sia importante.

> The imaging protocol included ...
> To assess objectively the severity of acute pancreatitis, all patients were scored using the Balthazar criteria (10).
> The stereotactic device used for breast biopsy has been described elsewhere (12); it consists of a ...
> Gut permeability was measured in isolated intestinal segments as described previously (2).

Statistics

Descrivete i metodi statistici con sufficiente dettaglio da permettere ad un lettore esperto che abbia accesso ai dati originali di verificare i risultati riportati. Inserite una descrizione generale dei metodi nella sezione

Methods. Quando i dati sono riassunti nella sezione *Results*, specificate i metodi statistici utilizzati per analizzarli:

> ❯ The statistical significance of differences was calculated with Fisher's exact test.
> ❯ The probability of ... was calculated using the Kaplan-Meier method.
> ❯ To test for statistical significance ...
> ❯ Statistical analyses were performed with ... and ... tests.
> ❯ The levels of significance are indicated by *P* values.
> ❯ Interobserver agreement was quantified by using *k* statistics.
> ❯ All *P* values of less than 0.05 were considered to indicate statistical significance.
> ❯ Univariate and multivariate Cox proportional hazards regression models were used.
> ❯ The v^2-test was used for group comparison. Descriptive values of variables are expressed as means and percentages.
> ❯ We adjusted RRs for age (5-year categories) and used the Mantel extension test to test for linear trends. To adjust for other risk factors, we used multiple logistic regression.

Fornite dettagli sulla randomizzazione:

> ❯ They were selected consecutively by one physician between February 1999 and June 2000.
> ❯ This study was conducted prospectively during a period of 30 months from March 1998 to August 2000. We enrolled 29 consecutive patients who had ...

Specificate ogni programma di software di uso generale utilizzato:

> ❯ All statistical analyses were performed with SAS software (SAS Institute, Cary, N.C.).
> ❯ The statistical analyses were performed using a software package (SPSS for Windows, release 8.0; SPSS, Chicago, Ill.).

Results

Presentate i vostri risultati in sequenza logica nel testo, insieme a tabelle ed illustrazioni. Non ripetete nel testo tutti i dati delle tabelle o illustrazioni; sottolineate o enfatizzate solo le osservazioni importanti. Evitate l'uso non tecnico di termini tecnici statistici quali "random" (che implica l'utilizzo di un macchinario per la randomizzazione), "normale", "significativo", "correlazioni" e "campione". Definite i termini statistici, le abbreviazioni e la maggior parte dei simboli:

> Statistically significant differences were shown for both X and X.
> Significant correlation was found between X and X.
> Results are expressed as means $\pm SD$.
> All the abnormalities in our patient population were identified on the prospective clinical interpretation.
> The abnormalities were correctly characterized in 14 patients and incorrectly in ...
> The preoperative and operative characteristics of these patients are listed in Table 1.
> The results of the US-guided core-needle pleural biopsies are shown in Table 1.
> The clinical findings are summarized in Table 1.

Riportate ogni complicanza:

> Two minor complications were encountered. After the second procedure, one patient had a slight hemoptysis that did not require treatment, and one patient had local chest pain for about 1 hour after a puncture in the supraclavicular region. Pneumothorax was never encountered.
> Among the 11,101 patients, there were 373 in-hospital deaths (3.4%), 204 intraoperative/postoperative CVAs (1.8%), 353 patients with postoperative bleeding events (3.2%), and 142 patients with sternal wound infections (1.3%).

Indicate il numero di osservazioni e riportate il numero di casi persi (ad esempio chi ha abbandonato un trial clinico):

> ❭ The final study cohort consisted of ...
> ❭ Of the 961 patients included in this study, 69 were reported to have died (including 3 deaths identified through the NDI) and 789 patients were interviewed (Figure 1). For 81 surviving patients, information was obtained from another source. Twenty-two patients (2.3%) could not be contacted and were not included in the analyses because information on nonfatal events was not available.

Discussion

In questa sezione fate ampio uso dei sottotitoli. Enfatizzate gli aspetti nuovi ed importanti dello studio e le conclusioni che ne conseguono. Non ripetete in dettaglio i dati o altro materiale fornito in *Introduction* o in *Results*. Includete in *Discussion* le implicazioni dei risultati e le loro limitazioni, incluse le implicazioni per la ricerca futura. Correlate le osservazioni ad altri studi importanti.

Collegate le conclusioni con gli obiettivi dello studio, ma evitate affermazioni non qualificate e conclusioni non completamente supportate dai dati. In particolare, evitate di fare commenti su costi e vantaggi economici a meno che non abbiate incluso dati ed analisi di costi. Evitate di fare riferimento a lavori che non sono stati completati. Se necessario ponete nuove ipotesi, ma indicatele chiaramente come tali. Quando appropriato, possono essere incluse raccomandazioni.

> ❭ In conclusion, ...
> ❭ In summary, ...
> ❭ This study demonstrates that ...
> ❭ This study found that ...
> ❭ This study highlights ...
> ❭ Another finding of our study is ...
> ❭ One limitation of our study was ...
> ❭ Other methodological limitations of this study ...
> ❭ Our results support ...
> ❭ Further research is needed to elucidate ...

> ❯ However, the limited case number warrants a more comprehensive study to confirm these findings and to assess the comparative predictive value of relative lung volume versus LHR.
> ❯ Some follow-up is probably appropriate for these patients.
> ❯ Further research is needed when endoluminal surface coil technology is available.

Acknowledgments

Elencate tutti i collaboratori che non soddisfano i criteri per essere autori, ad esempio una persona che abbia fornito assistenza puramente tecnica, assistenza nello scrivere, o un direttore di reparto che abbia fornito solo supporto generale. Dovrebbero anche essere riconosciuti i supporti economici e materiali.

Le persone che hanno contribuito materialmente all'articolo, ma i cui contributi non soddisfano i criteri per essere autori possono essere elencate in un paragrafo dal titolo "clinical investigators" oppure "participating investigators", e i loro ruoli e contributi dovrebbero essere descritti (ad esempio "served as scientific advisors", "critically reviewed the study proposal", "collected data" o "provided and cared for study patients").
Poiché i lettori potrebbero dedurne la loro approvazione dei dati e delle conclusioni, tutti dovrebbero aver fornito il permesso scritto di essere ringraziati.

> ❯ The authors express their gratitude to ... for their excellent technical support.
> ❯ The authors thank Wei J. Chen, MD, ScD, Institute of Epidemiology, College of Public Health, National Taiwan University, Taipei, for the analysis of the statistics and his help in the evaluation of the data. The authors also thank Pan C. Yang, MD, PhD, Department of Internal Medicine, and Keh S. Tsai, MD, PhD, Department of Laboratory Medicine, National Taiwan University, Medical College and Hospital, Taipei, for the inspiration and discussion of the research idea of this study. We also thank Ling C. Shen for her assistance in preparing the manuscript.

References

I riferimenti bibliografici dovrebbero essere numerati consecutivamente nell'ordine con cui vengono citati la prima volta nel testo. Identificate i riferimenti bibliografici nel testo, nelle tabelle e nelle didascalie con numeri arabi tra parentesi (alcune riviste richiedono numeri arabi scritti in apice). I riferimenti bibliografici citati solo nelle tabelle o didascalie dovrebbero essere numerati secondo la sequenza stabilita dalla prima citazione nel testo di quella particolare tabella o figura.

> ❭ Clinically, resting thallium-201 (^{201}Tl) single photon emission computed tomography (SPECT) has been widely used to evaluate myocardial viability in patients with chronic coronary arterial disease and acute myocardial infarction (8-16).
>
> ❭ In addition, we have documented a number of other parameters previously shown to exhibit diurnal variation, including an assessment of sympathetic activity, as well as inflammatory markers recently shown to relate to endothelial function.[14]

Usate lo stile degli esempi di seguito, che sono basati sui formati usati dallo NLM nell'*Index Medicus*. I nomi delle riviste dovrebbero essere abbreviati secondo lo stile usato nell'*Index Medicus*. Consultate la *List of Journals Indexed in Index Medicus*, pubblicata ogni anno dalla biblioteca come volume separato e come lista nel numero di gennaio dell'*Index Medicus*. La lista può anche essere ottenuta attraverso il sito internet della biblioteca (http://www.nlm.nih.gov).

Evitate di citare abstract. I riferimenti ad articoli accettati ma non ancora pubblicati dovrebbero essere indicati come "in press" o "forthcoming"; gli autori dovrebbero ottenere il permesso scritto di citare tali lavori e la conferma che sono stati accettati per la pubblicazione. Dati tratti da articoli inviati a riviste ma non ancora accettati dovrebbero essere citati nel testo come "unpublished observations", col permesso scritto della fonte.

Evitate di citare una comunicazione personale a meno che non fornisca informazioni essenziali non disponibili da una fonte pubblica, nel qual caso il nome della persona e la data della comunicazione dovrebbero essere citati tra parentesi nel testo. Per gli articoli scientifici, gli autori

dovrebbero ottenere l'autorizzazione scritta e la conferma dell'accuratezza dalla fonte della comunicazione personale.
Gli autori devono controllare le citazioni bibliografiche con i documenti originali.

Lo stile *Uniform Requirements* (o stile *Vancouver*) si basa soprattutto sullo stile standard ANSI adottato dallo NLM per i suoi database. Di seguito sono stati aggiunti commenti quando lo stile *Vancouver* differisce dallo stile attualmente utilizzato dallo NLM.

Articoli in riviste

Articolo standard su rivista

Elencate i primi sei autori seguiti da *et al.* (Nota: NLM ora elenca fino a 25 autori; se ve ne sono più di 25, NLM elenca i primi 24, poi l'ultimo autore, infine et al.):

> ❯ Theodorou SJ, Theodorou DJ, Schweitzer ME, Kakitsubata Y, Resnick D. Magnetic resonance imaging of para-acetabular insufficiency fractures in patients with malignancy. Clin Radiol 2006 Feb; 61(2):181-190.

Se una rivista ha una numerazione delle pagine continua per tutto un volume (come fanno molte riviste mediche), si possono omettere il mese ed il numero della rivista. (Nota: questa opzione viene usata in tutti gli esempi di *Uniform Requirements*, per omogeneità. NLM non utilizza questa opzione).

> ❯ Theodorou SJ, Theodorou DJ, Schweitzer ME, Kakitsubata Y, Resnick D. Magnetic resonance imaging of para-acetabular insufficiency fractures in patients with malignancy. Clin Radiol 2006; 61:181-190.

Organizzazione come Autore

> ❯ The Evidence-based Radiology Working Group. Evidence-based radiology: a new approach to the practice of radiology. Radiology 2001; 220:566-575.

Nessun Autore

> ❯ Cancer in South Africa [editorial]. S Afr Med J 1994; 84:15.

Articolo in lingua diversa dall'inglese

(Nota: NLM traduce il titolo in inglese, racchiude la traduzione tra parentesi quadre ed aggiunge un indicatore linguistico abbreviato).

> ❯ Zangos S, Mack MG, Straub R, et al. [Transarterial chemoembolization (TACE) of liver metastases: a palliative therapeutic approach]. Radiologie 2001:41 (1):84-90. German

Volume con supplemento

> ❯ Shen HM, Zhang QF. Risk assessment of nickel carcinogenicity and occupational lung cancer. Environ Health Perspect 1994; 102 Suppl 1:275-282.

Numero con supplemento

> Payne DK, Sullivan MD, Massie MJ. Women's psychological reactions to breast cancer. Semin Oncol 1996; 23(1 Suppl 2):89-97.
> Hamm B, Staks T, Taupitz M. SHU 555A: a new superparamagnetic iron oxide contrast agent for magnetic resonance imaging. Invest Radiol 1994; 29(Suppl 2):S87-S89.

Volume con parti

> Ozben T, Nacitarhan S, Tuncer N. Plasma and urine sialic acid in non-insulin dependent diabetes mellitus. Ann Clin Biochem 1995; 32(Pt 3):303-306.

Numero con parti

> Poole GH, Mills SM. One hundred consecutive cases of flap lacerations of the leg in ageing patients. N Z Med J 1994; 107(986 Pt 1):377-378.

Numero senza volume

> Turan I, Wredmark T, Fellander-Tsai L. Arthroscopic ankle arthrodesis in rheumatoid arthritis. Clin Orthop 1995; (320):110-114.

Nessun numero o volume

> Browell DA, Lennard TW. Immunologic status of the cancer patient and the effects of blood transfusion on antitumor responses. Curr Opin Gen Surg 1993:325-333.

Pagine in numeri romani

> Fisher GA, Sikic BI. Drug resistance in clinical oncology and hematology. Introduction. Hematol Oncol Clin North Am 1995 Apr; 9(2):xi-xii.

Tipologia di articolo indicata secondo necessità

> Enzensberger W, Fischer PA. Metronome in Parkinson's disease [letter]. Lancet 1996; 347:1337.
> Clement J, De Bock R. Hematological complications of hantavirus nephropathy (HVN) [abstract]. Kidney Int 1992; 42:1285.

Articolo con ritrattazione

> Garey CE, Schwarzman AL, Rise ML, Seyfried TN. Ceruloplasmin gene defect associated with epilepsy in EL mice [retraction of Garey CE, Schwarzman AL, Rise ML, Seyfried TN. In: Nat Genet 1994; 6:426-431]. Nat Genet 1995; 11:104.

Articolo ritirato

> Liou GI, Wang M, Matragoon S. Precocious IRBP gene expression during mouse development [retracted in Invest Ophthalmol Vis Sci 1994; 35:3127]. Invest Ophthalmol Vis Sci 1994; 35:1083-8.

Articolo con published erratum

> Hamlin JA, Kahn AM. Herniography in symptomatic patients following inguinal hernia repair [published erratum appears in West J Med 1995; 162:278]. West J Med 1995; 162:28-31.

Libri ed altre monografie

Autori personali

> Helms CA. Fundamentals of skeletal radiology. 1st ed. Philadelphia: WB Saunders Company; 1992.

(Nota: il vecchio stile *Vancouver* erroneamente aveva una virgola anziché il punto e virgola tra l'editore e la data.)

Editor(s)/curatori come autori

> Rumack CM, Wilson SR, Charboneau JW, editors. Diagnostic ultrasound. St Louis: Mosby-Year Book; 1998.

Organizzazione come autore ed editore

> ❯ Institute of Medicine (US). Looking at the future of the Medicaid program. Washington: The Institute; 1992.

Capitolo di un volume

> ❯ Levine MS. Benign tumors of the esophagus. In: Gore RM, Levine MS, editors. Textbook of gastrointestinal radiology. 2nd ed. Philadelphia, Pa: Saunders; 2000. pp. 387-402.

(Nota: il vecchio stile *Vancouver* aveva i due punti anziché la *p* prima del numero di pagina.)

Atti di un congresso

> ❯ Kimura J, Shibasaki H, editors. Recent advances in clinical neuro-physiology. Proceedings of the 10th International Congress of EMG and Clinical Neurophysiology; 1995 Oct 15-19; Kyoto, Japan. Amsterdam: Elsevier; 1996.

Articolo di un congresso

> ❯ Bengtsson S, Solheim BG. Enforcement of data protection, privacy and security in medical informatics. In: Lun KC, Degoulet P, Piemme TE, Rienhoff O, editors. MEDINFO 92. Proceedings of the 7th World Congress on Medical Informatics; 1992 Sep 6-10; Geneva, Switzerland. Amsterdam: North-Holland; 1992. pp. 1561-1565.

Relazione scientifica o tecnica

Prodotta da un'agenzia di funding/sponsoring:

> ❯ Smith P, Golladay K. Payment for durable medical equipment billed during skilled nursing facility stays. Final report. Dallas (TX): Dept. of Health and Human Services (US), Office of Evaluation and Inspections; 1994 Oct. Report No.: HHSI-GOEI69200860.

Prodotta dall'agenzia che l'ha eseguita:

> ❯ Field MJ, Tranquada RE, Feasley JC, editors. Health services research: work force and educational issues. Washington: National Academy Press; 1995. Contract No.: AHCPR282942008. Sponsored by the Agency for Health Care Policy and Research.

Tesi

> ❯ Kaplan SJ. Post-hospital home health care: the elderly's access and utilization [dissertation]. St. Louis (MO): Washington Univ.; 1995.

Brevetto

> ❯ Larsen CE, Trip R, Johnson CR, inventors; Novoste Corporation, assignee. Methods for procedures related to the electrophysiology of the heart. US patent 5,529,067. 1995 Jun 25.

Altro materiale edito a stampa

Articolo di giornale

> ❯ Lee G. Hospitalizations tied to ozone pollution: study estimates 50,000 admissions annually. The Washington Post 1996 Jun 21; Sect. A:3 (col. 5).

Materiale audiovisivo

> ❯ HIV+/AIDS: the facts and the future [videocassette]. St. Louis (MO): Mosby Year-Book; 1995.

Vocabolari ed altra bibliografia simile

> ❯ Stedman's medical dictionary. 26th ed. Baltimore: Williams & Wilkins; 1995. Apraxia; pp. 119-120.

Materiale non pubblicato

In press

(Nota: NLM preferisce "forthcoming" poiché non tutto il materiale verrà stampato.)

> ❯ Assessment of chest pain in the emergency room: What is the role of multidetector CT? Eur J Radiol. In press 2006.

Materiale elettronico

Articolo di rivista in formato elettronico

> Morse SS. Factors in the emergence of infectious diseases. Emerg Infect Dis [serial online] 1995 Jan-Mar [cited 1996 Jun 5]; 1(1):[24 screens]. Available from: URL: http://www.cdc.gov/ncidod/EID/eid.htm.

Monografia in formato elettronico

> CDI, clinical dermatology illustrated [monograph on CD-ROM]. Reeves JRT, Maibach H. CMEA Multimedia Group, producers. 2nd ed. Version 2.0. San Diego: CMEA; 1995.

File informatico

> Hemodynamics III: the ups and downs of hemodynamics [computer program]. Version 2.2. Orlando (FL): Computerized Educational Systems; 1993.

Materiale aggiuntivo

Tabelle

Tutti i dati tabulati identificati come tabelle dovrebbero avere un numero di tabella ed una didascalia descrittiva. Controllate con attenzione che le tabelle siano citate in ordine sequenziale nel testo.

La presentazione di dati ed informazioni forniti nelle intestazioni della tabella non dovrebbe ripetere informazioni già fornite nel testo. Spiegate nelle note a piè di pagina tutte le abbreviazioni non standardizzate utilizzate nella tabella.

Se dovete utilizzare tabelle o figure da un'altra rivista, assicuratevi di ottenere il permesso ed aggiungete una nota di questo tipo:
> Adapted, with permission, from reference 5.

Figure

Le figure dovrebbero essere numerate consecutivamente nell'ordine in cui sono citate la prima volta nel testo. Seguite la "sequenza" di illustrazioni simili dei vostri riferimenti bibliografici.

> Figure 1. Non-enhanced CT scan shows ...
> Figure 2. Contrast-enhanced CT scan obtained at the level of ...
> Figure 3. Selective renal arteriogram shows ...
> Figure 4. Photograph of a fresh-cut specimen shows ...
> Figure 5. Photomicrograph (original magnification, ×10; hematoxylin-eosin stain) of ...
> Figure 6. Coronal contrast-enhanced T1-weighted MR image of ...
> Figure 7. Typical metastatic compression fracture in a 65-year-old man. (**a**) Sagittal T1-weighted MR image (400/11) shows ...
> Figure 6. Nasal-type extranodal NK/T-cell lymphoma involving the nasal cavity in a 42-year-old woman. Photomicrograph (original magnification, ×400; hematoxylin-eosin [H-E] stain) of a nasal mucosal biopsy specimen shows intense infiltration of atypical lymphoid cells into the vascular intima and subintima (*arrow*). This is a typical appearance of angiocentric invasion in which the vascular lumen (*V*) is nearly obstructed.
> Figure 7. AFX with distortion of histopathologic architecture as a consequence of intratumoral ...
> Figure 8. CT images obtained in a 75-year-old man with gross hematuria. (**a**) MIP image obtained during the compression-release excretory phase demonstrates a non-obstructing calculus (*arrow*) in the distal portion of the right ureter.

Consigli finali

Prima di inviare il vostro articolo, controllate l'ortografia e rileggete il testo cercando parole eventualmente omesse o scritte due volte, così come parole che potreste aver mal utilizzato, ad esempio scrivendo "there" invece di "their". Non inviate un articolo con errori di ortografia o di dosaggio o altre inaccuratezze mediche. E non aspettatevi che il controllo ortografico automatico del vostro computer rilevi tutti gli errori di ortografia.

Siate accurati. Controllate e ricontrollate i vostri dati e le citazioni bibliografiche. Anche quando avete la sensazione che l'articolo sia completo, lasciatelo da parte un paio di giorni e rileggetelo. I cambiamenti che fate al vostro articolo dopo averlo visto in una nuova luce spesso fanno la differenza tra un buon articolo ed un grande articolo.

Una volta che pensate che tutto sia corretto, consegnate la bozza al vostro insegnante di inglese per una correzione finale informale. Non mandate la vostra prima (o seconda!) bozza all'editore!
Non dimenticate infine di leggere e seguire scrupolosamente le specifiche "Instructions for Authors" della rivista sulla quale vorreste pubblicato il vostro lavoro.

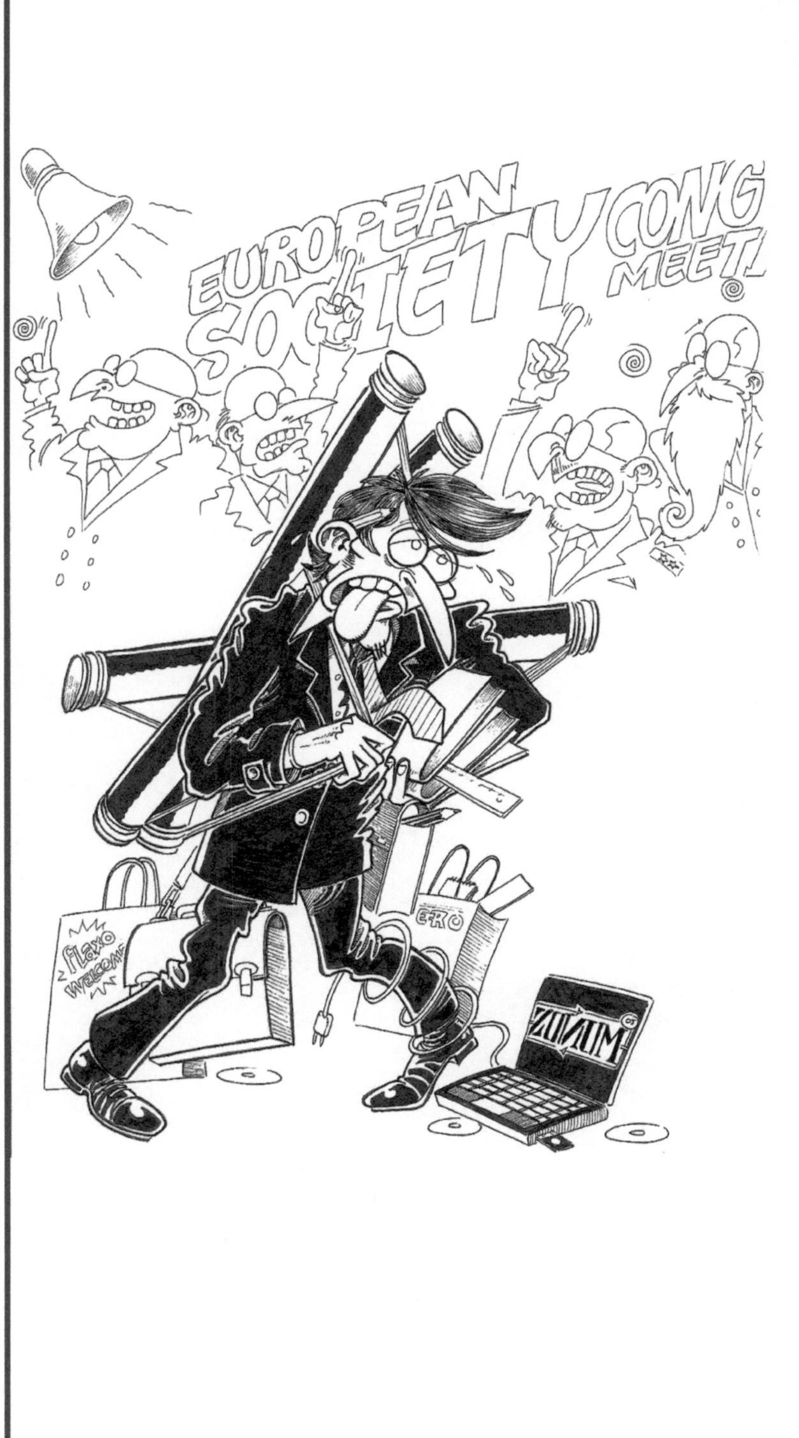
EUROPEAN
SOCIETY CONG MEETI
flexo WELCOME
ERO
MINDT

Capitolo 4

Lettere agli editor delle riviste radiologiche

In questo capitolo riportiamo diversi esempi di lettere inviate agli editor di riviste radiologiche. È nostra intenzione, infatti, fornirvi strumenti utili per comunicare in modo formale con gli editor ed i reviewer delle riviste. È nostra convinzione che le lettere agli editor abbiano un ruolo importante, e spesso sottovalutato, nel decidere il destino di un articolo scientifico radiologico.

Anche se non ci soffermeremo sulle lettere dagli editor, poiché sono in genere facili da comprendere, esse si dividono in lettere di accettazione "a determinate condizioni", lettere di accettazione e lettere di rifiuto.

- Lettere di accettazione "a determinate condizioni": sono abbastanza comuni, e di solito significano una gran quantità di lavoro, poiché l'articolo in genere deve essere riscritto.
- Lettere di accettazione: congratulazioni! Il vostro articolo è finalmente stato accettato e non necessita di correzioni. Queste lettere sono sfortunatamente relativamente rare e abbastanza facili da leggere. Inoltre, non richiedono risposta.
- Lettere di rifiuto: esistono molti modi educati per comunicarvi che il vostro articolo non sarà pubblicato in una determinata rivista. Queste lettere sono di immediata comprensione e, poiché non richiedono alcuna risposta, non ci soffermeremo su di esse dal punto di vista linguistico.

Abbiamo diviso le lettere agli editor in:

- Lettere di invio.
- Lettere di reinvio.
- Lettere di riconfigurazione.

R. Ribes, P.R. Ros. *Inglese per radiologi.* © Springer 2008

- Lettere di ringraziamento per l'invito a pubblicare un articolo in una rivista.
- Lettere di richiesta di informazioni sullo status di un articolo.
- Altre lettere.

Lettere di invio

Le lettere di invio (*submission letters*) sono abbastanza facili da scrivere poiché l'unico messaggio da trasmettere è il titolo dell'articolo che viene inviato insieme al nome dell'autore che terrà i contatti (*corresponding author*). Si possono usare molte lettere standard per questo scopo e riteniamo che non dobbiate investire troppo tempo su di esse poiché sono solo materiale preliminare che va inviato insieme all'articolo stesso.

Vostro indirizzo   Data

Nome ed indirizzo del destinatario

Dear Dr. Massa,

Please find enclosed (*N*) copies of our manuscript entitled "..." (authors..., ..., ...), which we hereby submit for publication in the ... Journal of.... Also enclosed is a diskette with a copy of the text file in Microsoft Word for Windows (version ...).

I look forward to hearing from you.

Yours sincerely,

A. J. Merckel, MD

Lettere di reinvio

Le lettere di reinvio (*re-submission letters*) devono rispondere in dettaglio ai commenti e suggerimenti espressi nelle lettere di accettazione. È in queste lettere che il corresponding author deve far sapere all'editor che sono stati fatti tutti i cambiamenti richiesti, o almeno la maggior parte di essi, e che così facendo l'articolo potrebbe essere pronto alla pubblicazione. Queste lettere possono avere un ruolo abbastanza importante nell'accettazione o rifiuto di un articolo. A volte una mancanza di dimestichezza con l'inglese può impedire al corresponding author di comunicare quali correzioni sono state fatte nel testo e le ragioni per cui altre correzioni suggerite non sono state fatte.

Vediamo questo esempio:

Dear Dr. Ho,

After a thorough revision in light of the reviewers' comments, we have decided to submit our paper "MRI evaluation of extrahepatic cholangiocarcinoma" for re-evaluation.

First of all, we would like to thank you for this second chance to present our paper for publication in your journal.

The main changes in the paper are related to your major comments:
- to improve overall image quality (including some new cases).
- to indicate what the clinical role of MRI is.
- to present our imaging diagnostic algorithm in cases of extrahepatic cholangiocarcinoma (new Tables 2 and 3).

Following your advice, we have also included changes that are in accordance with the reviewers' comments.

We hope this new version will now be suitable for publication in your journal.

Yours sincerely,

Antonio Belafonte, MD, and co-authors

Lettere di riconfigurazione

A volte un articolo viene accettato a condizione che la sua configurazione sia cambiata, ad esempio da *pictorial review* a *pictorial essay*. Le lettere di riconfigurazione sono lettere di reinvio e quindi tendono ad essere lunghe.

Leggete questo esempio dal quale abbiamo estratto e sottolineato diverse frasi che vi possono aiutare nella corrispondenza con le riviste.

"Magnetic Resonance Evaluation of focal splenic lesions" RE:01-1343

Dear Dr. Woods, (1)

We have re-configured the manuscript referenced above (2) in the form of a Pictorial Essay *following your suggestion (3)* and we have made as many changes as possible with regard to the reviewers' recommendations taking into account the *space limitation imposed by the new format of the paper (4).*

We have tried to cover all entities involving spleen focusing on their more characteristic imaging features and *giving priority to the most prevalent conditions (5).* The re-configuration of the manuscript has shortened it so drastically that we have had to rewrite it entirely and *for this reason we do not attach an annotated copy (6) – if you still consider this necessary we will include it (7).* Although tables are not permitted in Pictorial Essays, we think that the inclusion of a single table on the classification of focal splenic lesions would *"allow the reader to more easily categorize the described imaging findings" (8) as stated by reviewer no. 2 (9)* in his general remarks.
The table has not been included due to the new format of the paper but *if you take our suggestion into consideration we will be pleased to add it (10).*

The major changes in our manuscript are:
1. *The title has been modified to* "Dynamic-enhanced MR imaging of focal splenic lesions" *following your recommendation (11).*
2. *We have included the technical parameters of our imaging protocol* although it has not been possible to expand the technical section *as suggested by reviewer no. 1 (12)* due to space limitation.
3. *Similarly,* the description of infectious lesions and lymphoma *could not be expanded as suggested by reviewer no. 2 due to space limitation (13).*
4. *With regard to figures (14):*
   a. We have included six new figures.
   b. *More sequences on a given lesion have been included (15),* as suggested, in figures 4, 7, 12, and 14.
   c. *The image quality of figure 5 has been improved (16).*

5. We have assigned distinct figures to different entities in most cases although the limited number of figures allowed made it impossible to do it in all cases.

6. *With regard to comments on figures by reviewer no. 1 (17)*:
   - *Figure 4e is indeed an immediate phase postcontrast image (18).* Aortic enhancement is not well seen due to the poor contrast resolution of this image which was acquired a long time ago and was one of our first abdominal MR 3D acquisitions.
   - *Figure 6b shows a ghosting artifact due to poor breath-holding (19).*

7. *SPIO section has been erased (20)* due, again, to space limitation.

We look forward to hearing from you, (21)

Yours sincerely, (22)

John Best, MD, and co-authors (23)

1. *Dear Dr. Woods,*
   - Questa frase termina con una virgola anziché con il punto e virgola.

2. *We have re-configured the manuscript referenced above*
   - Il primo paragrafo deve riassumere il contenuto della vostra lettera.

3. *... following your suggestion*
   - Questa è una delle frasi più comuni nelle lettere di reinvio/riconfigurazione.

4. *... space limitation imposed by the new format of the paper*
   - Le limitazioni di spazio, se il nuovo formato lo limita, devono essere prese in considerazione sia dagli autori che dai reviewer.

5. *... giving priority to the most prevalent conditions*
   - Può essere un criterio per la riduzione della lunghezza dell'articolo.

6. *... for this reason we do not attach an annotated copy.*
   - Fornite una spiegazione ogni volta che non seguite un suggerimento.

7. *... if you still consider it necessary we will include it*
   - Lasciatevi sempre la possibilità di aggiungere ulteriore materiale nelle comunicazioni future.

8. *... allow the reader to more easily categorize the described imaging
    findings*
    -   Potete citare i commenti/suggerimenti dei reviewer se necessario.

9. *... as stated by reviewer no. 2*
    -   Questo è un tipico modo di rispondere al commento di un review-
        er.

10. *... if you take our suggestion into consideration we will be pleased
    to add it*
    -   Questa frase può essere usata ogni volta che volete includere qual-
        cosa che non è stato richiesto dai revisori.

11. *The title has been modified to ... following your recommendation.*
    -   Questo è un tipico modo di rispondere al commento di un review-
        er.

12. *We have included the technical parameters of our imaging protocol
    as suggested by reviewer no. 1*
    -   Questo è un modo tipico di rispondere al commento di un review-
        er.

13. *Similarly, ... could not be expanded as suggested by reviewer no. 2
    due to space limitation*
    -   Quando non seguite un suggerimento dovete fornire una spiegazio-
        ne.

14. *With regard to figures*:
    -   Oppure: *regarding figures, as regards figures, as for figures* (sen-
        za *"to"*)

15. *More sequences on a given lesion have been included*
    -   Questo è un modo tipico di rispondere al commento di un review-
        er.

16. *The image quality of figure 5 has been improved*
    -   Questo è un modo tipico di rispondere al commento di un review-
        er.

17. *With regard to comments on figures by reviewer no. 1:*
    - Questo è un modo tipico di rispondere al commento di un reviewer.

18. *Figure 4e is indeed an immediate phase postcontrast image*
    - Questo è un modo tipico di rispondere al commento di un reviewer.

19. *Figure 6b shows a ghosting artifact due to poor breath-holding*
    - Questo è un modo tipico di rispondere al commento di un reviewer.

20. *SPIO section has been erased due, again, to space limitation*
    - Questo è un modo tipico di rispondere al commento di un reviewer.

21. *We look forward to hearing from you,*
    - Ricordate che il verbo che segue il verbo "to look forward to" deve essere nella forma in *-ing*.

22. *Yours sincerely,*
    - Ricordate che se non conoscete il nome dell'editor dovreste usare invece "Yours faithfully".

23. *John Best, MD, and co-authors*
    - Anche se la lettera è firmata solo dal corresponding author, a volte si fa riferimento anche ai coautori.

Lettere di ringraziamento per l'invito a pubblicare un articolo su una rivista

Queste sono lettere semplici e generalmente brevi nelle quali comunichiamo all'editor di una rivista quanto siamo felici per il suo invito e quanto apprezziamo la sua considerazione.

Your address   Date
Receiver's name and address
Dear Dr. Massa,

Thank you for the invitation to submit a manuscript on focal hepatic lesions to your journal.

Please find attached our paper which details our imaging protocol and makes a thorough revision of the literature on the subject.

I look forward to hearing from you.

Yours sincerely,

A. J. Cantona, MD

Lettere per chiedere informazioni sullo stato di un articolo

In queste lettere chiediamo informazioni sulla situazione del nostro articolo poiché non abbiamo ricevuto alcuna risposta dalla rivista. Sfortunatamente, nel mondo accademico "niente nuove" non vuol dire "buone nuove" e molte di queste richieste finiscono con una cortese lettera di rifiuto.

Dear Dr. Ross,

As I have not received any response regarding the "MRCP of Cholangiocarcinoma", I am interested in obtaining some information on the status of the paper.

Please, use the following e-mail address for further correspondence: sanzzap@seram.es

I look forward to hearing from you at your earliest convenience,

J. Sanz, MD, PhD

Altri tipi di lettere

Candidarsi per un posto di lavoro

11 St Albans Road
London SW17 5TZ
17 November 2006

The Medical Staffing Officer
Brigham and Women's Hospital
18 Francis St
Boston, MA, USA

Dear Sir/Madam,

I wish to apply for the post of Consultant Radiologist as advertised in the European Journal of Radiology of 22 October.

I enclose my CV and the names of two referees as requested.

Yours faithfully,

Albert Mas, MD

Platero Heredia, 19
Còrdoba 14012
SPAIN
17 April 2006

John G. Adams, MD
Department of Radiology
Massachusetts General Hospital
22 Beacon St
Boston, MA, USA

Dear Dr. Adams,

I am applying for a post of Consultant Radiologist at Brigham and Women's Hospital. I should be most grateful if you allow me to use your name as a referee.

Yours sincerely,
Guido Andreotti, MD

Posporre l'inizio dell'attività lavorativa

Gran Via, 113
Madrid, 28004
Spain
20 February 2001

Robert H. Shaw, MD
Department of Radiology
Massachusetts General Hospital
22 Beacon St
Boston, MA, USA

Dear Dr. Shaw,

I would like to thank you for your letter of 11 February 2001 offering me the post of Consultant Cardiologist from 12 March 2001.

I am very pleased to accept the post but unfortunately I will not be able to arrive in Boston until 25 March 2001 due to personal reasons. Would it, therefore, be possible for you to postpone the commencement of my duties to 26 March 2001?

I look forward to hearing from you.

Yours sincerely,

Angela Maldini, MD

Riassumendo

Per riassumere, bisogna ricordare alcuni semplici dettagli formali:

- *"Dear Dr. Smith"* è il modo tipico di iniziare una lettera accademica. Ricordate che dopo il nome dell'editor dovete mettere una virgola, anziché il punto e virgola, e continuare la lettera con un nuovo paragrafo.

- Poiché la maggior parte degli articoli al giorno d'oggi viene inviata tramite internet, la classica formula *"find enclosed…"* può oggi essere sostituita da *"find attached"*.

- *"I look forward to hearing from you"* è la frase standard alla fine di ogni lettera formale e dovete ricordarvi, per evitare un errore piuttosto frequente, che *"to"* è una preposizione che deve essere seguita dal gerundio piuttosto che dall'infinito del verbo che la segue. Non fate l'errore di scrivere "I look forward to hear from you". Frasi simili sono *"I look forward to receiving your comments on…"*, *"Very truly yours,"*.

- *"Your consideration is appreciated"* o *"Thank you for your and the reviewers' consideration"* sono frasi standard da scrivere alla fine delle lettere agli editor.

- *"I look forward to receiving your feedback on…"* è una frase un po' più informale spesso usata nelle lettere agli editor.

- *"Yours faithfully"* viene usato quando non conoscete il nome della persona alla quale state scrivendo, mentre *"sincerely"*, *"sincerely yours"*, *"yours sincerely"* e *"very truly yours"* devono essere usati quando si indirizza la lettera a qualcuno di preciso. Quindi, se la lettera comincia con *"Dear Dr.Olsen"* dovrà concludersi con *" yours sincerely"*, mentre se è indirizzata all'editor come tale deve concludersi con *"yours faithfully"*. Non dimenticate che dopo l'avverbio o il pronome dovete mettere una virgola piuttosto che un punto e poi la vostra firma sotto.

- Quando non potete seguire uno dei suggerimenti dell'editor, spiegate nella lettera di reinvio perchè non è stato possibile farlo, in modo che i reviewer non perdano tempo a cercarla nel testo. Ad esempio:

  > We have included the technical parameters of our imaging protocol although it has not been possible to expand the technical section as suggested by reviewer no. 1 due to space limitation.

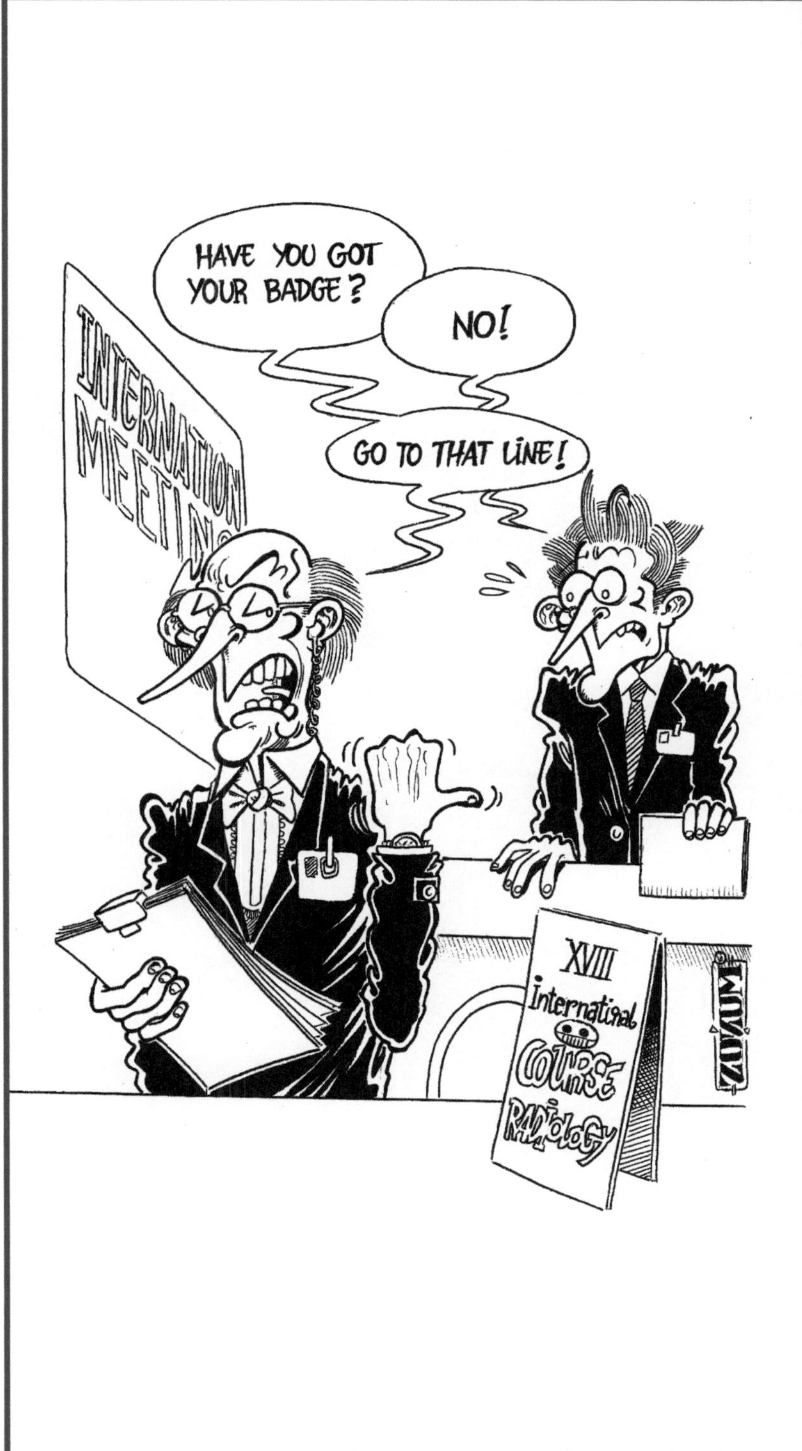
HAVE YOU GOT YOUR BADGE?
NO!
GO TO THAT LINE!
INTERNATION MEETING
XVIII
international
COURSE
RADIOLOGY

Capitolo 5

Partecipare ad un congresso internazionale di radiologia

Introduzione

Nelle pagine seguenti ci dedicheremo ai congressi internazionali di radiologia. Consigliamo a chi ha un livello di inglese medio-alto di leggerle rapidamente, mentre a chi ha un livello di inglese intermedio di soffermarsi con attenzione su questa sezione in modo da acquisire familiarità con il gergo dei congressi internazionali e con quello di luoghi di conversazione come aeroporto, aereo, dogana, taxi, check-in dell'albergo, ed infine il corso stesso, luoghi che generalmente compongono l'itinerario di un radiologo che partecipa ad un congresso internazionale.

La maggior parte dei principianti non si reca da sola al suo primo congresso all'estero. Questo fatto, che all'inizio è un sollievo, poiché non si devono affrontare le difficoltà linguistiche da soli, ha un importante svantaggio: la maggior parte degli specializzandi di radiologia non madrelingua inglese ritorna al suo paese di origine senza aver pronunciato una sola parola in inglese. Anche se può sembrare molto innaturale, parlare inglese con i vostri colleghi è l'unico modo di parlare inglese ad un congresso, poiché parlerete con vostri connazionali per oltre il 90% del tempo. Quando si è più di due, diventa virtualmente impossibile fare questo semplice esercizio.

Viaggiare da soli è l'unico modo per parlare inglese durante un congresso radiologico internazionale e, per i radiologi non madrelingua inglese, può essere l'unico modo di mantenere il proprio inglese attivo durante l'anno. Non perdete questa eccellente opportunità di mantenere il vostro livello di inglese da conversazione e radiologico.

R. Ribes, P.R. Ros. *Inglese per radiologi.* © Springer 2008

Il seguente aneddoto mostra il livello di insicurezza dei giovani radiologi non madrelingua inglese quando frequentano i loro primi congressi internazionali. Era il mio primo *European Congress of Radiology* a Vienna. Mentre attendevo al banco della registrazione che qualcuno mi consegnasse il materiale e la borsa del congresso, qualcuno mi ha chiesto *"Have you got your badge?"*. Non sapendo cosa fosse un badge, ho risposto *"no"* poiché era improbabile che avessi con me qualcosa di cui non conoscevo nemmeno il nome. Così mi dissero in modo molto autoritario: "Si metta in quella fila", e andai in modo obbediente a mettermi in coda senza avere la minima idea del motivo per il quale dovessi farlo. Quella è stata la prima volta, ma non l'ultima, in cui mi sono dovuto mettere in una fila senza conoscerne minimamente il motivo. Quando questo capita a voi e dovete tenere una lezione su - per esempio - la risonanza magnetica dell'epatocarcinoma, il desiderio di tornare a casa è l'unica certezza che vi resta.

Non lasciate che la vostra mancanza di dimestichezza con l'inglese di uso quotidiano diminuisca la vostra capacità di fare una buona o anche una grande presentazione. L'inglese colloquiale e quello radiologico sono due mondi differenti e per avere successo col secondo dovete avere una buona conoscenza del primo.

Questo capitolo vi fornisce trucchi e frasi utili nel vostro itinerario per un congresso internazionale: aeroporto, aereo, dogana, taxi, check-in dell'albergo, ed infine il congresso stesso. A meno che non riusciate a superare gli ostacoli nella conversazione nelle situazioni che precedono il congresso, innanzitutto non sarete in grado di arrivare alla sede congressuale, e se ci arrivate non avrete molta voglia di fare il vostro discorso.

La maggior parte degli oratori non madrelingua inglese si rassegna a fare il suo discorso e "sopravvive", dimenticando che se non ci si diverte facendo la propria presentazione, anche il pubblico non si divertirà. Pensano che per divertirsi nel tenere una relazione si debba essere madrelingua inglese. Noi non siamo d'accordo con quest'idea poiché molti oratori non amano parlare nemmeno nella loro lingua, e riteniamo che divertirsi nel tenere un discorso sia molto più legato alla personalità che alla madrelingua.

Organizzazione del viaggio e albergo

Aeroporto

Andare in aeroporto

> How can I get to the airport?
> How soon should we be at the airport before take-off?

Checking in

> May I have your passport and flight tickets, please? Of course, here you are.
> Are you Mr. Vida? Right, I am. How do you spell it? V-I-D-A (rehearse the spelling of your last name since if it is not an English one, you are going to be asked about its spelling many times).
> Here is your boarding card. Your flight leaves from gate 43. Thank you.
> You are only allowed two carry-on items. You'll have to check in that larger bag.

Domande che un passeggero potrebbe fare

> I want to fly to London leaving this afternoon. Is there a direct flight?
> Is it via Zurich?
> Is it direct? Yes, it is direct/No, it is one-stop.
> Is there a stop-over? Yes, You have a stop-over in Berlin.
> How long is the stop-over? About 1 hour.
> Do I have to change planes? Yes, You have to change planes at ...
> How much carry-on luggage am I allowed?

> What weight am I allowed?
> My luggage is overweight. How much more do I need to pay?
> Is a meal served? Yes, lunch will be served during the flight.
> What time does the plane to Chicago leave?
> When does the next flight to Chicago leave?
> Can I get onto the next flight?
> Can I change my flight schedule?
> What's the departure time?
> Is the plane on time?
> What's the arrival time?
> Will I be able to make my connection?
> I have misplaced my hand luggage. Where is lost property?
> How much is it to upgrade this ticket to first class?
> I want to change the return flight date from Boston to Madrid to November 30th.
> Is it possible to purchase an open ticket?
> I have missed my flight to New York. When does the next flight leave, please?
> Can I use the ticket I have or do I need to pay for a new one?

Annuncio di cambiamenti su un volo

> Our flight to Madrid has been cancelled because of snow.
> Our flight to Chicago has been delayed; however all connecting flights can be made.
> Flight number 112 to Paris has been cancelled.
> Flight number 1145 has been moved to gate B12.
> Passengers for flight number 112 to London go to gate 7. Hurry up! Our flight has been called over the loudspeaker.

Al cancello di imbarco

> We will begin boarding soon.
> We are now boarding passengers in rows 24 through 36.
> May I see your boarding card?

Arrivo

> Pick up your luggage at the terminal.
> Where can I find a luggage cart?
> Where is the taxi rank?
> Where is the subway stop?
> Where is the way out?

Reclami su bagagli smarriti o danneggiati

> My luggage is missing.
> One of my bags seems to be missing.
> My luggage is damaged.
> One of my suitcases has been lost.

Ufficio di cambio

> Where is the exchange office?
> What is the rate for the Dollar?
> Could you change 1000 Euros into Dollars?

Controlli di Dogana ed Immigrazione

> May I see your passport, please?
> Do you have your visa?
> What is your nationality?
> What is the purpose of your journey? The purpose of my journey is a holiday, touring, family affairs, studying...
> How long do you plan on staying?
> Empty your pockets and put your wallet, keys, mobile phone and coins on this tray.

> Remove any metallic object you are carrying and put them on this tray.
> Open your laptop.
> Take off your shoes. Put them in this tray too.
> Do you have anything to declare? No, I don't have anything to declare.
> Do you have anything to declare? No, I only have personal effects.
> Do you have anything to declare? Yes, I am a doctor and I'm carrying some surgical instruments.
> Do you have anything to declare? Yes, I have bought six bottles of whisky and four cartons of cigarettes in the duty free.
> How much currency are you bringing into the country? I haven't got any foreign currency.
> Open your bag, please.
> I need to examine the contents of your bag.
> May I close my bag? Sure.
> Please place your suitcases on the table.
> What do you have in these parcels? Some presents for my wife and kids.
> How much duty do I have to pay?
> Where is the exchange office?

Durante il volo

Durante un volo normale si hanno poche occasioni di conversazione. Se siete a vostro agio con esse, vi renderete conto di come la dimestichezza con l'inglese possa influire in modo positivo sul vostro umore. Altrimenti, se vi serve un cuscino e non siete in grado di chiederlo, la vostra autostima si ridurrà, il collo vi farà male e non chiederete nient'altro durante tutto il volo.

Nel mio primo volo per gli Stati Uniti non sapevo come chiedere un cuscino e cercavo di convincermi che in realtà non mi serviva. Quando poi ho guardato sulla guida, l'ho chiesto e la hostess mi ha portato il cuscino, mi sono addormentato felice e comodo.
Non lasciate che la mancanza di dimestichezza con la lingua vi rovini un volo altrimenti perfetto.

> Is there an aisle/window seat free? (I asked for one at the check-in and they told me I should ask on board just in case there had been a cancellation).
> Excuse me, you are in my seat. Oh! Sorry, I didn't notice.
> Fasten your seat belt, please.
> Your life-jacket is under your seat.
> Smoking is not allowed during the flight.
> Please would you bring me a blanket/pillow?
> Is there a business class seat free?
> Can I upgrade to first class on board?
> Would you like a cup of coffee/tea/a glass of soda? A glass of soda, please.
> What would you prefer, chicken or beef/fish or meat? Beef/Fish, please.
> Is there a vegetarian menu?
> Stewardess, I'm feeling bad. Do you have anything for flight-sickness?
> Could you bring me another sick-bag, please.
> Stewardess, I have a headache. Do you have an aspirin?
> Stewardess, this gentleman is disturbing me.

In taxi (UK: taxi, USA: Cab)

Immaginate di prendere un taxi nella vostra città. Quante frasi scambierete in condizioni normali, o anche straordinarie? Vi assicuro che con meno di due dozzine di frasi sarete in grado di risolvere oltre il 90% delle possibili situazioni.

Chiedere dove prendere un taxi

> Where is the nearest taxi rank?
> Where can I get a taxi?

Istruzioni di base

> Hi, take me downtown/to the Sheraton hotel, please.
> Please would you take me to the Airport?
> It is rush hour, I don't go to the airport.
> Sorry, I am not on duty.
> It will cost you double fare to leave the city.
> I need to go to the Convention Center.
> Which way do you want me to take you, via Fifth or Seventh Avenue? Either one would be OK.
> Is there any surcharge to the airport?

Riguardo la velocità del taxi

> To downtown as quick as you can.
> Are you in a hurry? Yes, I'm in a hurry.
> I'm late; please hurry.
> Slow down!
> Do you have to drive so fast? There is no need to hurry. I am not in a rush at all.

Riguardo al fumo sul taxi

> Would you mind putting your cigarette out?
> Would you mind not smoking, please?

Chiedere di fermarsi ed aspettare

> Stop at number 112, please.
> Which side of the street?
> Do you want me to drop you at the door?
> Pull over, I'll be back in a minute.
> Please, wait here a minute.
> Stop here.

Riguardo la temperatura sul taxi

> Would you please wind your window up? It's a bit cold.
> Could you turn the heat up/down/on/off?
> Could you turn the air conditioning on/off?
> Is the air conditioning/heating on?

Pagamento

> How much is it?
> How much do I owe you?
> Is the tip included?
> Do you have change for a twenty/fifty (dollar bill)? Sorry, I don't (have any change).
> Keep the change.
> Would you give me a receipt?
> I need a receipt, please.
> I think that is too expensive.
> They have never charged me this before. Give me a receipt, please. I think I'll make a complaint.
> Can I pay by credit card? Sure, swipe your card here.

In albergo

Registrazione

> May I help you?
> Hello, I have reserved a room under the name of Dr. Viamonte.
> For how many people? Two, my wife and me.
> Do you need my ID?
> Do you need my credit card?
> How long will you be staying? We are staying for a week.
> You will have to wait until your room is ready.

> Here is your key.
> Enjoy your stay. Thank you.
> Is there anybody who can help me with my bags?
> Do you need a bellboy? Yes, please.
> I'll have someone bring your luggage up.

Preferenze

> Can you double-check that we have a double room with a view of the beach/city...?
> I would like a room at the front/at the rear.
> I would like the quietest room you have.
> I would like a non-smoking room.
> I would like a suite.
> How many beds? I want a double bed/a single bed.
> I asked for two single beds.
> I'd like a king-sized bed.
> I'd like a queen-sized bed.
> We will need a crib for the baby.
> Are all of your rooms en suite? Yes, all of our rooms have a bath or shower.
> Is breakfast included?
> Does the hotel have a car park?
> Do you have a car park nearby?

Soggiorno

> Can you give me a wake-up call at seven each morning?
> There is no hot water. Would you please send someone to fix it?
> The TV is not working properly. Would you please send someone to fix it?
> The bathtub has no plug. Would you please send someone up with one.
> The people in the room next to mine are making a racket. Would you please tell them to keep it down?

> I want to change my room. It's too noisy.
> What time does breakfast start?
> How can I get to the city center?
> Can we change Euros into Dollars?
> Could you recommend a good restaurant near to the hotel?
> Could you recommend a good restaurant?
> Would you give me the number for room service?
> I will have a cheese omelet, a ham sandwich and an orange juice.
> Are there vending machines available?
> Do you have a fax machine available?
> Do you serve meals?
> Is there a pool/restaurant...?
> How do I get room service?
> Is there wireless/internet connection?
> The sink is clogged.
> The toilet is running.
> The toilet is leaking.
> My toilet overflowed!
> The toilet doesn't flush.
> The bath is leaking.
> My bathroom is flooded.
> The bath faucets (UK: taps) drip day and night.
> The water is rust-colored.
> The pipes are always banging.
> The water is too hot.
> The water is never hot enough.
> I don't have any hot water.

Lamentele

> Excuse me, there is a mistake on the receipt:
> I have had only one breakfast.
> I thought breakfast was included.
> I have been in a single room.
> Have you got a complaints book?
> Please would you give me my car keys?
> Is there anybody here who can help me with my luggage?

Checking out

> How much is it?
> Do you accept credit cards?
> Can I pay in Dollars/Euros?
> I'd like a receipt, please.
> What time is checkout? Checkout is at 11 a.m.
> I would like to check out.
> Is there a penalty for late checkout?
> Please would you have my luggage brought down.
> Would you please call me a taxi?
> How far is the nearest bus stop/subway station?

Esempio di congresso

Informazioni generali

Per fare esercizio, rivediamo alcune informazioni generali sul programma di un congresso, concentrandoci sui termini che possono risultare sconosciuti ai principianti.

Lingua

> The official language of the course will be English.

Abbigliamento

> Formal dress is required for the Opening Ceremony and for the Social Dinner. Casual wear is acceptable for all other events and occasions (although formal dress is customary for lecturers).

Esposizione termica

> ❯ Participants will have the opportunity to visit representatives from pharmaceutical, diagnostic and equipment companies, and publishers at their stands to discuss new developments and receive up-to-date product information.

Anche se la maggior parte dei partecipanti non parla ai venditori per via dell'insicurezza con la lingua inglese, questo è un buon modo per esercitare l'inglese radiologico e, allo stesso tempo, ricevere informazioni aggiornate su apparecchiature e strumenti che usate abitualmente, o userete, nel vostro Istituto.

Interessi commerciali

> ❯ To avoid commercial bias, speakers have to report whether they have significant relationships with industry or not.

Per quanto riguarda le relazioni commerciali con le imprese, esistono tre tipi di relatori:
1. Relatori (coniugi/partner, e organizzatori) che non hanno rapporti significativi con ditte.
2. Relatori che hanno dichiarato di aver ricevuto qualcosa "di valore" da una compagnia i cui prodotti sono correlati al contenuto delle loro presentazioni.
3. Relatori che non hanno fornito informazioni sui loro rapporti con le ditte.

Organizzazione

Nome e attuale professione dei relatori:

> ❯ Russel J. Curtin, MD. Staff Radiologist. Division of Neuroradiology, Beth Israel Deaconess Medical Center, Boston, MA.

Organizzatori invitati

Nome e attuale professione dei relatori provenienti da istituzioni diverse da quelle che organizzano il corso:

> ❯ Fergus B Schwartz, Professor of Radiology and Otolaryngology, Head and Neck Surgery, New York School of Medicine; New York University Medical Center, New York, NY.

How to reach ...

Arrivo con l'aereo

> ❯ The international airport is situated about 25 kilometers outside the city. To reach the city center you can use the:
> ❯ City airport train. Every half-hour. Non-stop. 18 minutes from the airport direct to downtown, and from downtown direct to the airport. Fare: single, EUR 10; return, EUR 18.
> ❯ Regional railway, line 6. Travel time: 36 minutes. Frequency: every 30 minutes. Fare: single, EUR 12; return, EUR 20. Get off at "Charles Square". From there use the underground line "U7" to "Park Street".
> ❯ Bus. International Airport to ... Charles Square. Travel time: 25 minutes. Fare: EUR 8.
> ❯ Taxi. There is a taxi rank to the south of the arrival hall. A taxi to the city center costs around EUR 45 (depending on traffic).

Arrivo con il treno

> For detailed information about the timetable you can call...
> At the railway station you can use the underground to reach the city.
> Congress venue (dove si terrà il corso, ad esempio albergo, università, centro congressi ...):
>> Continental Hotel
>> 32 Park Street, 23089 ...
>> Phone: .../Fax: ...
>> E-mail: continentalhotel@hhs.com
> To reach the venue from the city centre (Charles Square) take the U1 underground line (green). Leave the train at Park Street and take the exit marked Continental Hotel. Travelling time: approximately 10 minutes.

Argomenti finanziari

> The common European currency is the Euro.

Tempo

> The weather in December is usually cold with occasional snow. The daytime temperatures normally range from -5° to +5°C.

Registrazione

Generalmente ci si iscrive in anticipo e non è necessario iscriversi al banco delle registrazioni. Nel caso vi doveste iscrivere al banco delle registrazioni direttamente al congresso, indichiamo alcune delle frasi più usate in tale occasione:

Radiologo:	May I have a registration form, please?
Addetto al congresso:	Do you want me to fill it out (UK fill it in) for you?
	Are you a radiologist?
	Are you an ECR member?
	Are you attending the full course?
Specializzando/tecnico di radiologia:	No. I'm a radiology resident (radiographer/ technologist)
Addetto al congresso:	Can I see your chairman's confirmation letter?
Specializzando/tecnico di radiologia:	I was told it was faxed last week. Would you check that, please?
Radiologo:	I'll pay by cash/credit card. Charge it to my credit card. Would you make out an invoice?
Addetto al congresso:	Do you need an invoice? Do you want me to draw up an invoice?
Radiologo:	Where should I get my badge?
Addetto al congresso:	Join that line.

Costi di registrazione e scadenze:

	Until 1 September 2005	Until 13 November 2006	After 13 November 2006
Full fee member	€230.-	€330.-	€450.-
Full fee non-member	€420.-	€540.-	€650.-
Resident member*	€150.-	€190.-	€260.-
Resident non-member*	€250.-	€310.-	€440.-
Radiographer*	€100.-	€140.-	€180.-
Hospital administrator*	€100.-	€140.-	€180.-
Single-day ticket	On-site only	On-site only	€240.-
Single half-day ticket	On-site only	On-site only	€80.-
(Tuesday only)			
Weekend ticket	On-site only	On-site only	€360.-
(Saturday 07:00 to Sunday 18:00)			
Industry day ticket	On-site only	On-site only	€90.-
Student**	On-site only	On-site only	Free of charge!
Radiographer			€120.-
Full fee member			€180.-
Full fee non-member			€300.-

Programma del congresso

L'idea fondamentale è che quando partecipate ad un congresso internazionale dovete studiare in anticipo quelle situazioni che si verificheranno inevitabilmente e, nel fare questo, ridurrete al minimo le situazioni imbarazzanti che vi possono cogliere impreparati. Se solo avessi studiato (a casa!) il significato della parola "badge", non sarei stato colto di sorpresa nel mio primo congresso all'estero. Sono poche le parole, frasi fatte e sedi che devono essere conosciute nell'ambiente dei corsi radiologici, e possiamo assicurarvi che conoscerli prima vi darà la sicurezza necessaria a rendere la vostra partecipazione al congresso un successo personale.

Il primo consiglio è: leggete attentamente il programma del congresso e controllate sul dizionario o chiedete a colleghi più esperti il significato di parole e concetti che non conoscete. Poiché il programma è disponibile prima dell'inizio del congresso, leggetelo a casa; non avrete bisogno di leggere il programma scientifico in sede di congresso.

"*Adjourn*" è uno di quei termini tipici dei programmi con cui uno diventa familiare una volta che la sessione è "*adjourned*". Anche se molti potrebbero pensare che la maggior parte dei termini saranno integrati e resi comprensibili dal contesto, la nostra intenzione è analizzare quei termini "insignificanti" che potrebbero impedirvi di ottimizzare il vostro tempo al congresso.

Nella Tabella 1 è riportato un esempio di programma di congresso. Il programma del congresso può contenere i seguenti elementi:

- *Satellite symposia*: eventi scientifici sponsorizzati da ditte farmaceutiche nei quali vengono presentati alla comunità radiologica nuovi farmaci (soprattutto mezzi di contrasto), tecniche o apparecchiature.

- *Plenary sessions*: questi eventi generalmente hanno luogo a metà della giornata e riuniscono tutti i partecipanti intorno a membri eccezionali della comunità radiologica.

- *Cases of the day*: un numero di casi radiologici che copre le diverse specialità della radiologia. I partecipanti possono esprimere le loro diagnosi.

- *Categorical courses*: si discute un importante argomento radiologico concentrandosi sulle esigenze dei radiologi generalisti.

- *Refresher courses*: esperti dell'argomento trattano in modo approfondito un argomento di interesse pratico.

- "*... meets*" *sessions*: lo scopo di queste sessioni è quello di creare legami più stretti tra il congresso ed alcune nazioni invitate. Vi sono sessioni dedicate alle comunità radiologiche di questi paesi per dimostrare ai partecipanti al congresso l'eccellenza della radiologia in questi paesi.

- *Special focus session*: l'obiettivo di una special focus session è quello di trattare un importante "*hot topic*", presentato in modo tale da favorire il dibattito tra gli oratori ed il pubblico.

- *Scientific session*: il Comitato Scientifico seleziona, fra tutti gli abstract inviati, i più significativi lavori di ricerca di base e clinica e invita gli autori a presentare i loro metodi e conclusioni (generalmente non più di 10-15 minuti). Generalmente segue un momento per domande e/o commenti.

- *Adjourn*: chiusura (pausa o intervallo) alla fine di una sessione.

Tabella 1 Programma di congresso

	8:30	10:30	12:15	14:00	16:00
Dec 4	Special focus session Categorical courses Refresher courses	State-of-the-art Scientific sessions Workshops Satellite symposium	Opening ceremony Inauguration lecture	Scientific sessions Satellite symposium	Special focus session Categorical courses Refresher courses Adjourn
Dec 5	Special focus session Categorical courses Refresher courses	... meets Italy Workshops	Honorary lecture	Scientific sessions Workshops	Special focus sessions Categorical courses Refresher courses Adjourn
Dec 6	Special focus session Categorical courses Refresher courses	... meets Hungary Workshops Satellite symposium	Honorary lecture	Image interpretation session	Special focus sessions Categorical courses Refresher courses Adjourn
Dec 7	Special focus session Categorical courses Refresher courses	State-of-theart Workshops Scientific sessions	Honorary lecture	... meets Japan Scientific sessions	Special focus sessions Categorical courses Refresher courses Adjourn
Dec 8	Special focus session Categorical courses Refresher courses	Workshops Scientific sessions	Closing ceremony		

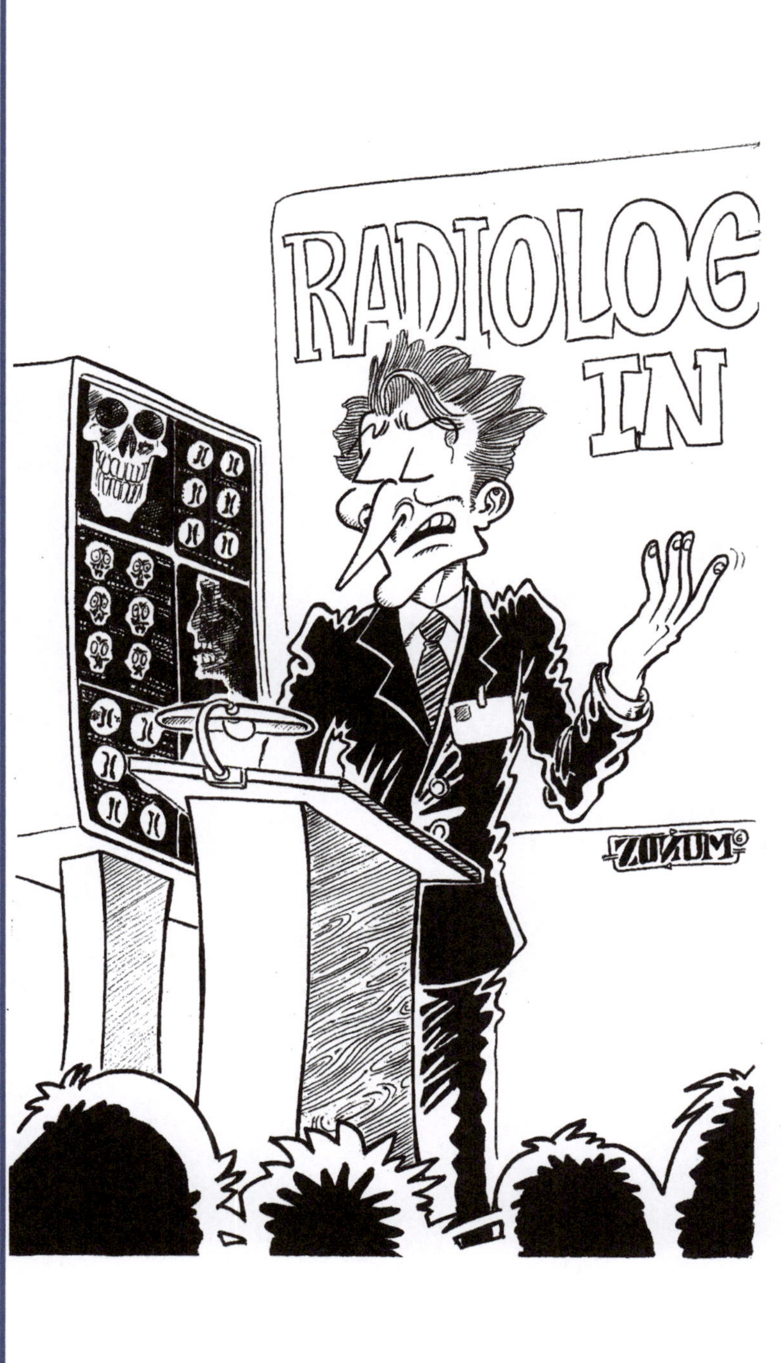
RADIOLOG
IN
ZMUÑOZ

Capitolo 6

Tenere un discorso radiologico

I congressi radiologici internazionali sono un mondo a parte. In questo universo, gli invitati e gli oratori provengono da molti Paesi diversi, con le loro differenti culture e quindi i loro usi in termini di comportamento e orazioni pubbliche. Tuttavia, la maggioranza degli oratori mette da parte, almeno parzialmente, la sua identità culturale per utilizzare lo stile dei congressi medici internazionali. La standardizzazione fa parte della globalizzazione cui stiamo tutti assistendo.

Il linguaggio più parlato al mondo non è il cinese, l'inglese o lo spagnolo, ma il nuovo fenomeno di "inglese stentato". Questo linguaggio è il risultato della semplificazione dell'inglese per renderlo più neutrale e comprensibile possibile, eliminando idiomi colloquiali, espressioni locali o ogni altra fonte di confusione linguistica.
In questo universo, i professionisti della sanità si trovano a dover fare uno sforzo volontario per adattarsi a queste regole esplicite ed implicite. Alcune di queste regole sono discusse nei prossimi paragrafi.

Dopo aver letto questo capitolo, non solo sarete in grado di migliorare le vostre presentazioni o vi sentirete a vostro agio nel farle, ma potreste addirittura arrivare ad essere in grado di trasmettere il vostro messaggio e, chi lo sa, potreste anche divertirvi – anche se avete dovuto parlare nel cosiddetto "graveyard slot" (ovvero la prima presentazione dopo pranzo, quando la maggior parte del pubblico sarà affetta da sonnolenza post-prandiale e molto probabilmente non udirete altri rumori che il russare).

R. Ribes, P.R. Ros. *Inglese per radiologi.* © Springer 2008

Cose da fare e cose da non fare

Anche il tempo è un fattore molto culturale. Le otto di mattina possono sembrare un inizio mattiniero in America Latina, ma sono un orario di inizio perfettamente normale nell'Europa del Nord e negli Stati Uniti. Inoltre, il giorno è diviso in modo diverso nelle varie parti del mondo... e nel nostro universo radiologico. Quindi, ad un congresso internazionale il giorno è diviso in:

- mattina: dall'inizio fino alle 12.
- pomeriggio: dalle 12.01 alle 17.00 o 18.00.
- sera: dalle 18.00 a mezzanotte.

Ricordatevi di seguire questi consigli:

- *Good morning*: dall'inizio fino alle 12.
- *Good afternoon*: dalle 12.01 in poi, anche se il vostro metabolismo è lungi dal sentirsi "da pomeriggio" fino a che non è passata la vostra ora di pranzo abituale e vi prega di dire "*good morning*".
- *Good evening*: dalle 18.00 in poi. Fate attenzione che se dovete fare una presentazione, un discorso o un brindisi alle 22.00, non dovreste mai cominciare con "*good night*"; quest'ultimo dovrebbe essere riservato solo al momento di andare a letto. "*Good night*" quindi non dovrebbe essere detto in pubblico.

Quando si fa una presentazione c'è sempre un limite di tempo. Capisco bene, e ho provato io stesso, come sia difficile condensare in soli 20 minuti tutto quello che sappiamo dell'argomento sui cui abbiamo lavorato negli ultimi anni. Per ovviare a questo limite di tempo ci sono alcune tattiche che vanno dal parlare alla massima velocità cui può muoversi la lingua, al tagliare il discorso a 5 minuti e spendere i rimanenti 15 fissando il pubblico. I medici americani, inglesi ed australiani sono spesso oratori molto fluenti (lo sappiamo, lo sappiamo... stanno parlando nella loro lingua). Tuttavia, ricordatevi che mostrare e commentare cinque diapositive al minuto e parlare più velocemente di quanto possa essere registrato su un registratore digitale può non essere il modo migliore di trasmettere un messaggio.

- Non parlate troppo velocemente o troppo lentamente.
- Non dite "mi dispiace per questa diapositiva". Siete voi a scegliere le diapositive da presentare, eliminate quelle di cui vi scusereste.
- Riassumete la vostra presentazione e fate delle prove per vedere quanto tempo vi serve per una presentazione chiara.

A volte gli oratori tendono a fornire troppi dati e dettagli minori nelle loro presentazioni. La loro introduzione spesso è piena di informazioni che sono di scarsa rilevanza per un pubblico internazionale (ad esempio, il nome, la data e i codici di leggi locali, provinciali, regionali o nazionali che regolano gli standard radiologici nel loro istituto; o anche le informazioni di base sui principali investigatori di un trial incluso l'anno di laurea ed il numero di scarpe... o una storia dettagliata dell'edificio del sedicesimo secolo che ospita l'ospedale con i successivi restauri cui è stato sottoposto; ecc.). In questi casi, ora che sono stati forniti tutti questi dettagli e la presentazione ha superato la fase introduttiva, il tempo a disposizione è terminato ed il moderatore inizia a fare gesti disperati al relatore.

- Reggete il pointer con entrambe le mani.
  Il miglior modo di evitare che il pointer tremi è quello di afferrarlo con entrambe le mani e tenerle sul podio. Se questo non funziona, vi consigliamo di usare il mouse, almeno il vostro tremolio sarà confinato ad un solo piano dello spazio, anziché avere un pointer laser che trema in tre dimensioni.

- Usate un puntatore o il mouse del computer.
  Anche se può sembrare incredibile, sono stato ad una conferenza nella quale l'oratore invece di usare un pointer laser cercava di indirizzare l'attenzione del pubblico sulle immagini utilizzando un giornale piegato. L'unica persona che potesse vedere i dettagli che l'oratore stava indicando era lui stesso.

- Strutturate la vostra presentazione in modo da trasmettere alcuni messaggi chiari invece che una grande quantità di informazioni non particolarmente rilevanti che nessuno ha la possibilità di memorizzare.

- Non leggete le diapositive, ma cercate invece di spiegare alcuni concetti base nel modo più chiaro possibile.

Molti medici con un livello intermedio di inglese parlato potrebbero non essere d'accordo con questo punto, perchè si potrebbero sentire a loro agio solo leggendo la presentazione. Leggere è la meno naturale delle forme di comunicazione; vi incoraggiamo a presentare il vostro lavoro senza leggerlo. Anche se richiederà una preparazione più intensa, il risultato sarà più scorrevole e – perchè no? – addirittura brillante. Molti medici stranieri si rassegnano a fare discorsi appena accettabili e rifiutano esplicitamente la possibilità di fare una presentazione allo stesso livello in

cui la farebbero nella loro lingua. Non rifiutate la possibilità di essere
tanto brillanti quanto lo sareste nella vostra lingua; l'unica differenza è nel
numero di prove. Prove accurate possono darvi risultati incredibili; non
arrendetevi anzitempo.

- Non leggete la vostra presentazione da degli appunti.
  Leggere da un testo scritto è ancora peggio che leggere le diapositive.
  Ho visto succedere dei veri disastri a relatori che tentavano, senza successo, di coordinare sul podio foglietti scritti e diapositive. Il rumore
  delle pagine sfogliate era insopportabile e la faccia del relatore sull'orlo di una crisi di nervi impediva al pubblico di ascoltare la presentazione stessa.

- Divertitevi.
  Quando fate la vostra presentazione rilassatevi; nessuno conosce più
  di voi il tema specifico che state presentando. L'unico modo di far sì
  che la gente apprezzi la vostra presentazione è quello di apprezzarla
  voi stessi. Dovete solo comunicare, non esibirvi; essere un bravo ricer-
  catore o un clinico competente non è la stessa cosa che essere un comi-
  co o una modella. Questo non vuol dire che possiamo permetterci di
  ignorare le nostre abilità nelle presentazioni, soprattutto se volete che
  la maggior parte dei vostri colleghi siano ancora svegli alla fine della
  vostra relazione!

- Cercate di superare la paura da palcoscenico e concentratevi sulla
  comunicazione.
  Deve esserci qualcuno là fuori interessato a quello che avete da dire…
  che sia per lodarlo o farlo a pezzi, ma questo non importa.

- Evitate qualsiasi cosa vi possa rendere nervosi durante la vostra presentazione.
  Un consiglio è di rimuovere tutte le chiavi, monete e altri oggetti
  metallici dalle vostre tasche, in modo che non siate tentati di gioche-
  rellarci – un suono veramente irritante che abbiamo tutti imparato ad
  odiare.

- Mettete il vostro cellulare (UK: mobile phone, USA: cell phone) e cer-
  capersone in modalità silenziosa.
  L'unica cosa più imbarazzante del cellulare di qualcuno del pubblico
  che interrompe il vostro discorso è il vostro stesso cellulare che suona
  a metà della vostra presentazione.

• Fate in modo che le vostre battute possano essere capite da un pubblico internazionale.

La creatività e lo humor sono sempre apprezzati in una sala conferenza... se sono appropriati e capiti! Sappiamo tutti che l'umorismo è un fattore culturale, come il tempo, le cravatte, le preferenze alimentari, ecc. Quasi tutti gli oratori americani inizieranno i loro discorsi con una battuta che la maggior parte degli europei non capirà, nemmeno gli irlandesi o i britannici. Un relatore britannico probabilmente farà un commento molto sarcastico quando meno ve l'aspettate e con lo stesso tono con cui vi parlerebbe del tasso di mortalità del suo reparto. Un medico straniero (né americano, né britannico) potrebbe provare a raccontare una lunga battuta in inglese basata su un gioco di parole nella sua madrelingua, che ovviamente non funziona in inglese, e probabilmente coinvolgerà religione, sport e/o sesso (come regola generale, evitate battute su religione e sesso nei discorsi pubblici).

Frasi utili per i discorsi radiologici

Introdurre la presentazione

> Good afternoon. It is an honor to have the opportunity to speak to you about ...
> Good afternoon. Thank you for your kind introduction. It is my pleasure to speak to you about an area of great interest to me.
> In the next few minutes I'll talk about ...
> The topic I'll cover this afternoon is ...
> In the next 20 minutes I'll show you ...
> In my talk on focal hepatic lesions, I want to share with you all our experience on ...
> Thank you for sticking around (modo informale di rivolgersi al pubblico dell'ultima presentazione).
> I'd like to thank you Dr. Ho for your kind invitation.
> Thank you Dr. Wilson for inviting me to attend this course.
> Thank you Dr. Olsen. It is a great honor to be here talking about ...
> On behalf of my colleagues and assistants, I want to thank Dr. Smith for his kind invitation.

> I'd like to welcome you to this course on … (da dire nella prima presenta-zione se fate parte della commissione organizzatrice).
> Today, I want to talk to you about …
> Now, allow me to introduce …
> What I want to talk about this morning is …
> During the next few minutes, I'd like to draw your attention to …
> First of all, let me summarize the contents of my lecture on …
> Let's begin by looking at these 3D images of the heart …

Commentare immagini, grafici, tabelle, schemi …

> As you can see in the image on your right …
> As you will see in the next table …
> As we saw in the previous slide …
> The next image shows …
> The next image allows us to …
> In the bottom left image we can see …
> What do we have to look at here?
> What do we have to bear in mind with regard to this artifact?
> Notice how the lesion borders are …
> Bear in mind that this image was obtained in less than 10 seconds …
> Let's look at this schematic representation of the portal vein …
> As you can see in this CT image …
> Let us have a look at this schematic diagram of the portal system …
> Looking at this table, you can see …
> Having a look at this bar chart, we could conclude that …
> To sum up, let's look at this diagram …
> The image on your right …
> The image at the top of the screen shows …
> Let's turn to the next slide in which the lesion, after the administra-tion of contrast material, is more conspicuous …
> Figure 7 brings out the importance of …
> As can be observed in this MR image …
> I apologize that the faint area of sclerosis in the femur does not pro-ject well. (Quando un reperto difficile da distinguersi non si vede bene nell'immagine proiettata si dice "it does not project well".)
> On the left of the screen is a T2-weighted image at the level of the pons.
> On the right of the screen there is a magnified view of the abnormality.

Riassumere

> To sum up we can say that ...
> In summary, we have discussed ...
> To conclude ...
> Summing up, I would say that ...
> The take-home lesson of the talk is ...
> To put it in a nutshell ...
> To cut a long story short ...
> In short, ...
> To put it briefly ...
> Be that as it may, we have to bear in mind that ...
> If there is one point I hope you will take away from this presentation, it is that ...
> CT has proven to be very useful in the assessment of lung cancer by providing additional information during image interpretation.
> Cardiac CT is a powerful technique that yields valuable diagnostic information.
> The rate of growth and distribution of cardiac CT will depend on investing in technology, training, and collaboration.
> MRI may be helpful in the management of ... if sonography is inconclusive.
> Virtual colonoscopy is the most accurate technique for the assessment of ...

Concludere

> Thank you for your kind attention.
> Thank you all for sticking around until the very last talk of the session.
> Thank you all.
> Thank you very much for your time, you have been a most gracious audience.
> Thank you for your attention. I would be happy to entertain any questions.
> Thank you for your time. I would be happy to address any questions.
> This is all we have time for, so thank you and have a good time in London.

> ❯ Let me finish my presentation by saying that ...
> ❯ We can say to conclude that ...
> ❯ Let me end by wishing you a pleasant stay in our city.
> ❯ I'd be happy to answer any question you might have.
> ❯ I'd be happy to address your comments and questions.
> ❯ Ignore lesions less than 4 mm in your reports.

La terribile sezione dedicata ai commenti e alle domande

Molti principianti non esiterebbero a fare una comunicazione libera in un congresso internazionale se non fosse seguita da una breve sezione di domande.

Il seguente aneddoto può mostrare i sentimenti di molti radiologi non madrelingua inglese nelle loro prime presentazioni in inglese.
Dopo una breve comunicazione libera sul follow-up RM dell'operazione di Ross (la sostituzione della valvola aortica del paziente con la sua valvola polmonare e la sostituzione di quest'ultima con una protesi) che era andata abbastanza bene per un principiante, stavo aspettando, come un coniglio che fissa un serpente, il giro di domande che inevitabilmente avrebbe seguito la mia presentazione.
Sull'orlo di una crisi di nervi, ho sentito un radiologo inglese farmi una domanda che riuscivo a malapena a capire. Gli ho detto *"Would you please repeat your question?"* e lui, obbedientemente, ha ripetuto la domanda con le stesse esatte parole e ritmo con cui l'aveva fatta prima. Poiché continuavo a non riuscire a capirla, il moderatore l'ha tradotta in un inglese più internazionale e comprensibile e sono finalmente riuscito a rispondere. Questa è stata l'unica domanda che mi hanno fatto poiché il tempo era finito e non c'era spazio per altri commenti.

Pensiamo a questo aneddoto in modo positivo considerando i seguenti punti che ci porteranno ad alcuni consigli.
1. Non scoraggiatevi. Nessuno vi ha detto che gli inizi sono facili.
2. Le domande ed i commenti da parte di madrelingua inglese tendono ad essere più difficili da comprendere.
3. Ci sono diversi tipi di interlocutori dei quali dovete essere a conoscenza.
4. Non lamentatevi se l'interlocutore fa esattamente quello che gli avete chiesto.
5. I moderatori possono sempre aiutarvi.
6. Il tempo è limitato e potete sfruttare questo a vostro vantaggio.

Questi punti portano ad alcuni consigli:

1. Allora non sapevo che il peggio doveva ancora venire. Ho passato l'intera mattina a ripensare alla scena più e più volte. "Come posso aver rovinato in questo modo tante ore di ricerca e studio?" Pensavo anche che la gente mi avrebbe riconosciuto come "quello che non aveva capito una semplice domanda" .

    Pensiamo per un momento a come è andata la prima volta che avete fatto qualcosa nella vostra vita, ad esempio la prima volta che avete impugnato una racchetta da tennis o una mazza da golf. Rispetto a quello, non era così male.

2. Quando il radiologo che chiede la parola non è madrelingua inglese, potete iniziare a sentirvi meglio perchè parlerete con qualcuno uguale a voi dal punto di vista linguistico, uno che ha speso molte ore a lottare per imparare una lingua diversa dalla sua. D'altro canto, quando parlate con un interlocutore inglese ci sono due possibili tipi.
    -   Il Tipo A è un collega che non sfrutta il fatto di essere madrelingua e riduce la sua normale velocità del discorso in modo che possiate capire la domanda e, quindi, trasmettere al pubblico quello che avete da dire.
    -   Il Tipo B è un collega che non fa alcuna distinzione tra oratori madrelingua e non. Non c'è bisogno di dire che ho incontrato un Tipo B nella mia prima presentazione internazionale.

3. Tipi di interolocutori:
    -   Tipo 1: l'interlocutore che vuole conoscere un particolare della vostra presentazione. Questi interlocutori sono facilmente gestibili semplicemente rispondendo alle loro domande.
    >   What diameters do you measure in the aortic root?
    >   Annulus, Valsalva sinuses, and sinotubular junction.
    -   Tipo 2: l'interlocutore che vuole mostrare al pubblico la sua conoscenza approfondita dell'argomento che viene discusso. Questi interlocutori sono abbastanza facili da gestire in quanto non formulano domande, ma fanno commenti. Le risposte tendono ad essere più brevi delle domande o dei commenti e il tempo, che gioca a favore del principiante se non sta parlando, passa, non lasciando spazio ad altre temibili domande.
    >   I do agree with your comments.
    >   We are planning to include this point in our next paper on ...
    -   Tipo 3: l'interlocutore che è in forte disaccordo con voi. Questo è ovviamente il tipo di interlocutore più difficile da affrontare per un principiante a causa della carenza di risorse linguistiche.

L'unico consiglio è di difendere la vostra posizione con umiltà e non sfidare l'interlocutore.
> I will consider your suggestions on ...
> This is a work in progress and we will consider including your suggestions ...

4. Se io chiedessi al mio interlocutore di ripetere la domanda più lentamente e con parole differenti, sarebbe moralmente costretto a fare ciò. Purtroppo, i principianti mancano di questo tipo di modestia e fingono di essere migliori e sapere più di quanto realmente siano e sappiano, che è per definizione un errore.
> I don't understand your question. Would you please reformulate your question in a different way, please?

5. Quando sentite di aver bisogno di sostegno, chiedete aiuto al moderatore.
> Dr. Ho (chairman) I'm not sure I've understood the question. Would you please formulate it in a different way?

6. Nel peggiore dei casi sarà solo un minuto di stress. Non lasciate che un periodo così breve ostacoli una carriera potenzialmente di successo nella radiologia internazionale.

Frasi che possono aiutare

Studiate queste frasi che possono aiutarvi ad uscire da una situazione difficile e a ridurre al minimo la vostra paura della sezione delle domande e dei commenti:

Making your point

> Let me point out that signal intensity is paramount in order to differentiate ...
> You must bear in mind that this 3D reconstruction was obtained ...
> If you look closely at this brain tumor, you will realize that ...
> I want to draw your attention to the fact that ...
> Don't forget the importance of SPIO in ...
> Before I move on to my next slide ...

> In view of the upcoming publication of ...
> Radiologically speaking ...
> From a radiological point of view ...
> As far as trackability is concerned ...
> The bottom line of the subject is ...

Dare spiegazioni

> To put it another way, chemical shift artifact was responsible for ...
> Taking into consideration that the study was done under conscious sedation ...
> In a bit more detail, you can notice that ...
> This fact can be explained taking into account that ...
> SNR (signal-to-noise ratio) was poor since the patient could not hold his breath.
> Although double phospho-soda was well tolerated by most patients ...
> In short, you may need larger balloons in elderly patients.
> What I'm saying is that endometriosis is related to ectopic growth of endometrial tissue ...
> We did not administer contrast material because the patient refused it.
> We perform an unenhanced CT scan because the patient suffered from renal insufficiency.

Rispondere a più domande

> There are two different questions here.
> It seems there are three questions here.
> It is my understanding that there are two questions to be addressed here.
> With regard to your first question ...
> Regarding your second question ...
> As far as your first question is concerned ...
> Answering your first question, I should say that ...

> ❯ I'll begin with your second question.
> ❯ Let me address your last question first.
> ❯ I'll address your last question first and then the rest of them.
> ❯ Would you please repeat your second question?
> ❯ I didn't understand your first question. Would you repeat it?

Essere in disaccordo

> ❯ With all due respect, I believe that there is no evidence of ...
> ❯ To the best of our knowledge no article has been published on this topic.
> ❯ With all respect, I think that your point overlooks the main aspect of...
> ❯ Yours is an interesting point of view, but I'm not sure of its ...
> ❯ I see it from a different point of view.
> ❯ With all respect, I don't go along with you on ...
> ❯ I think that the importance of ... cannot be denied.
> ❯ I strongly disagree with your comment on ...
> ❯ I disagree with your point.
> ❯ I don't see a valid argument for supporting such a comment.

Sottolineare un punto

> ❯ I do believe that ...
> ❯ I strongly agree with Dr. Ho's comments on ...
> ❯ It is of paramount importance ...
> ❯ It is a crucial fact that ...
> ❯ And this fact cannot be overlooked.
> ❯ I'd like to stress the importance of ...
> ❯ Don't underestimate the role of ...
> ❯ The use of iodinated contrast material in these cases is of the utmost importance.
> ❯ With regard to ..., you must always bear in mind that ...
> ❯ It is well known that ...

Incomprensione

> ❯ I'm not sure I understood your question ...
> ❯ Sorry; I don't quite follow you.
> ❯ Would you repeat the question, please?
> ❯ Would you repeat the second part of your question, please?
> ❯ I'm afraid I still don't understand.
> ❯ Could you be a bit more specific with regard to ...?
> ❯ What do you mean by ...?
> ❯ Could you repeat your question? I couldn't hear you.
> ❯ Could you formulate your question in a different way?
> ❯ I'm not sure I understand your final question.

Far passare il tempo

> ❯ I am not sure I understood your question. Would you repeat it?
> ❯ I don't understand your questions. Would you formulate it in a different way?
> ❯ That's a very interesting question ...
> ❯ I'm glad you asked that question.
> ❯ Your question is of the utmost importance, but I'm afraid it is beyond the scope of our paper ...
> ❯ What aspect of the problem are you referring to by saying ...

Evitare un argomento

> ❯ I'm afraid I'm not really in a position to be able to address your question yet.
> ❯ We'll come back to that in a minute, if you don't mind.
> ❯ I don't think we have enough time to discuss your comments in depth.
> ❯ It would take extremely long time to answer that.
> ❯ I will address your question in my second talk, if you don't mind.
> ❯ At my institution, we do not have experience on ...

> At our department, we do not perform ...
> Perhaps we could return to that at the end of the session.
> We'll probably address your question in further papers on the subject.
> I have no experience ...

Problemi tecnici

> May I have another laser pointer?
> Does anyone in the audience have a pointer?
> Video images are not running properly. In the meantime I'd like to comment on ...
> My microphone is not working properly. May I have it fixed?
> My microphone is not working properly. May I use yours?
> Can you hear me?
> Can the rows at the back hear me?
> Can you guys at the back see the screen?
> Can we turn off the lights please?

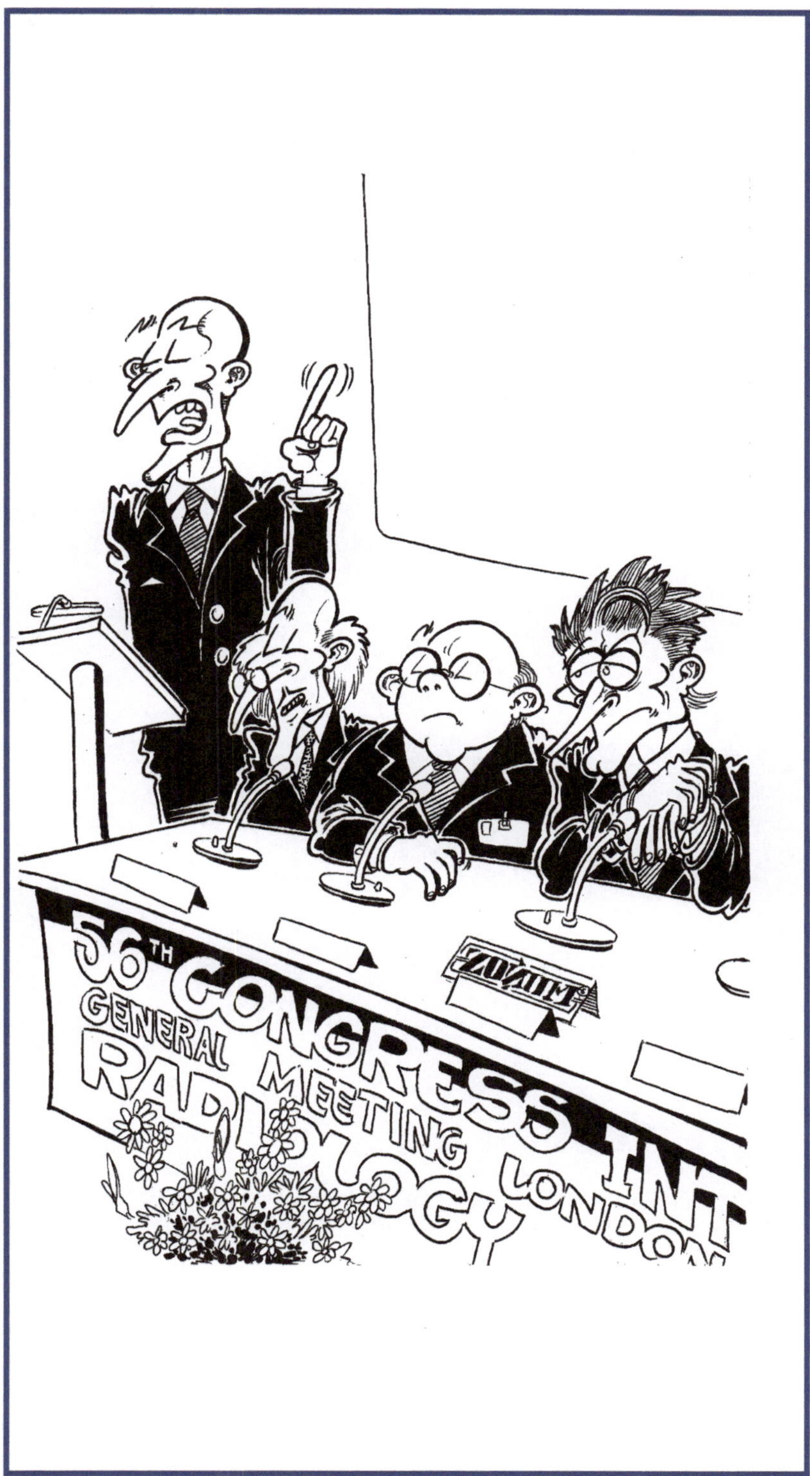
56TH CONGRESS INT
GENERAL MEETING LONDON
RADIOLOGY
ZUMM

Capitolo 7

Moderare una sessione radiologica

La moderazione delle sessioni di congressi internazionali generalmente arriva al raggiungimento di un certo livello della vostra carriera accademica. Per arrivare a questo punto avrete mandato molti articoli e fatto molte presentazioni, quindi è probabile che il vostro livello di inglese medico sia superiore di quello del destinatario "tipo" di questo manuale.

Perchè dunque includiamo un capitolo su come moderare una sessione? La includiamo perchè, al contrario di quello che possono pensare molti di coloro che non hanno mai moderato una sessione in un congresso internazionale, anche i moderatori esperti possono incontrare situazioni difficili, addirittura imbarazzanti.

Per quelli che non hanno mai moderato una sessione, il moderatore potrebbe essere, innanzitutto, uno che non deve preparare una presentazione e, in secondo luogo, uno che utilizza frasi semplici come "thank you, Dr. Vida, for your interesting presentation" o "the next speaker will be Dr. Jones who comes from ...".

Secondo noi, fare il moderatore vuol dire molto più. Innanzitutto, il moderatore non deve preparare una singola presentazione, ma deve studiare attentamente tutto il materiale di recente pubblicazione sull'argomento in discussione. In aggiunta a questo, il moderatore deve rivedere tutti gli abstract e deve aver preparato domande in caso il pubblico non abbia domande o commenti da fare.

Abbiamo diviso questo capitolo in quattro paragrafi principali:
1. Tipici commenti da moderatore.
2. Il moderatore dovrebbe fare domande?
3. Cosa dovrebbe dire il moderatore quando qualcosa va storto?
4. Commenti specifici di un moderatore radiologo.

R. Ribes, P.R. Ros. *Inglese per radiologi.* © Springer 2008

Tipici commenti da moderatore

Tutti coloro che hanno partecipato ad un congresso internazionale conoscono le tipiche frasi che i moderatori usano per introdurre la sessione. Alcune espressioni chiave vi daranno un senso di tranquillità senza il quale moderare una sessione sarebbe difficile. La buona notizia è che se conoscete le frasi chiave e le usate in modo appropriato, moderare una sessione è facile. La cattiva notizia è che se, al contrario, non conoscete queste espressioni, un compito teoricamente difficile diventerà una situazione imbarazzante. C'è sempre una prima volta per tutto, se questa è la prima volta che siete invitati a moderare una sessione ripassate alcune di queste frasi e vi troverete a vostro agio. Accettate questo consiglio: solo la "provata spontaneità" appare spontanea se siete principianti.

Introdurre la sessione

Vi suggeriamo questi utili commenti per introdurre la sessione:

> Good morning ladies and gentlemen. My name is Dr. Vida and I want to welcome you all to this workshop on congenital heart disease imaging. My co-chair is Dr. Vick who comes from King's College.
> Good afternoon. The session on MRI in cardiomyopathies is about to start. Please take a seat and disconnect your cellular phones and any other electrical devices which could interfere with the oral presentations. We will listen to ten six-minute lectures with a two-minute period for questions and comments after each, and afterwards, provided we are still on time, we will have a last round of questions and comments from the audience, speakers and panelists.
> Good morning. We will proceed with the session on fibroid embolization. As many papers have to be delivered I encourage the speakers to keep an eye on the time.

Presentare i relatori

Vi suggeriamo questi utili commenti per presentare i relatori:

> Our first speaker is Dr. Vida from Reina Sofia Hospital in Cordoba, Spain, who will present the paper: "MR evaluation of focal splenic lesions".

I relatori successivi vengono presentati quasi nello stesso modo con frasi del tipo:

> ❯ Our next lecturer is Dr. Adams. Dr. Adams comes from Brigham and Women's Hospital. Harvard Medical School, and his presentation is entitled "Diagnosis of intraosseous ganglion".
> ❯ Next is Dr. Shaw from Beth Israel Deaconess Hospital, presenting "MR approaches to molecular imaging".
> ❯ Dr. Olsen from UCSF is the next and last speaker. His presentation is: "Metastatic disease. Pathways to the heart".

Una volta che i relatori hanno finito la loro presentazione, il moderatore dovrebbe dire qualcosa del tipo:

> ❯ Thank you Dr. Vida for your excellent presentation. Any questions or comments?

Il moderatore generalmente commenta le presentazioni, ma non sempre:

> ❯ Thank you Dr. Vida for your presentation. Are there any questions or comments from the audience?

Vi sono alcune formule e aggettivi comuni (*nice, elegant, outstanding, excellent, interesting, clear, accurate...*) spesso utilizzati per descrivere le presentazioni. Alcuni esempi nei seguenti commenti:

> ❯ Thanks Dr. Shaw for your accurate presentation. Does the audience have any comments?
> ❯ Thank you very much for your clear presentation on this always controversial topic. I would like to ask a question. May I? (Comunque è il moderatore che da il permesso, chiedere al relatore è una consueta formalità).
> ❯ I'd like to thank you for this excellent talk Dr. Olsen. Any questions?
> ❯ Thanks a lot for your talk Dr. Ho. I wonder if the audience has got any questions?

Aggiornare

Vi suggeriamo questi utili commenti per aggiornare la sessione:

> ❯ I think we all are a bit tired so we'll have a short break.
> ❯ The session is adjourned until 4 p.m.
> ❯ We'll take a short break.
> ❯ We'll take a 30-minute break. Please fill out the evaluation forms.
> ❯ The session is adjourned until tomorrow morning. Enjoy your stay in Vienna.

Concludere la sessione

Vi suggeriamo questi utili commenti per chiudere la sessione:

> › I'd like to thank all the speakers and the audience for your interesting presentations and comments. (I'll) see you all at the congress dinner and awards ceremony.
>
> › The session is over. I want to thank all the participants for their contribution. (I'll) see you tomorrow morning. Remember to take your attendance certificates if you have not taken them already.
>
> › We should finish up over here. We'll resume at 10:50.

Il moderatore dovrebbe fare domande?

Secondo noi, il moderatore dovrebbe fare domande soprattutto all'inizio della sessione, quando il pubblico generalmente non fa commenti. Il riscaldamento della sessione è uno dei doveri del moderatore, e, se nessuno tra il pubblico si sente di fare domande, il moderatore deve invitare il pubblico a partecipare:

> › Are there any questions?

Nessuno alza la mano:

> › Well, I have got two questions for Dr. Adams. Do you think MR is the imaging method of choice for the detection and characterization of focal splenic lesions? and second: What should be, in your opinion, the role of CT and ultrasound in this diagnostic algorithm?

Una volta che la sessione è avviata, il moderatore dovrebbe solo fare domande o commenti per gestire i tempi della sessione quindi se, come succede di solito, la sessione è in ritardo, non è necessario che il moderatore partecipi, a meno che non sia strettamente indispensabile.

Il moderatore non deve dimostrare al pubblico la sua conoscenza degli argomenti trattati facendo troppe domande o commenti. La competenza del moderatore è indubbia, altrimenti non sarebbe stato invitato a moderare.

Cosa dovrebbe dire il moderatore quando qualcosa non va bene?

In ritardo

Molti oratori, sapendo di avere a disposizione una determinata quantità di tempo per la loro presentazione, cercano di parlare un po' più a lungo, rubando tempo da quello destinato a domande e commenti e agli oratori successivi. I moderatori dovrebbero fermare questa tendenza alla prima occasione:

> ❭ Dr. Bianchi, your time is almost over. You have got 30 seconds to finish your presentation.
> ❭ Dr. Ho, you are running out of time.

Se il relatore non finisce la sua presentazione in tempo, il moderatore può dire:

> ❭ Dr. Bianchi, I'm sorry but your time is over. We must proceed to the next presentation. Any questions, comments?

Dopo aver presentato il prossimo relatore, frasi come queste vi aiuteranno a gestire la sessione:

> ❭ Dr. Goyen, please keep an eye on the time, we are behind schedule.
> ❭ We are far from being ahead of schedule, so I remind all speakers you have six minutes to deliver your presentation.

In anticipo

Anche se raro, a volte c'è del tempo in più e questa è una buona occasione per porre agli oratori una domanda generica sulla loro esperienza nei rispettivi centri:

> ❭ As we are a little bit ahead of schedule, I encourage the panelists and the audience to ask questions and offer comments.
> ❭ I have got a question for the panelists: What percentage of the total number of CMRs at your institution are performed on children?

Problemi tecnici

Computer che non funziona

Vi suggeriamo questi commenti:

> - I am afraid there is a technical problem with the computer. In the meantime I would like to make a comment about ...
> - The computer is not working properly. While it is being fixed I encourage the panelists to offer their always interesting comments.

Mancanza di corrente

Vi suggeriamo questi commenti:

> - The lights have gone out. We'll take a hopefully short break until they are repaired.
> - As you see, or indeed do not see at all, the lights have gone out. The hotel staff have told us it is going to be a matter of minutes so do not go too far; we'll resume as soon as possible.

Mancanza di audio

Vi suggeriamo questi commenti:

> - Dr. Hoffman, we cannot hear you. There must be a problem with your microphone.
> - Perhaps you could try this microphone.
> - Would you please use the microphone? The rows at the back cannot hear you.

Il relatore è insicuro

Se l'oratore parla troppo piano:

> - Dr. Smith would you please speak up? The audience cannot hear you.
> - Dr. Alvarez would you please speak up a bit? The people at the back cannot hear you.

Se l'oratore è così nervoso da non riuscire a proseguire la sua presentazione:

> > Dr. Olsen, take your time. We can proceed to the next presentation, so whenever you feel OK and ready to deliver yours, it will be a pleasure to listen to it.

Commenti specifici di un moderatore radiologo

Poiché il moderatore deve riempire i buchi che si possono verificare durante la sessione, in caso di problemi tecnici sarà suo compito dire qualcosa per "intrattenere" il pubblico. Ciò non creerebbe alcun problema ad un madrelingua inglese, ma può essere problematico per un moderatore non madrelingua inglese. In queste situazioni c'è sempre un argomento interessante del quale parlare "nel frattempo", in particolare lo stato attuale del tema della sessione nei Paesi dei relatori:

> > Regarding CMR, how are things going in Italy, Dr. Toldo?
> > As for the use of SPIO, what's the deal in Japan, Dr. Hashimoto?
> > How is the current situation in Germany regarding repayment policies?
> > May I ask how many CMR studies you are performing yearly at your respective institutions?
> > What's going on in the States, Dr. Olsen?

Avviando una discussione sulla situazione nei diversi Paesi, un moderatore con non troppa dimestichezza divide coi relatori il peso del riempire i buchi. Questo trucco fallisce raramente e una volta che il problema tecnico è risolto la sessione può continuare normalmente senza che nessuno tra il pubblico abbia notato nel moderatore la non completa dimestichezza con la lingua.

A parte le solite espressioni che i moderatori di qualsiasi specialità devono sapere, ci sono alcuni commenti tipici che un moderatore radiologo dovrebbe conoscere. Questi commenti variano in base alla sottospecialità del moderatore e sono, di solito, facili da comprendere anche per relatori non madrelingua. Ad esempio vediamo i seguenti:

> Dr. Petit, would you please use the pointer so the audience know what lesion you are talking about?
> Dr. Wilson, would you please point out the borders of the lesion so we can distinguish the tumor from the surrounding edema?
> Dr. Negroponte, did you perform an abdominal ultrasound scan on this patient?
> Dr. Maier, did you perform the brain MR on an emergent basis?
> Have you had any adverse anaphylactic reactions to this type of contrast material?
> Dr. Olsen, I can't see the lesion you are talking about. Can you point it out?
> Do you use 12F catheters for this purpose?
> Dr. Pons, I'm afraid that the video is not running properly. Could you try to fix it so we can see your excellent cardiac MR images?
> Dr. Hashimoto, why didn't you use a 0.0035 stiff guidewire to cross the stenosis?
> Dr. Soares, are you currently using gadolinium in cases like this one?
> Dr. Mas, is trackability that important in these cases?
> Do you do enhanced lumbosacral spine MRs in all postoperative patients?
> Do you perform preprocedure pelvic MRI in all patients undergoing uterine artery embolization?

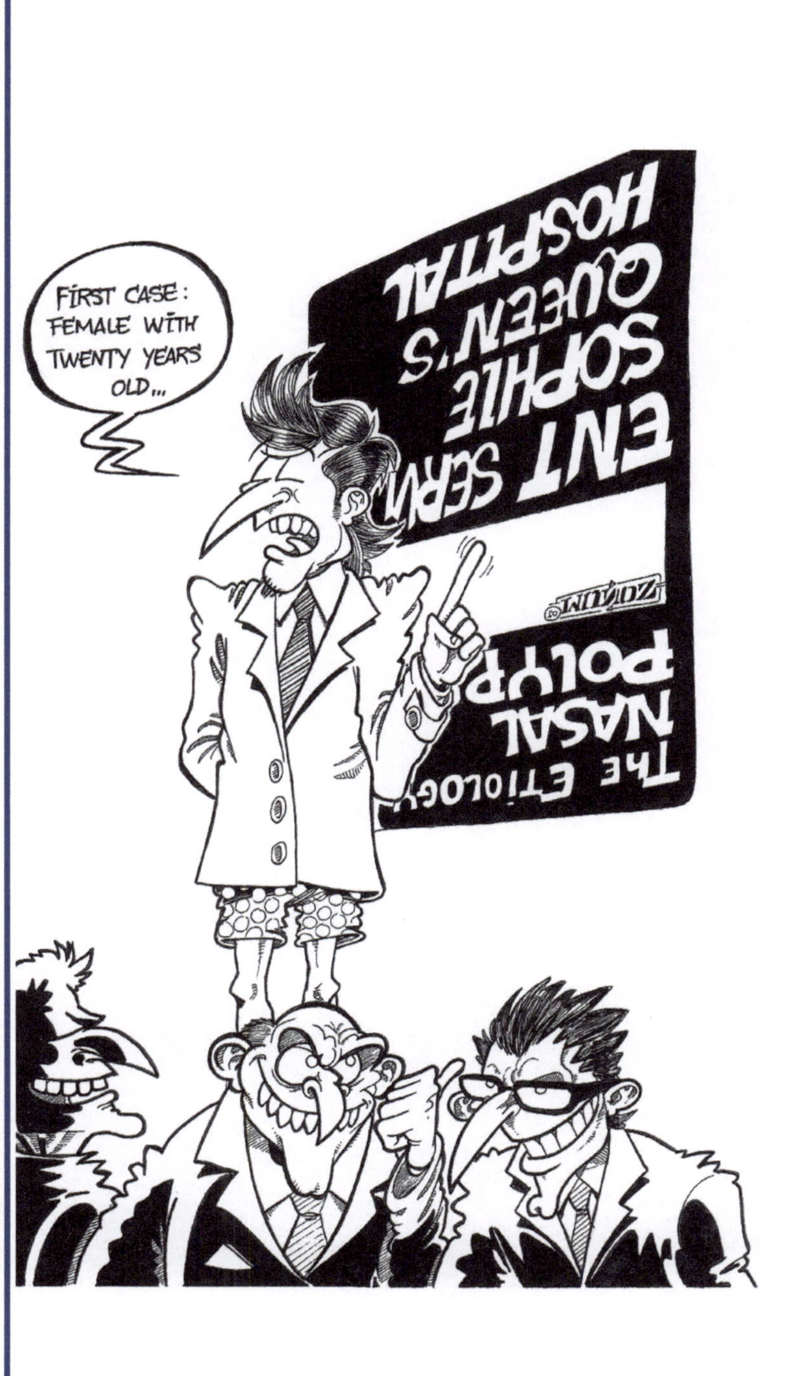
FIRST CASE: FEMALE WITH TWENTY YEARS OLD...
QUEEN'S SOPHIE HOSPITAL
ENT SERV
The Etiology NASAL POLYP

Capitolo 8

Errori frequenti nell'inglese parlato e scritto dei radiologi

In questa sezione cerchiamo di condividere con voi quelli che abbiamo scoperto essere alcuni dei più grandi ostacoli nell'inglese radiologico. Molte cose possono non andare bene quando si deve tenere un discorso, o comunque comunicare, in inglese radiologico. Questo non è assolutamente un elenco completo, ma solo un modo di trasmettervi quello che abbiamo imparato dalla nostra esperienza personale nell'affascinante mondo dell'inglese radiologico.

Quando si prepara e si tiene una presentazione in inglese ad un congresso radiologico internazionale, si devono tenere presenti una serie di problemi di base. Li abbiamo raggruppati in quattro aree di rischio, sperando che la loro classificazione li renda meno problematici, nelle categorie seguenti:
1. nomi ingannatori e *false friend*;
2. errori grammaticali frequenti;
3. errori di ortografia frequenti;
4. errori di pronuncia frequenti;

Nomi ingannatori e *false friend*

Ogni lingua ha i suoi *false friend*. Un elenco completo dei *false friend* va oltre lo scopo di questo manuale e vi suggeriamo di cercare direttamente voi quei nomi che suonano simili in italiano ed in inglese ma hanno significato completamente diverso.

Pensate, per esempio, al termine "graft versus host disease". La traduzione di *host* non è corretta in alcune lingue romanze, ed in italiano

R. Ribes, P.R. Ros. *Inglese per radiologi.* © Springer 2008

il termine *host*, che in questo contesto significa "ricevente", è stato tradotto come "ospite" che significa "persona che sta nella casa di un altro". Molti studenti italiani hanno difficoltà a capire questa patologia a causa della terminologia utilizzata. Pensando che quello che succede realmente sia che il trapianto reagisce contro il ricevente, se la malattia si fosse chiamata "graft versus recipient disease" il concetto sarebbe probabilmente stato trasmesso in modo più preciso.

Quindi, d'ora in avanti identificate i *false friend* e fatene una lista a cominciare da quelli della vostra specialità; non serve a niente conoscere i *false friend* in una lingua diversa dalla vostra.

La medicina in genere, e l'anatomia e la radiologia in particolare, è piena di nomi ingannatori. Pensate per esempio al termine vena femorale superficiale. È difficile spiegare come un trombo nella vena femorale superficiale sia in realtà nel sistema venoso profondo.

Molti radiologi ed oncologi in tutto il mondo dicono piccole linfadenopatie (mediastiniche). Poichè quello dimensionale è l'unico criterio per diagnosticare linfonodi anormali (l'utilità dell'USPIO nella diagnosi delle linfadenopatie va oltre gli scopi di questo manuale) e che linfadenopatia significa, da un punto di vista etimologico, linfonodi anormali, una linfadenopatia "normale" (di piccole dimensioni) è assurda come sarebbe una psicopatia normale. Il termine linfadenomegalia sarebbe probabilmente più accurato.

Dal punto di vista etimologico pancreas significa tutta carne, ma non c'è alcuna parte di muscolo in quella ghiandola endocrina ed esocrina.

Perchè chiamiamo la parte più interna del gomito, che è mediale e lievemente craniale alla troclea, epicondilo mediale invece che epitroclea?

Etimologicamente azygos significa "dispari", il ché mette hemiazygos in una strana posizione, poichè i numeri dispari non sono divisibili per due. Il termine vena anonima è assurdo come chiamare un bambino "innominato".

Errori grammaticali frequenti

Questi sono alcuni degli errori fatti più frequentemente dai radiologi quando parlano inglese:

1. The axial fast spin echo T2 image through the patella showed an enlarged and thickened medial patellar plica.

Le immagini RM hanno per definizione informazioni T1, PD e T2, quindi l'utilizzo di "-weighted image" dopo la pesatura principale è fondamentale. La frase corretta è:

❭ The axial fast spin echo T2-weighted image through the patella showed an enlarged and thickened medial patellar plica.

2. The intact posterior cruciate ligament was isointense and presented no signs of disruption.

L'isointensità è sempre una grandezza relativa, quindi la frase corretta in questo caso sarebbe:

❭ The intact posterior cruciate ligament was isointense to cortical bone and showed no signs of disruption.

3. The cyst was hyperintense in T2-weighted images.

Anche se potete aver sentito questa frase in alcuni discorsi, sarebbe più corretto dire:

❭ The cyst was hyperintense on T2-weighted images.

4. A MR magnet was purchased by the hospital.

Anche se "a magnetic resonance magnet" è corretto, quando usate l'acronimo non dimenticate che "m" viene letto "em", che inizia con una vocale, quindi l'articolo da usare è "an" anziché "a". In questo caso dovreste scrivere:

❭ An MR magnet was purchased by the hospital.

5. The chairman of radiology came from an university hospital.

Anche se "university" inizia con una vocale, e potreste pensare che l'articolo dovrebbe essere "an" come in "an airport", la "u" viene pronunciata "you", che comincia con una consonante, quindi l'articolo da usare è "a" invece di "an". In questo caso dovreste scrivere:

❭ The chairman of radiology came from a university hospital.

6. A 22-years-old man presenting ...

Molto spesso la prima frase della prima diapositiva di una presentazione contiene il primo errore. Per gli oratori di livello intermedio, questo semplice errore è così evidente che non riescono a credere che sia uno degli errori fatti più frequentemente. È abbastanza ovvio che l'aggettivo 22-year-old non può essere scritto al plurale e dovrebbe essere scritto:

❭ A 22-year-old man presenting ...

7. There was not biopsy of the lesion.

Questo è un errore comune e relativamente subdolo fatto da persone con inglese di livello intermedio-elevato. Se volete usare il negativo, dovete dire:

❭ There was not any biopsy of the lesion.

Ma la forma affermativa è:
> There was no biopsy of the lesion.

8. It allows to distinguish between ...
Dovreste usare una delle seguenti frasi:
> It allows us to distinguish between ...
oppure
> It allows the distinction between ...

9. Haemorrhagic tumors can cause.
Controllate il vostro articolo o la vostra presentazione per evitare diso-
mogeneità nell'uso dell'inglese Americano o Britannico.
Questo esempio mostra una frase che contiene una parola di inglese
Americano (tumors) ed una di inglese Britannico (haemorrhagic).
Quindi, scegliete l'ortografia Americana o Britannica a seconda della
rivista o congresso al quale state inviando il vostro articolo.
La frase dovrebbe essere:
> Haemorrhagic tumours can cause.
oppure
> Hemorrhagic tumors can cause.

10. Please would you tell me where is the IR suite?
Le domande inserite all'interno di una frase sono sempre problematiche.
Quando una domanda è inserita in un'altra frase interrogativa, l'ordine
delle parole ne risulta modificato. Questo succede quando, cercando di
essere gentili, cambiamo in modo errato *What time is it?* con *Would you
please tell me what time is it?* invece di *Would you please tell me what
time it is?*
La domanda diretta *where is the IR suite?* deve essere trasformata in
questo modo:
> Please would you tell me where the IR suite is?

11. Most of the times hemangiomas ...
Potete dire *many times* ma non *most of the times. Most of the time* è cor-
retto e potete usare *commonly* o *frequently* come termini equivalenti.
Usate invece:
> Most of the time hemangiomas ...

12. I look forward to hear from you.
Questo è un errore spesso riportato alla fine di lettere formali come
quelle agli editor. Si basa su un errore di grammatica: *to* può essere sia
parte di un infinito che una preposizione. In questo caso non è parte del-

l'infinito del verbo *hear*, ma parte del verbo con preposizione *look forward to*; è dunque una preposizione.

Questo errore può avere delle conseguenze irreparabili. Se state cercando di farvi pubblicare un articolo su una rivista prestigiosa, non potete commettere errori formali che potrebbero precludere la lettura del vostro altrimenti interessante articolo.

Quindi, invece che *look forward to hear from you*, dovrete scrivere:
> I look forward to hearing from you.

13. Best regards.
Anche se è usato nella corrispondenza sia accademica che informale, *best regards* è un misto di due forme inglesi forti: kind regards e best wishes. Secondo la nostra opinione, invece di *best regards*, che è colloquialmente accettabile, dovreste scrivere:
> Kind regards.

o semplicemente
> Regards.

14. Are you suffering from paresthesias?
Molti dottori dimenticano che i pazienti non sono colleghi ed utilizzano termini medici che possono non comprendere. Questa domanda tecnica sarebbe facilmente compresa nella forma:
> Do you have pins and needles?

15. A unique metastases was seen in the liver.
Unique e *metastases* sono termini incompatibili, poiché il primo si riferisce al singolare ed il secondo al plurale. La frase corretta è:
> A unique metastasis was seen in the liver.

16. Multiple metastasis were seen in the brain.
Multiple e *metastasis* sono termini incompatibili in quanto il primo si riferisce al plurale ed il secondo al singolare. Quando usate un termine latino, controllatene il singolare ed il plurale. *Metastasis* è singolare, mentre *metastases* è plurale, quindi *there are multiple metastasis* non è corretto. In questo caso dovreste scrivere:
> Multiple metastases were seen in the brain.

17. An European expert on cardiac MR chaired the session.
Anche se *European* inizia con una vocale e potreste pensare che l'articolo che lo deve precedere è "an" come in "an airport", la frase corretta in questo caso è:
> A European expert on cardiac MR chaired the session.

18. The meeting began a hour ago.

Anche se *hour* inizia con una consonante e potreste pensare che l'articolo che deve precederla sia "a" come in "a cradle", la frase corretta in questo caso è:

> The meeting began an hour ago.

Le parole che iniziano con un'"h" silente sono precedute da "an" come se iniziassero con una vocale.

19. The cardiac surgeon who asked for the CMR was operating the stenotic aortic valve reported as such by the radiologist.

Questa frase non è corretta in quanto il verbo "to operate" quando viene usato dal punto di vista chirurgico (riferito sia a pazienti che a parti dell'anatomia) è sempre seguito dalla preposizione "on". La frase corretta è:

> The cardiac surgeon who asked for the CMR was operating on the stenotic aortic valve reported as such by the radiologist.

20. Medial and collateral ligaments are well defined on the coronal plane.

Usiamo "in" quando parliamo di piani (*coronal, axial, sagittal* ...) poiché il reperto radiologico è nell'immagine. Dunque, anche se accettabile, sarebbe stato meglio dire:

> Medial and collateral ligaments are well defined in the coronal plane.

21. The hospital personal are very kind.

Quando parliamo di un gruppo di persone che lavorano in un'istituzione, la parola corretta è "personnel", non "personal":

> The hospital personnel are very kind.

22. Page to the cardiologist.

Il verbo "to page", che può essere collegato al sostantivo "page" (paggio, un ragazzo che viene usato per sbrigare commissioni), non è un verbo con preposizione e non richiede la preposizione "to" dopo di esso. Quando volete che il cardiologo sia chiamato al cicalino dovete dire:

> Page the cardiologist.

23. She works in the neurorradiology division.

Questo è un errore commesso di frequente dai radiologi Spagnoli e Latinoamericani. In inglese, neuroradiology si scrive con una sola "r"

> She works in the neuroradiology division.

Errori comuni di ortografia

Createvi il vostro elenco di parole che potreste scrivere in modo errato e non esitate a crearvi formule mnemoniche se ciò vi è di aiuto.

Ecco una lista di parole spesso non scritte correttamente (con l'errore più frequente riportato tra parentesi):
❯ Parallel (misspelled: paralell)
Per questo errore comune, uso una formula mnemonica abbastanza assurda (come la maggior parte delle formule mnemoniche) per ricordarmi l'ortografia: "due gambe (ll) corrono più veloci e vengono prima di una sola (l)".

❯ Appearance (misspelled: apperance)
Abbiamo visto più volte questo errore nelle bozze radiologiche. Per evitarlo basta semplicemente controllare che il verbo "appear" sia contenuto nella parola "appearance".

❯ Sagittal (misspelled: saggital)
In una parola con consonanti doppie e singole, evitate di raddoppiare la consonante singola e viceversa. *Sagittal* è una delle parole più frequentemente sbagliate nelle diapositive radiologiche. Parole come *sagittal* sono tra le più frequentemente usate in radiologia. L'etimologia della parola è da *sagita*, che vuol dire "arrow".

❯ Dura mater (misspelled: dura matter)
Etimologicamente "mater" significa "madre" ed è scritto con una "t". "Dura matter" è un errore comune basato sulla confusione tra "dura mater" e "gray/white matter" (sostanza grigia/bianca). "Matter" significa sostanza, e non ha niente a che vedere con "mater".

❯ Arrhythmia (misspelled: arrhytmia)
Controllate due volte l'ortografia di *arrhythmia* e accertatevi che la parola "rhythm", dalla quale deriva, vi sia contenuta.

Rivedete anche le seguenti coppie di parole (con l'ortografia errata tra parentesi) e soprattutto, come già detto, createvi il vostro elenco di parole "difficili".

❯ Professor (misspelled: proffesor)
❯ Professional (misspelled: proffesional)

> Occasion (misspelled: ocassion)
> Dissection (misspelled: disection)
> Resection (misspelled: ressection)
> Gray-white matter (misspelled: gray-white mater)
> Subtraction (misspelled: substraction)
> Acquisition (misspelled: adquisition)

Errori di pronuncia frequenti

Per semplificare, ci siamo presi la libertà di usare una rappresentazione
approssimativa della pronuncia anziché utilizzare i segni fonetici. Ci scu-
siamo con i colleghi linguisti che potrebbero aver preferito una
trascrizione più ortodossa.
La pronuncia è uno degli incubi più temuti in inglese. Anche se esistono
regole di pronuncia, ci sono così tante eccezioni che dovete conoscere la
pronuncia delle parole a orecchio. Quindi, innanzitutto, leggete ad alta
voce il più possibile poiché è l'unico modo per accorgervi delle parole
delle quali non conoscete la pronuncia, e poi, quando seguite un corso,
oltre a concentrarvi sul contenuto della presentazione, prestate attenzione
al modo in cui i radiologi madrelingua pronunciano le parole che non
conoscete.

Alcuni consigli sulla pronuncia:

- Non abbiate paura di "suonare" diversi o strani. I suoni inglesi sono
  diversi e strani. A volte un radiologo non madrelingua può sapere
  come pronunciare una parola, ma si vergogna di farlo, soprattutto in
  presenza di connazionali. Non vergognatevi di pronunciare correttamente indipendentemente dalla nazionalità del vostro interlocutore.

- Apprezzate lo sforzo di usare un diverso gruppo di muscoli della
  bocca. All'inizio i "muscoli inglesi" possono affaticarsi ed anche
  indolenzirsi, ma perseverate, è solo un segno del vostro duro lavoro.

- Non preoccupatevi di avere un accento particolare o anche imbarazzante all'inizio; non importa, a condizione che siate capiti. L'idea è
  quella di comunicare, di dire cosa pensate o sentite, e non di esibirvi
  in logopedia.

- Cercate di pronunciare le parole inglesi correttamente. Col passare del
  tempo, quando vi sentirete relativamente più sicuri del vostro inglese,

vi incoraggiamo a studiare progressivamente ed approfonditamente la fonetica inglese. Ricordatevi che se continuate ad usare la pronuncia che avevate da principianti, il vostro inglese suoneràcome l'italiano parlato con l'inconfondibile accento degli americani o degli inglesi.

- Esercitatevi con frasi standard sia di inglese radiologico che di conversazione. Dire cose chiare come "Do you know what I mean?" "Would you do me a favor?", "Who's on call today?", o "Please would you window (and level) this image?" vi daràstrumenti estremamente utili per essere sicuri.

Avere un vostro *lieve* accento nazionale in inglese non è un serio problema, a patto che la presentazione trasmetta il messaggio corretto. Tuttavia, riguardo alla pronuncia, ci sono molte parole difficili che non possono essere propriamente definite *false friend*, e che richiedono un po' di attenzione.

In inglese ci sono parole che si scrivono in modo diverso, ma vengono pronunciate in modo molto simile. Vediamo questo esempio:
- *Ileum*: la porzione distale dell'intestino tenue, estesa dal digiuno al cieco.
- *Ilium*: la parte più alta ed ampia delle tre componenti dell'anca.
Immaginate quanto sarebbe surreale per i nostri chirurghi confondere l'intestino con l'osso dell'anca. Potreste anche dire che potrebbe andare peggio, in fondo le due strutture anatomiche sono più o meno nella stessa area!

Vediamo ora questo esempio.
La parola inglese *tear* ha due significati differenti in base a come la pronunciamo:
- se diciamo *tear* [tiar], intendiamo la secrezione acquosa delle ghiandole lacrimali che serve ad inumidire la congiuntiva.
- se diciamo *tear* [tear], ci riferiamo all'atto del ferire o danneggiare, soprattutto allo strappare, come in "there is a longitudinal tear in the posterior horn of the internal meniscus".

Fra i termini radiologici più frequentemente pronunciati male ce ne sono due che richiedono un'analisi approfondita poiché radiologi li usano (o usano male) quasi ogni giorno della loro vita professionale. Queste due parole sono *radiology* e *image*.
Molti radiologi in giro per il mondo dicono di essere un [ra-dio-lo-gist], "I am a radiologist", invece che [rei-dio-lo-gist]. Una difficoltàsimile si ha con parole intrinsecamente radiologiche quali *radiology, radio-*

graphics, radiological... Per favore, d'ora in poi evitate di commettere questo errore incredibilmente frequente.

Image e *images* sono due dei termini radiologici più spesso pronunciati male. Riuscite a pensare a quante volte direte *image* o *images* nella vostra vita radiologica? Per favore non dite [im-èich] o [im-èiches], ma [ím-ich] ed [ím-iches]. Se fate parte del nutrito gruppo di radiologi che dicevano [im-èich] ad ogni diapositiva della presentazione, non dite niente a nessuno e "continuate" a dire [ím-ich] "come avete sempre fatto". Non preoccupatevi! Probabilmente non c'è alcuna registrazione delle vostre presentazioni, e se ci fosse non è facilmente reperibile.

Il motivo per cui evidenziamo questi due errori frequenti è sottolineare che dovete evitare gli errori di pronuncia a partire dalle parole più comuni nella vostra pratica clinica. Se non siete un radiologo toracico e non sapete come pronunciare, per esempio, "lymphangioleiomyomatosis", non preoccupatevi di questa parola fino a quando non padroneggerete la pronuncia dei vostri termini radiologici di ogni giorno (se dovete leggere ad alta voce questa strana parola, potete salvarvi dicendo LAM [lam] che, peraltro, suona più naturale ed è molto più usato di [lim-fan-gio-lio-maio-ma-tou-ses]).
Il nostro consiglio è quello di crearvi un elenco delle 100 parole di uso quotidiano più difficili in termini di ortografia. Una volta che siete familiari con quelli, allungate la lista continuando a leggere ad alta voce quanti più articoli potete. Se siete un radiologo interventista, i depliant ed i foglietti illustrativi vi possono tenere aggiornati senza sforzo e vi aiuteranno a riempire quegli inutili buchi tra un paziente e l'altro.

Noi abbiamo creato una lista di alcuni termini radiologici pronunciati erroneamente. Questa lista è arbitraria, e vi incoraggiamo a creare la vostra lista.

> *Parenchyma*
Parenchyma è, in teoria, una parola semplice da pronunciare. La includiamo in questa lista perchè abbiamo notato che alcuni relatori, soprattutto Italiani, tendono a pronunciare [pa-ren-kái-ma].

> La lettera "*h*"
"Non-pronunciata": gli oratori italiani e francesi tendono a saltare questa lettera, quindi quando pronunciano la parola "enhancement" dicono [enáns-ment] invece di [en-háns-ment]. È vero che la "h" può essere silente, ma NON sempre.

"Troppo pronunciata": i medici spagnoli tendono a pronunciare troppo la "h".

❯ *Data*
Anche se alcuni radiologi americani dicono [data], la pronuncia corretta è [dèi-ta].

❯ *Disease/decease*
La pronuncia di *disease* può essere strana poiché, a seconda di come pronunciate la "s", potete dire *"decease"* che è quello in cui esita un *disease* terminale. La corretta pronuncia di *disease* è [di-ssíss] con la "s" liquida; se dite [di-sís] con una "s" normale, come fanno molti oratori spagnoli e latinoamericani, ogni volta che parlerete, per esempio, dell'*Alzheimer's disease*, parlerete di *Alzheimer's decease* o morte da Alzheimer.

❯ *Chamber*
La pronuncia di *chamber* è difficoltosa in quanto gli oratori francesi tendono a "francesizzarlo" dicendo [cham-bre] mentre alcuni italiani dicono semplicemente [cham-ber] invece di [cheim-ber].

❯ Parole francesi come *"technique"*
In inglese dovete dire [tek-ník], "alla francese", anche se dite *technical* [tèk-ni-cal].

❯ *Hippocampus* (pensate ad *hippopotamus*)
Questo errore frequente dipende dalla mancata conoscenza dell'etimologia. Molti medici dicono [haipo-cam-pus] come se stessero parlando dell'ipotalamo (hypothalamus [haipo-ta-la-mus]). Sfortunatamente, *hippocampus* non ha alcuna relazione etimologica con *hypothalamus* o *hypotension*. *Hippo-* vuol dire "cavallo" (come in *hippopotamus*) ed è pronunciato [hipo-càm-pus].

❯ *Director*
Anche se potete dire sia [di-rect] che [dai-rect], solo [dai-rec-tor] è corretto; non potete dire [di-rect-tor].

Analizzare tutte le parole potenzialmente fonte di errore nella pronuncia va oltre gli intenti di questo manuale, ma vi diamo un breve elenco di altre parole di questo tipo, e vi incoraggiamo, ancora una volta, a crearvi la vostra lista "personale".
❯ Medulla [me-dú-la]
❯ Anesthetist [a-nès-te-tist]

> Gynecology [gai-ne-có-lo-gy]
> Edema [i-di-ma]
> Case report [kèis ri-pórt, NON kèis rè-port]
> Multidetector [multi-, NON mul-tai]
> Oblique [o-blík, NON o-bláik]
> Femoral [fí-mo-ral]
> Jugular [iu-gu-lar]
> Triquetrum [tri-kui-trum]

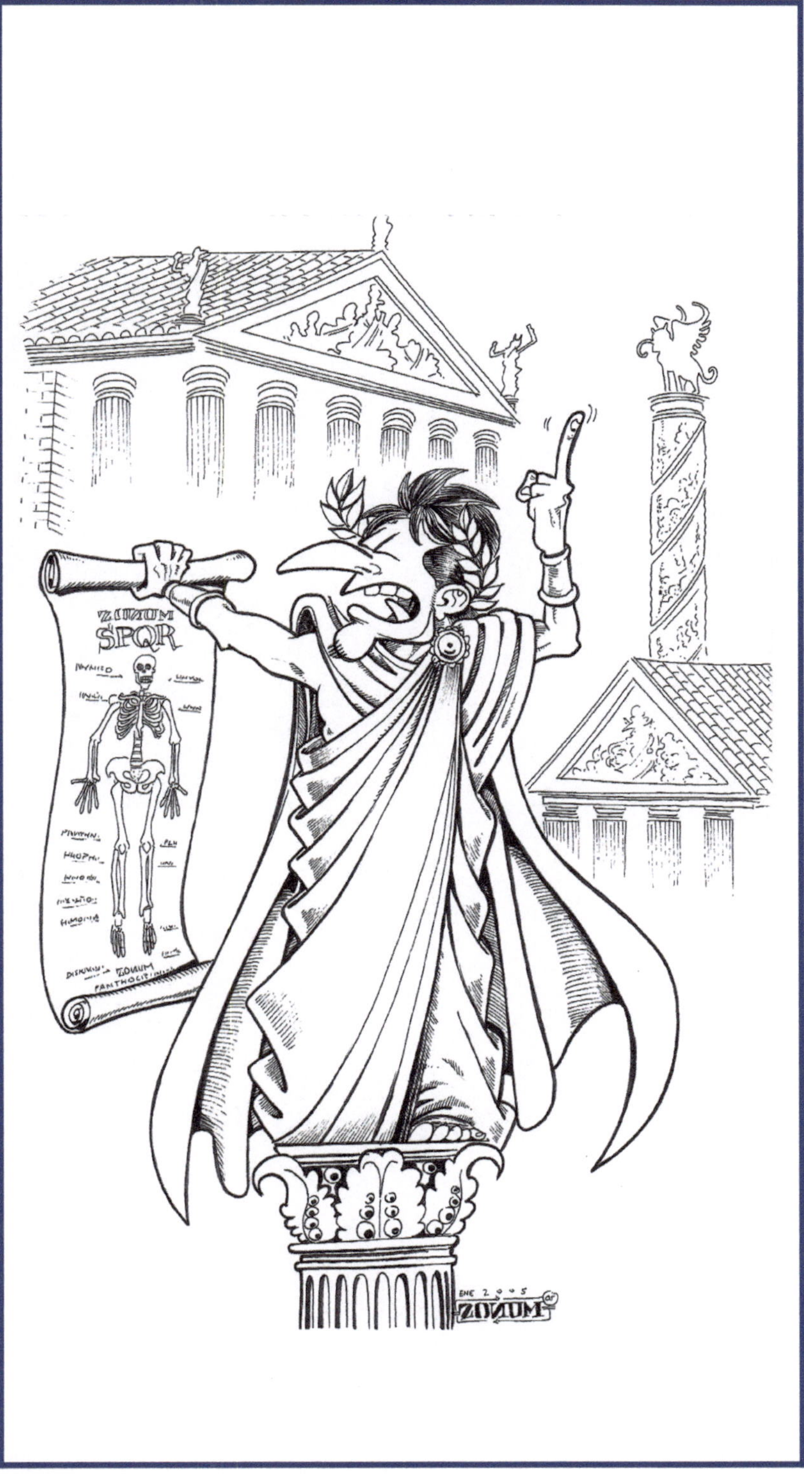

Capitolo 9

Terminologia latina e greca

Introduzione

La terminologia latina e greca rappresenta un altro possibile ostacolo da superare per poter diventare padroni dell'inglese medico. I relatori di origine neo-latina (italiani, spagnoli, francesi, ...) sono senza dubbio agevolati, sebbene questo vantaggio sia diventato un limite nella pronuncia e, in particolare, nell'uso delle forme plurali delle parole latine e greche.

La maggior parte delle parole latine impiegate nell'inglese medico mantiene la terminazione plurale latina - per esempio, *metastasis* plurale *metastases*; *viscus* plurale *viscera* - è, quindi, essenziale conoscere le basi delle regole di utilizzo del plurale in latino.

Tutti i sostantivi e gli aggettivi latini hanno una differente terminazione per ogni genere (maschile, femminile e neutro), numero (singolare/plurale) e caso - il caso è una speciale terminazione della parola che rivela la funzione della parola nella frase. Pertanto, gli aggettivi latini si devono coniugare con il sostantivo in base al caso, numero e genere.

Ci sono 5 differenti flessioni di nomi o aggettivi ciascuna chiamata declinazione.

Il nominativo indica il soggetto della frase, mentre il genitivo denota il possesso o l'attaccamento. Eliminando la desinenza del genitivo singolare si ha la base a cui la desinenza del nominativo plurale è aggiunta per formare il plurale dell'inglese medico.

Per esempio:

- *Corpus* (nominativo, singolare), *corporis* (genitivo singolare) *corpora* (nominativo plurale). Questo è un sostantivo della terza declinazione neutro, che in italiano significa corpo. La corrispondente forma per

R. Ribes, P.R. Ros. *Inglese per radiologi.* © Springer 2008

l'aggettivo che lo accompagna è *callosus*, *callosum* e *callosa* rispetti-vamente. Per cui *corpus callosum* (nominativo singolare, neutro), *corpora callosa* (nominativo, plurale neutro).

Un altro esempio:
- *Coxa vara* (femminile singolare), *coxae varae* (femminile plurale), ma *genu varum* (neutro singolare), *genua vara* (neutro, plurale).

In questo capitolo riportiamo un esteso glossario latino/inglese che inclu-de il nominativo singolare e plurale, il genitivo singolare ed anche la declinazione ed il genere di ciascuna parola. In alcuni casi sono state aggiunte delle parole addizionali, come la desinenza plurale inglese, se largamente accettate (per esempio, *fetus*, latino plurale *feti*; inglese plu-rale *fetuses*) e terminazioni di origine greca mantenute in alcune parole latine (per esempio, *thorax*, pl. *thoraces*, gen. *thoracos/thoracis*). Le desinenze di sostantivi latini elencate per caso e declinazione sono ripor-tate in Tabella 1.

Tabella 1 Desinenze di sostantivi latini elencate per caso e declinazione

Caso	Declinazione							
	1a	**2a**		**3a**		**4a**		**5a**
	Fem.	**Masc.**	**Neut.**	**Masc./Fem**	**Neut.**	**Masc.**	**Neut**	**Fem.**
Nominativo singolare	*-a*	*-us*	*-um*	//	//	*-us*	*-u*	*-es*
Genitivo singolare	*-ae*	*-i*	*-i*	*-is*	*-is*	*-us*	*-us*	*-ei*
Nominativo plurale	*-ae*	*-i*	*-a*	*-es*	*-a*	*-us*	*-ua*	*-es*

Esempi:
- Prima declinazione.
  Parole femminili plurali:
  - *patella* (nominativo singolare) *patellae* (genitivo) *patellae* (nom. pl.).

- Seconda declinazione.
  Parole maschili:
  - *humerus* (nom. sing.) *humeri* (gen.), *humeru* (nom. pl.).
  Parole neutre:
  - *interstitium* (nom. sing.), *interstitii* (gen.), *interstitia* (nom. pl.).

- Terza declinazione.
  Parole maschili e femminili:
  - *pars* (nom. sing.), *partis* (gen.), *partes* (nom. pl.).
  Parole neutre:
  - *os* (nom. sing.), *oris* (gen.), *ora* (nom. pl.).

- Quarta declinazione.
  Parole maschili:
  - *processus* (nom. sing.), *processus* (gen.), *processus* (nom. pl.).
  Parole neutre:
  - *cornu* (nom. sing.), *cornus* (gen.), *cornua* (nom. pl.).

- Quinta declinazione.
  Parole femminili:
  - *facies* (nom. sing.), *faciei* (gen.), *facies* (nom. pl.).

La desinenza degli aggettivi cambia in base ad uno di questi due aspetti:
1. Singolare maschile *-us*, femminile *-a*, neutro *-um*.
   Plurale maschile *-i*, femminile *-ae*, neutro *-a*.
2. Singolare maschile *-is*, femminile *-is*, neutro *-e*.
   Plurale maschile *-es*, femminile *-es*, neutro *-a*.

Regole del plurale

Non intendiamo sostituire i dizionari medici e latini o i libri di testo greci. Al contrario, desideriamo solo dare dei suggerimenti sulla terminologia latina e greca che possano essere utili nell'approcciarne l'utlizzo.

Il nostro primo suggerimento è: quando dovete scrivere una parola latina o greca, per prima cosa verificatene l'ortografia e, se la parole che dovete utilizzare è un plurale, non inventate. Sebbene "indovina la forma plurale" possa essere un valido esercizio, controllatene sul dizionario medico la correttezza.

Queste regole per ottenere il plurale sono utili perlomeno per aumentare la nostra confidenza nell'uso di parole latine e greche quali ad esempio *metastasis-metastases*, *pelvis-pelves*, *bronchus-bronchi*, ...

Alcuni medici ritengono che i termini *metastasis* e *metastases* siano equivalenti. Questo non è corretto; la differenza tra una singola metastasi epatica e multiple metastasi epatiche non richiede nessun ulteriore commento.

Ci sono molte parole latine e greche la cui forma singolare non è quasi mai impiegata, come anche alcuni termini la cui forma plurale è scritta o detta raramente. Pensiamo ad esempio alla forma singolare di *viscera* (*viscus*). Pochi medici sono a conoscenza del fatto che il fegato è un *viscus* mentre il fegato e la milza sono delle *viscera*. Da un punto di vista colloquiale questa discussione può essere considerata futile, ma per coloro che scrivono articoli sanno che la terminologia greco/latina è spesso un incubo e richiede particolare attenzione e che i termini che vengono adoperati raramente nel linguaggio di tutti i giorni devono essere scritti in maniera corretta in un articolo scientifico.

Consideriamo ancora la forma plurale di *pelvis* (*pelves*). Parlare di diverse *pelves* è così raro che molti dottori si domandano se esista davvero il termine *pelves*.

Sebbene esistano alcune eccezioni, le seguenti regole generali possono essere utili con i termini plurali:
- Le parole che terminano in *-us* cambiano in *-i* (parole maschili di seconda declinazione):
  bronchus – bronchi.

- Le parole che terminano in *-um* cambiano in *-a* (parole neutre di seconda declinazione):
  acetabolum – acetabola.

- Le parole che terminano in *-a* cambiano in *-ae* (parole femminili di prima declinazione): *vena – venae*.

- Le parole che terminano in *-ma* cambiano in *-mata* o *-mas* (parole neutre di terza declinazione di origine greca):
  sarcoma – sarcomata/sarcomas.

- Le parole che terminano in *-is* cambiano in *-es* (parole maschili e femminili di terza declinazione):
  metastasis – metastases.

- Parole che terminano in *-itis* cambiano in *-itides* (parole maschili e

femminili di terza declinazione):
arthritis – arthritides.

- Le parole che terminano in *-x* cambiano in *-ces* (parole maschili femminili di terza declinazione):
pneumothorax – pneumothoraces.

- Le parole che terminano in *-cyx* cambiano in *-cyges* (parole maschili e femminili di terza declinazione):
coccyx – coccyges.

- Le parole che terminano in *-ion* cambiano in *-ia* (parole neutre di seconda declinazione, per la maggior parte di origine greca):
criterion – criteria.

Elenco di termini latini e greci con i loro plurali e traduzione in inglese

Abbreviazioni:

adj.   adjective
Engl.   English
fem.   feminine
gen.   genitive
Gr.   Greek
Lat.   Latin
lit.   literally
m.   muscle
masc.   masculine
neut.   neuter
pl.   plural
sing.   singular

A

- *Abdomen*, pl. *abdomina*, gen. *abdominis*. Abdomen. 3ª declinazione neut.
- *Abducens*, pl. *abducentes*, gen. *abducentis* (from the verb abduco, to detach, to lead away). 3ª declinazione.
- *Abductor*, pl. *abductores*, gen. *abductoris* (from the verb abduco, to detach, to lead away). 3ª declinazione masc.
- *Acetabulum*, pl. *acetabula*, gen. *acetabuli*. Cotyle. 2ª declinazione neut.

- *Acinus*, pl. *acini*, gen. *acini*. Acinus. 2ª declinazione masc.
- *Adductor*, pl. *adductores*, gen. *adductoris*. Adductor. 3ª declinazione masc.
- *Aditus*, pl. *aditus*, gen. *aditus*. Entrance to a cavity. 4ª declinazione masc.
  - *Aditus ad antrum, aditus glottidis inferior*, etc.
- *Agger*, pl. *aggeres*, gen. *aggeris*. Prominence. 3ª declinazione masc.
  - *Agger valvae venae, agger nasi, agger perpendicularis*, etc.
- *Ala*, pl. *alae*, gen. *alae*. Wing. 1ª declinazione fem.
- *Alveolus*, pl. *alveoli*, gen. *alveoli*. Alveolus (lit. basin). 2ª declinazione masc.
- *Alveus*, pl. *alvei*, gen. *alvei*. Cavity, hollow. 2ª declinazione masc.
- *Amoeba*, pl. *amoebae*, gen. *amoebae*. Ameba. 1ª declinazione fem.
- *Ampulla*, pl. *ampullae*, gen. *ampullae*. Ampoule, blister. 1ª declinazione fem.
- *Anastomosis*, pl. *anastomoses*, gen. *anastomosis*. Anastomosis. 3ª declinazione.
- *Angulus*, pl. *anguli*, gen. *anguli*. Angle, apex, corner. 2ª declinazione neut.
- *Annulus*, pl. *annuli*, gen. *annuli*. Ring. 2ª declinazione masc.
- *Ansa*, pl. *ansae*, gen. *ansae*. Loop, hook, handle. 1a declinazione fem.
- *Anterior*, pl. *anteriores*, gen. *anterioris*. Foremost, that is before, former. 3ª declinazione masc.
- *Antrum*, pl. *antra*, gen. *antri*. *Antrum*, hollow, cave. 2ª declinazione neut.
- *Anus*, pl. *ani*, gen. *ani*. Anus (lit. ring). 2ª declinazione masc.
- *Aorta*, pl. *Aortae*, gen. *aortae*. Aorta. 1ª declinazione fem.
- *Apex*, pl. *apices*, gen. *apices*. Apex (top, summit, cap). 3ª declinazione masc.
- *Aphtha*, pl. *aphthae*, gen. *aphthae*. Aphtha (small ulcer). 1ª declinazione fem.
- *Aponeurosis*, pl. *aponeuroses*, gen. *aponeurosis*. Aponeurosis. 3ª declinazione.
- *Apophysis*, pl. *apophyses*, gen. *apophysos/apophysis*. Apophysis. 3ª declinazione fem.
- *Apparatus*, pl. *apparatus*, gen. *apparatus*. Apparatus, system. 4ª declinazione masc.
- *Appendix*, pl. *appendices*, gen. *appendicis*. Appendage. 3ª declinazione fem.
- *Area*, pl. *areae*, gen. *areae*. Area. 1ª declinazione fem.
- *Areola*, pl. *areolae*, gen. *areolae*. Areola (lit. little area). 1ª declinazione fem.

- *Arrector*, pl. *arrectores*, gen. *arrectoris*. Erector, tilt upwards. 3ª declinazione masc.
- *Arteria*, pl. *arteriae*, gen. *arteriae*. Artery. 1ª declinazione fem.
- *Arteriola*, pl. *arteriolae*, gen. *arteriolae*. Arteriola (small artery). 1ª declinazione fem.
- *Arthritis*, pl. *arthritides*, gen. *arthritidis*. Arthritis. 3ª declinazione fem.
- *Articularis*, pl. *articulares*, gen. *articularis*. Articular, affecting the joints. 3ª declinazione masc. (adj.: masc. articularis, fem. articularis, neut. articulare).
- *Articulatio*, pl. *articulationes*, gen. *articulationis*. Joint. 3ª declinazione fem.
- *Atlas*, pl. *atlantes*, gen. *atlantis*. First cervical vertebra. 3ª declinazione masc.
- *Atrium*, pl. *atria*, gen. *atrii*. Atrium. 2ª declinazione neut.
- *Auricula*, pl. *auriculae*, gen. *auriculae*. Auricula (ear flap). Auricular (auricular appendix of the cardiac atrium). 1ª declinazione fem.
- *Auricularis* m., pl. *auriculares*, gen. *auricularis*. Pertaining to the ear. 3ª declinazione masc.
- *Auris*, pl. *aures*, gen. *auris*. Ear. 3ª declinazione fem.
- *Axilla*, pl. *axillae*, gen. *axillae*. Armpit. 1ª declinazione fem.
- *Axis*, pl. *axes*, gen. *axis*. Second cervical vertebra, axis. 3ª declinazione masc.

B

- *Bacillus*, pl. *bacilli*, gen. *bacilli*. Stick-shape bacterium (lit. small stick). 2ª declinazione masc.
- *Bacterium*, pl. *bacteria*, gen. *bacterii*. Bacterium. 2ª declinazione neut.
- *Basis*, pl. *bases*, gen. *basis*. Basis, base. 3ª declinazione fem.
- *Biceps* m., pl. *bicipites*, gen. *bicipitis*. A muscle with two heads. 3ª declinazione masc.
  - *Biceps* + genitive. *Biceps brachii* (brachium, arm)
- *Borborygmus*, pl. *borborygmi*, gen. *borborygmi*. Borborygmus (gastrointestinal sound). 2ª declinazione masc.
- *Brachium*, pl. *brachia*, gen. *brachii*. Arm. 2ª declinazione neut.
- *Brevis*, pl. *breves*, gen. *brevis*. Short, little, small. 3ª declinazione masc. (adj.: masc. brevis, fem. brevis, neut. breve).
- *Bronchium*, pl. *bronchia*, gen. *bronchii*. Bronchus. 2ª declinazione neut.
- *Buccinator* m., pl. *buccinatores*, gen. *buccinatoris*. Buccinator m. (trumpeter's muscle). 3ª declinazione masc.

- *Bulla*, pl. *bullae*, gen. *bullae*. Bulla. 1ª declinazione fem.
- *Bursa*, pl. *bursae*, gen. *bursae*. Bursa (bag, pouch). 1ª declinazione fem.

C

- *Caecum*, pl. *caeca*, gen. *caeci*. Blind. 2ª declinazione neut. (adj.: masc. *caecus*, fem. *caeca*, neut. *caecum*).
- *Calcaneus*, pl. *calcanei*, gen. *calcanei*. Calcaneus (from calx, heel). 2ª declinazione masc.
- *Calculus*, pl. *calculi*, gen. *calculi*. Stone (lit. pebble). 2ª declinazione masc.
- *Calix*, pl. *calices*, gen. *calicis*. Calix (lit. cup, goblet). 3ª declinazione masc.
- *Calx*, pl. *calces*, gen. *calcis*. Heel. 3ª declinazione masc.
- *Canalis*, pl. *canales*, gen. *canalis*. Channel, conduit. 3ª declinazione masc.
- *Cancellus*, pl. *cancelli*, gen. *cancelli*. Reticulum, lattice, grid. 2ª declinazione masc.
- *Cancer*, pl. *cancera*, gen. *canceri*. Cancer. 3ª declinazione neut.
- *Capillus*, pl. *capilli*, gen. *capilli*. Hair. 2ª declinazione masc.
- *Capitatus*, pl. *capitati*, gen. *capitati*. Capitate, having or forming a head. 2ª declinazione masc. (adj.: masc. *capitatus*, fem. *capitata*, neut. *capitatum*).
- *Capitulum*, pl. *capitula*, gen. *capituli*. Head of a structure, condyle. 2ª declinazione neut.
- *Caput*, pl. *capita*, gen. *capitis*. Head. 3ª declinazione neut.
- *Carcinoma*, pl. Lat. *carcinomata*, pl. Engl. *carcinomas*, gen. carcino-matis. Carcinoma (epithelial cancer). 3ª declinazione neut.
- *Carina*, pl. *carinae*, gen. *carinae*. Carina (lit. keel, bottom of ship). 1ª declinazione fem.
- *Cartilago*, pl. *cartilagines*, gen. *cartilaginis*. Cartilage. 3ª declinazio-ne neut.
- *Cauda*, pl. *caudae*, gen. *caudae*. Tail. 1ª declinazione fem.
  - *Cauda equina* (adj.: masc. *equinus*, fem. *equina*, neut. *equinum*. Concerning horses).
- *Caverna*, pl. *cavernae*, gen. *cavernae*. Cavern. 1ª declinazione fem.
- *Cavitas*, pl. *cavitates*, gen. *cavitatis*. Cavity. 3ª declinazione fem.
- *Cavum*, pl. *cava*, gen. *cavi*. Cavum (hole, pit, depression). 2ª declinazione neut.
- *Cella*, pl. *cellae*, gen. *cellae*. Cell (lit. cellar, wine storeroom). 1ª declinazione fem.
- *Centrum*, pl. *centra*, gen. *centri*. Center. 2ª declinazione neut.

- *Cerebellum*, pl. *cerebella*, gen. *cerebelli*. Cerebellum. 2ª declinazione neut.
- *Cerebrum*, pl. *cerebra*, gen. *cerebri*. Brain. 2ª declinazione neut.
- *Cervix*, pl. *cervices*, gen. *cervicis*. Neck. 3ª declinazione fem.
- *Chiasma*, pl. *chiasmata*, gen. *chiasmatis/chiasmatos*. Chiasm. 3ª declinazione neut.
- *Choana*, pl. *choanae*, gen. *choanae*. Choana. 1ª declinazione fem.
  - *Choanae narium* (*naris*, gen. sing. *naris*, gen. pl. *narium*, nose). Posterior opening of the nasal fossae.
- *Chorda*, pl. *chordae*, gen. *chordae*. String. 1ª declinazione fem.
  - *Chorda tympani*. A nerve given off from the facial nerve in the facial canal that crosses over the tympanic membrane (*tympanum*, gen. *tympani*. Eardrum).
- *Chorion*, pl. *choria*, gen. *chorii*. Chorion (membrane enclosing the fetus). 2ª declinazione neut.
- *Cicatrix*, pl. *cicatrices*, gen. *cicatricis*. Scar. 3ª declinazione fem.
- *Cilium*, pl. *cilia*, gen. *cilii*. Cilium (lit. upper eyelid). 2ª declinazione neut.
- *Cingulum*, pl. *cingula*, gen. *cinguli*. Cingulum (belt-shaped structure, lit. belt). 2ª declinazione neut.
- *Cisterna*, pl. *cisternae*, gen. *cisternae*. Cistern. 1ª declinazione fem.
- *Claustrum*, pl. *claustra*, gen. *claustri*. Claustrum. 2ª declinazione neut.
- *Clitoris*, pl. *clitorides*, gen. *clitoridis*. Clitoris. 3ª declinazione.
- *Clivus*, pl. *clivi*, gen. *clivi*. Clivus (part of the skull, lit. slope). 2ª declinazione masc.
- *Clostridium*, pl. *clostridia*, gen. *clostridii*. Clostridium (genus of bacteria). 2ª declinazione neut.
- *Coccus*, pl. *cocci*, gen. *cocci*. Coccus (rounded bacterium, lit. a scarlet dye). 2ª declinazione masc.
- *Coccyx*, pl. *coccyges*, gen. *coccygis*. Coccyx. 3ª declinazione masc.
- *Cochlea*, pl. *cochleae*, gen. *cochleae*. Cochlea (lit. snail shell). 1ª declinazione fem.
- *Collum*, pl. *colla*, gen. *colli*. Neck. 2ª declinazione neut.
- *Comedo*, pl. *comedones*, gen. *comedonis*. Comedo (a dilated hair follicle filled with keratin). 3ª declinazione masc.
- *Comunis*, pl. *comunes*, gen. *comunis*. Common. 3ª declinazione masc. (adj.: masc./fem. comunis, neut. comune).
- *Concha*, pl. *conchae*, gen. *conchae*. Concha (shell-shaped structure). 1ª declinazione fem.
- *Condyloma*, pl. *condylomata*, gen. *condylomatis*. Condyloma. 3ª declinazione neut.
  - *Condyloma acuminatum*.

- *Conjunctiva*, pl. *conjunctivae*, gen. *conjunctivae*. Conjunctiva. 1ª declinazione fem.
- *Constrictor*, pl. *constrictores*, gen. *constrictoris*. Sphincter. 3ª declinazione masc.
- *Conus*, pl. *coni*, gen. *coni*. Cone. 2ª declinazione masc.
  - *Conus medullaris* (from *medulla*, pl. *medullae*. The tapering end of the spinal cord).
- *Cor*, pl. *corda*, gen. *cordis*. Heart. 3ª declinazione neut.
- *Corium*, pl. *coria*, gen. *corii*. Dermis (lit. skin). 2ª declinazione neut.
- *Cornu*, pl. *cornua*, gen. *cornus*. Horn. 4ª declinazione neut.
- *Corona*, pl. *coronae*, gen. *coronae*. Corona (lit. crown). 1ª declinazione fem.
  - *Corona radiata*, pl. *coronae radiatae*, gen. *coronae radiatae*.
- *Corpus*, pl. *corpora*, gen. *corporis*. Body. 3ª declinazione neut.
  - *Corpus callosum, corpus cavernosum.*
- *Corpusculum*, pl. *corpuscula*, gen. *corpusculi*. Corpuscle. 2ª declinazione neut.
- *Cortex*, pl. *cortices*, gen. *corticis*. Cortex, outer covering. 3ª declinazione masc.
- *Coxa*, pl. *coxae*, gen. *coxae*. Hip. 1ª declinazione fem.
- *Cranium*, pl. *crania*, gen. *cranii*. Skull. 2ª declinazione neut.
- *Crisis*, pl. *crises*, gen. *crisos/crisis*. Crisis. 3ª declinazione fem.
- *Crista*, pl. *cristae*, gen. *cristae*. Crest. 1a declinazione fem.
  - *Crista galli* (from gallus, pl. galli, rooster). The midline process of the ethmoid bone arising from the cribriform plate.
- *Crus*, pl. *crura*, gen. *cruris*. Leg, leg-like structure. 3ª declinazione neut.
  - *Crura diaphragmatis.*
- *Crusta*, pl. *crustae*, gen. *crustae*. Crust, hard surface. 1ª declinazione fem.
- *Crypta*, pl. *cryptae*, gen. *cryptae*. Crypt. 1ª declinazione fem.
- *Cubitus*, pl. *cubiti*, gen. *cubiti*. Ulna (lit. forearm). 2ª declinazione masc.
- *Cubitus*, pl. *cubitus*, gen. *cubitus*. State of lying down. 4ª declinazione masc.
  - *De cubito supino/prono.*
- *Culmen*, pl. *culmina*, gen. *culminis*. Peak, top. Top of cerebellar lobe. 3ª declinazione neut.
- *Cuneiforme*, pl. *cuneiformia*, gen. *cuneiformis*. Wedge-shaped structure. 3ª declinazione neut. (adj.: masc. *cuneiformis*, fem. *cuneiformis*, neut. *cuneiforme*).

D

- *Decussatio*, pl. *decussationes*, gen. *decussationis*. Decussation. 3ª declinazione fem.
- *Deferens*, pl. *deferentes*, gen. *deferentis*. Spermatic duct (from the verb defero, to carry). 3ª declinazione masc.
- *Dens*, pl. *dentes*, gen. *dentis*. Tooth. 3ª declinazione masc.
- *Dermatitis*, pl. *dermatitides*, gen. *dermatitis*. Dermatitis. 3ª declinazione.
- *Dermatosis*, pl. *dermatoses*, gen. *dermatosis*. Dermatosis. 3ª declinazione.
- *Diaphragma*, pl. *diaphragmata*, gen. *diaphragmatis*. Diaphragm. 3ª declinazione neut.
- *Diaphysis*, pl. *diaphyses*, gen. *diaphysis*. Shaft. 3ª declinazione.
- *Diarthrosis*, pl. *diarthroses*, gen. *diarthrosis*. Diarthrosis. 3ª declinazione.
- *Diastema*, pl. *diastemata*, gen. *diastematis*. Diastema (congenital fissure). 3ª declinazione.
- *Digastricus* m., pl. *digastrici*, gen. *digastrici*. Digastric (having two bellies). 2ª declinazione masc.
- *Digitus*, pl. *digiti*, gen. sing. *digiti*, gen. pl. *digitorum*. Finger. 2ª declinazione masc.
  - *Extensor digiti minimi, flexor superficialis digitorum.*
- *Diverticulum*, pl. *diverticula*, gen. *diverticuli*. Diverticulum. 2ª declinazione neut.
- *Dorsum*, pl. *dorsa*, gen. *dorsi*. Back. 2ª declinazione neut.
- *Ductus*, pl. *ductus*, gen. *ductus*. Duct. 4ª declinazione masc.
  - *Ductus arteriosus, ductus deferens.*
- *Duodenum*, pl. *duodena*, gen. *duodeni*. Duodenum (lit. twelve. The duodenum measures 12 times a finger). 2ª declinazione neut.

E

- *Ecchymosis*, pl. *ecchymoses*, gen. *ecchymosis*. Ecchymosis. 3ª declinazione.
- *Effluvium*, pl. *effluvia*, gen. *effluvii*. Effluvium (fall). 2ª declinazione neut.
- *Encephalitis*, pl. *encephalitides*, gen. *encephalitidis*. Encephalitis. 3ª declinazione fem.
- *Endocardium*, pl. *endocardia*, gen. *endocardii*. Endocardium. 2ª declinazione neut.

- *Endometrium*, pl. *endometria*, gen. *endometrii*. Endometrium. 2ª declinazione neut.
- *Endothelium*, pl. *endothelia*, gen. *endothelii*. Endothelium. 2ª declinazione neut.
- *Epicondylus*, pl. *epicondyli*, gen. *epicondyli*. Epicondylus. 2ª declinazione masc.
- *Epidermis*, pl. *epidermides*, gen. *epidermidis*. Epidermis. 3ª declinazione.
- *Epididymis*, pl. *epididymes*, gen. *epididymis*. Epididymis. 3ª declinazione.
- *Epiphysis*, pl. *epiphyses*, gen. *epiphysis*. Epiphysis. 3ª declinazione.
- *Epithelium*, pl. *epithelia*, gen. *epithelii*. Epithelium. 2ª declinazione neut.
- *Esophagus*, pl. *esophagi*, gen. *esophagi*. Esophagus. 2ª declinazione masc.
- *Exostosis*, pl. *exostoses*, gen. *exostosis*. Exostosis. 3ª declinazione.
- *Extensor*, pl. *extensores*, gen. *extensoris*. A muscle the contraction of which stretches out a structure. 3ª declinazione masc.
  - *Extensor carpi ulnaris* m., *extensor digitorum communis* m., *extensor hallucis longus/brevis* m., etc.
- *Externus*, pl. *externi*, gen. *externi*. External, outward. 2ª declinazione masc (adj.: masc. *externus*, fem. *externa*, gen. *externum*).

F

- *Facies*, pl. *facies*, gen. *faciei*. Face. 5ª declinazione fem.
- *Falx*, pl. *falces*, gen. *falcis*. Sickle-shaped structure. 3ª declinazione fem.
  - *Falx cerebrii*.
- *Fascia*, pl. *fasciae*, gen. *fasciae*. Fascia. 1ª declinazione fem.
- *Fasciculus*, pl. *fasciculi*, gen. *fasciculi*. Fasciculus. 2ª declinazione masc.
- *Femur*, pl. *femora*, gen. *femoris*. Femur. 3ª declinazione neut.
- *Fenestra*, pl. *fenestrae*, gen. *fenestrae*. Window, hole. 1ª declinazione fem.
- *Fetus*, Lat. pl. *feti/fetus*, Eng. pl. *fetuses*, gen. *feti/fetus*. Fetus. 2ª declinazione masc/4a declinazione masc.
- *Fibra*, pl. *fibrae*, gen. *fibrae*. Fiber. 1ª declinazione fem.
- *Fibula*, pl. *fibulae*, gen. *fibulae*. Fibula. 1ª declinazione fem.
- *Filamentum*, pl. *filamenta*, gen. *filamentii*. Filament. 2ª declinazione neut.
- *Filaria*, pl. *filariae*, gen. *filariae*. Filaria. 1ª declinazione fem.
- *Filum*, pl. *fila*, gen. *fili*. Filamentous structure. 2ª declinazione neut.
  - *Filum terminale*

- *Fimbria*, pl. *fimbriae*, gen. *fimbriae*. Fimbria (lit. fringe). 1ª declinazione fem.
- *Fistula*, pl. *fistulae*, gen. *fistulae*. Fistula (lit. pipe, tube). 1ª declinazione fem.
- *Flagellum*, pl. *flagella*, gen. *flagelli*. Flagellum (whip-like locomotory organelle). 2ª declinazione neut.
- *Flexor*, pl. *flexores*, gen. *flexoris*. A muscle whose action flexes a joint. 3ª declinazione masc.
  - *Flexor carpi radialis/ulnaris* mm., *flexor pollicis longus/brevis* mm., etc.
- *Flexura*, pl. *flexurae*, gen. *flexurae*. Flexure, curve, bow. 1ª declinazione fem.
- *Folium*, pl. *folia*, gen. *folii*. Leaf-shaped structure (lit. leaf). 2ª declinazione neut.
- *Folliculus*, pl. *folliculi*, gen. *folliculi*. Follicle. 2ª declinazione masc.
- *Foramen*, pl. *foramina*, gen. *foraminis*. Foramen, hole. 3ª declinazione neut.
  - *Foramen rotundum, foramen ovale.*
  - *Foramina cribrosa*, pl. (multiple pores in lamina cribrosa).
- *Formula*, pl. *formulae*, gen. *formulae*. Formula. 1ª declinazione fem.
- *Fornix*, pl. *fornices*, gen. *fornicis*. Fornix (arch-shaped structure). 3ª declinazione masc.
- *Fossa*, pl. *fossae*, gen. *fossae*. Fossa, depression. 1ª declinazione fem.
- *Fovea*, pl. *foveae*, gen. *foveae*. Fovea, depression, pit. 1ª declinazione fem.
- *Frenulum*, pl. *frenula*, gen. *frenuli*. Bridle-like structure. 2ª declinazione neut.
- *Fungus*, pl. *fungi*, gen. *fungi*. Fungus (lit. mushroom). 2ª declinazione masc.
- *Funiculus*, pl. *funiculi*, gen. *funiculi*. Cord, string. 2ª declinazione masc.
- *Furfur*, pl. *furfures*, gen. *furfuris*. Dandruff. 3ª declinazione masc.
- *Furunculus*, pl. *furunculi*, gen. *furunculi*. Furuncle. 2ª declinazione masc.

G

- *Galea*, pl. *galeae*, gen. *galeae*. Cover, a structure shaped like a helmet (lit. helmet). 1ª declinazione fem.
  - *Galea aponeurotica*, pl. *galeae aponeuroticae* (epicranial aponeurosis).
- *Ganglion*, pl. *ganglia*, gen. *ganglii*. Node. 2ª declinazione masc.
- *Geniculum*, pl. *genicula*, gen. *geniculi*. Geniculum (knee-shaped structure). 2ª declinazione neut.

- *Geniohyoideus* m., pl. *geniohyoidei*, gen. *geniohyoidei*. Glenohyoid muscle. 2ª declinazione masc.
- *Genu*, pl. *genua*, gen. *genus*. Knee. 4ª declinazione neut.
- *Genus*, pl. *genera*, gen. *generis*. Gender. 3ª declinazione neut.
- *Gestosis*, pl. *gestoses*, gen. *gestosis*. Gestosis (pregnancy impairment). 3ª declinazione.
- *Gingiva*, pl. *gingivae*, gen. *gingivae*. Gum. 1ª declinazione fem.
- *Glabella*, pl. *glabellae*, gen. *glabellae*. Small lump/mass. 1ª declinazione fem.
- *Glandula*, pl. *glandulae*, gen. *glandulae*. Gland. 1ª declinazione fem.
- *Glans*, pl. *glandes*, gen. *glandis*. Glans (lit. acorn). 3ª declinazione fem.
  - *Glans penis.*
- *Globus*, pl. *globi*, gen. *globi*. Globus, round body. 2ª declinazione masc.
- *Glomerulus*, pl. *glomeruli*, gen. *glomeruli*. Glomerule. 2ª declinazione masc.
- *Glomus,* pl. *glomera*, gen. *glomeris*. Glomus (ball-shaped body). 3ª declinazione.
- *Glottis*, pl. *glottides*, gen. *glottidis*. Glottis. 3ª declinazione.
- *Gluteus* m., pl. *glutei*, gen. *glutei*. Buttock. 2ª declinazione masc.
- *Gracilis* m., pl. *graciles*, gen. *gracilis*. Graceful. 3ª declinazione masc (adj.: masc. *gracilis*, fem. *gracilis*, neut. *gracile*).
- *Granulatio*, pl. *granulationes*, gen. *granulationis*. Granulation. 3ª declinazione.
- *Gumma*, pl. *gummata*, gen. *gummatis*. Syphiloma. 3ª declinazione neut.
- *Gutta*, pl. *guttae*, gen. *guttae*. Gout. 1ª declinazione fem.
- *Gyrus*, pl. *gyri*, gen. *gyri*. Convolution. 2ª declinazione masc.
- *Gastrocnemius* m., pl. *gastrocnemii*, gen. *gastrocnemii*. Calf muscle. 2ª declinazione masc.

H

- *Hallux*, pl. *halluces*, gen. *hallucis*. First toe. 3ª declinazione masc.
- *Hamatus*, pl. *hamati*, gen. *hamati*. Hamate bone. 2ª declinazione masc. (adj.: masc. *hamatus*, fem. *hamata*, neut. *hamatum*. Hooked).
- *Hamulus*, pl. *hamuli*, gen. *hamuli*. Hamulus (lit. small hook). 2ª declinazione masc.
- *Haustrum*, pl. *haustra*, gen. *haustri*. Pouch from the lumen of the colon. 2ª declinazione neut.
- *Hiatus*, pl. *hiatus*, gen. *hiatus*. Gap, cleft. 4ª declinazione masc.

- *Hilum*, pl. *hila*, gen. *hili*. Hilum (the part of an organ where the neurovascular bundle enters). 2ª declinazione neut.
- *Hircus*, pl. *hirci*, gen. *hirci*. Hircus (armpit hair, lit. goat). 2ª declinazione masc.
- *Humerus*, pl. *humeri*, gen. *humeri*. Humerus. 2ª declinazione masc.
- *Humor*, pl. *humores*, gen. *humoris*. Humor, fluid. 3ª declinazione masc.
- *Hypha*, pl. *hyphae*, gen. *hyphae*. Hypha, tubular cell (lit. Gr. web). 1ª declinazione fem.
- *Hypophysis*, pl. *hypophyses*, gen. *hypophysis*. Pituitary gland (lit. undergrowth). 3ª declinazione.
- *Hypothenar*, pl. *hypothenares*, gen. *hypothenaris*. Hypothenar (from Gr. *thenar*, the palm of the hand). 3ª declinazione.

I

- *Ilium*, pl. *ilia*, gen. *ilii*. Iliac bone. 2ª declinazione neut.
- *In situ*. In position (from *situs*, pl. *situs*, gen. *situs*, site). 4ª declinazione masc.
- *Incisura*, pl. *incisurae*, gen. *incisurae*. Incisure (from the verb *incido*, cut into). 1ª declinazione fem.
- *Incus*, pl. *incudes*, gen. *incudis*. Incus (lit. anvil). 3ª declinazione fem.
- *Index*, pl. *indices*, gen. *indicis*. Index (second digit, forefinger), guide. 3ª declinazione masc.
- *Indusium*, pl. *indusia*, gen. *indusii*. Indusium (membrane, amnion). 2ª declinazione neut.
- *Inferior*, pl. *inferiores*, gen. *inferioris*. Inferior. 3ª declinazione masc.
- *Infundibulum*, pl. *infundibula*, gen. *infundibuli*. Infundibulum. 2ª declinazione neut.
- *Insula*, pl. *insulae*, gen. *insulae*. Insula. 1ª declinazione fem.
- *Intermedius*, pl. *intermedii*, gen. *intermedii*. In the middlle of. 2ª declinazione masc. (adj.: masc. *intermedius*, fem. *intermedia*, neut. *intermedium*)
- *Internus*, pl. *interni*, gen. *interni*. Internal. 2ª declinazione masc. (adj.: masc. *internus*, fem. *interna*, neut. *internum*).
- *Interosseus*, gen. *interossei*, pl. *interossei*. Interosseous. 2ª declinazione masc. (adj.: masc. *interosseus*, fem. *interossea*, neut. *interosseum*).
- *Intersectio*, pl. *intersectiones*, gen. *intersectionis*. Intersection. 3ª declinazione fem.
- *Interstitium*, pl. *interstitia*, gen. *interstitii*. Interstice. 2ª declinazione neut.
- *Intestinum*, pl. *intestina*, gen. *intestini*. Bowel. 2ª declinazione neut.

- *Iris*, pl. *irides*, gen. *iridis*. Iris. 3ᵃ declinazione masc.
- *Ischium*, pl. *ischia*, gen. *ischii*. Ischium. 2ᵃ declinazione neut.
- *Isthmus*, pl. Lat. *isthmi*, pl. Engl. *isthmuses*, gen. *isthmi*. Constriction, narrrow passage. 2ᵃ declinazione masc.

J

- *Jejunum*, pl. *jejuna*, gen. *jejuni*. Jejunum (from Lat. adj. *jejunus*, fasting, empty). 2ᵃ declinazione neut.
- *Jugular*, pl. *jugulares*, gen. *jugularis*. Jugular vein (lit. relating to the throat, from Lat. *jugulus*, throat). 3ᵃ declinazione.
- *Junctura*, pl. *juncturae*, gen. *juncturae*. Joint, junction. 1ᵃ declinazione fem.

L

- *Labium*, pl. *labia*, gen. *labii*. Lip. 2ᵃ declinazione neut.
- *Labrum*, pl. *labra*, gen. *labri*. Rim, edge, lip. 2ᵃ declinazione neut.
- *Lacuna*, pl. *lacunae*, gen. *lacunae*. Pond, pit, hollow. 1ᵃ declinazione fem.
- *Lamellipodium*, pl. *lamellipodia*, gen. *lamellipodii*. Lamellipodium. 2ᵃ declinazione neut.
- *Lamina*, pl. *laminae*, gen. *laminae*. Layer. 1ᵃ declinazione fem.
  - *Lamina papyracea, lamina perpendicularis*.
- *Larva*, pl. *larvae*, gen. *larvae*. Larva. 1ᵃ declinazione fem.
- *Larynx*, pl. Lat. *larynges*, pl. Engl. *larynxes*, gen. *laryngis*. Larynx. 3ᵃ declinazione.
- *Lateralis*, pl. *laterales*, gen. *lateralis*. Lateral. 3ᵃ declinazione masc. (adj.: masc. lateralis, fem. lateralis, neut. laterale).
- *Latissimus*, pl. *latissimi*, gen. *latissimi*. Very wide, the widest. 2ᵃ declinazione masc. (adj.: masc. *latissimus*, fem. *latissima*, neut. *latissimum*).
- *Latus*, pl. *latera*, gen. *lateris*. Flank. 3ᵃ declinazione neut.
- *Latus*, pl. *lati*, gen. *lati*. Wide, broad. 2ᵃ declinazione masc. (adj.: masc. *latus*, fem. *lata*, neut. *latum*).
- *Lemniscus*, pl. *lemnisci*, gen. *lemnisci*. Lemniscus (lit. ribbon). 2ᵃ declinazione masc.
- *Lentigo*, pl. *lentigines*, gen. *lentiginis*. Lentigo (lit. lentil-shaped spot). 3ᵃ declinazione.
- *Levator*, pl. *levatores*, gen. *levatoris*. Lifter (from Lat. verb *levo*, to lift). 3ᵃ declinazione masc.
- *Lien*, pl. *lienes*, gen. *lienis*. Spleen. 3ᵃ declinazione masc.

- *Lienculus*, pl. *lienculi*, gen. *lienculi*. Accessory spleen. 2ª declinazione masc.
- *Ligamentum*, pl. *ligamenta*, gen. *ligamenti*. Ligament. 2ª declinazione neut.
- *Limbus*, pl. *limbi*, gen. *limbi*. Border, edge. 2ª declinazione masc.
- *Limen*, pl. *limina*, gen. *liminis*. Threshold. 3ª declinazione neut.
- *Linea*, pl. *lineae*, gen. *lineae*. Line. 1ª declinazione fem.
- *Lingua*, pl. *linguae*, gen. *linguae*. Tongue. 1ª declinazione fem.
- *Lingualis*, pl. *linguales*, gen. *lingualis*. Relative to the tongue. 3ª declinazione masc. (adj.: masc. *lingualis*, fem. *lingualis*, neut. *linguale*).
- *Lingula*, pl. *lingulae*, gen. *lingulae*. Lingula (tongue-shaped). 1ª declinazione fem.
- *Liquor*, pl. *liquores*, gen. *liquoris*. Fluid. 3ª declinazione masc.
- *Lobulus*, pl. *lobuli*, gen. *lobuli*. Lobule. 2ª declinazione masc.
- *Lobus*, pl. *lobi*, gen. *lobi*. Lobe. 2ª declinazione masc.
- *Loculus*, pl. *loculi*, gen. *loculi*. Loculus (small chamber). 2ª declinazione masc.
- *Locus*, pl. *loci*, gen. *loci*. Locus (place, position, point). 2ª declinazione masc.
- *Longissimus*, pl. *longissimi*, gen. *longissimi*. Very long, the longest. 2ª declinazione masc. (Adj masc. *longissimus*, fem. *longissima*, neut. *longissimum*).
  - *Longissimus dorsi/capitis* mm. (long muscle of the back/head)
- *Longus*, pl. *longi*, gen. *longi*. Long. 2ª declinazione masc. (adj.: masc. *longus*, fem. *longa*, neut. *longum*).
  - *Longus colli* m. (long muscle of the neck).
- *Lumbar*, pl. *lumbares*, gen. *lumbaris*. Lumbar. 3ª declinazione.
- *Lumbus*, pl. *lumbi*, gen. *lumbi*. Loin. 2ª declinazione masc.
- *Lumen*, pl. *lumina*, gen. *luminis*. Lumen. 3ª declinazione neut.
- *Lunatum*, pl. *lunata*, gen. *lunati*. Lunate bone, crescent-shaped structure. 2ª declinazione neut. (adj.: masc. *lunatus*, fem. *lunata*, neut. *lunatum*).
- *Lunula*, pl. *lunulae*, gen. *lunulae*. Lunula. 1ª declinazione fem.
- *Lymphonodus*, pl. *lymphonodi*, gen. *lymphonodi*. Lymph node. 2ª declinazione masc.

M

- *Macula*, pl. *maculae*, gen. *maculae*. Macula, spot. 1ª declinazione fem.
- *Magnus*, pl. *magni*, gen. *magni*. Large, great. 2ª declinazione masc. (adj.: masc. *magnus*, fem. *magna*, neut. *magnum*).

- *Major*, pl. *majores*, gen. *majoris*. Greater. 3ª declinazione masc./fem.
- *Malleollus*, pl. *malleoli*, gen. *malleoli*. Malleollus (lit. small hammer). 2ª declinazione masc.
- *Malleus*, pl. *mallei*, gen. *mallei*. Malleus (lit. hammer). 2ª declinazione masc.
- *Mamilla*, pl. *mamillae*, gen. *mamillae*. Mamilla. 1ª declinazione fem.
- *Mamma*, pl. *mammae*, gen. *mammae*. Breast. 1ª declinazione fem.
- *Mandibula*, pl. *mandibulae*, gen. *mandibulae*. Jaw. 1ª declinazione fem.
- *Mandibular*, pl. *mandibulares*, gen. *mandibularis*. Relative to the jaw. 3ª declinazione.
- *Manubrium*, pl. *manubria*, gen. *manubrii*. Manubrium (lit. handle). 2ª declinazione neut.
  - *Manubrium sterni*, pl. *manubria sterna* (superior part of the sternum).
- *Manus*, pl. *manus*, gen. *manus*. Hand. 4ª declinazione fem.
- *Margo*, pl. *margines*, gen. *marginis*. Margin. 3ª declinazione fem.
- *Matrix*, pl. *matrices*, gen. *matricis*. Matrix (formative portion of a structure, surrounding substance). 3ª declinazione fem.
- *Maxilla*, pl. *maxillae*, gen. *maxillae*. Maxilla. 1ª declinazione fem.
- *Maximus*, pl. *maximi*, gen. *maximi*. The greatest, the biggest, the largest. 2ª declinazione masc. (adj.: masc. *maximus*, fem. *maxima*, neut. *maximum*).
- *Meatus*, pl. *meatus*, gen. *meatus*. Meatus, canal. 4ª declinazione masc.
- *Medialis*, pl. *mediales*, gen. *medialis*. Medial. 3ª declinazione masc./fem. (adj.: masc. *medialis*, fem. *medialis*, neut. *mediale*)
- *Medium*, pl. *media*, gen. *medii*. Substance, culture medium, means. 2ª declinazione neut.
- *Medulla*, pl. *medullae*, gen. *medullae*. Marrow. 1ª declinazione fem.
  - *Medulla oblongata* (caudal portion of the brainstem), *medulla spinalis*.
- *Membrana*, pl. *membranae*, gen. *membranae*. Membrane. 1ª declinazione fem.
- *Membrum*, pl. *membra*, gen. *membri*. Limb. 2ª declinazione neut.
- *Meningitis*, pl. *meningitides*, gen. *meningitidis*. Meningitis. 3ª declinazione fem.
- *Meningococcus*, pl. *meningococci*, gen. *meningococci*. Meningococcus. 2ª declinazione masc.
- *Meninx*, pl. *meninges*, gen. *meningis*. Meninx. 3ª declinazione.
- *Meniscus*, pl. *menisci*, gen. *menisci*. Meniscus. 2ª declinazione masc.
- *Mentum*, pl. *menti*, gen. *menti*. Chin. 2ª declinazione masc.
- *Mesocardium*, pl. *mesocardia*, gen. *mesocardii*. Mesocardium. 2ª declinazione neut.

- *Mesothelium*, pl. *mesothelia*, gen. *mesothelii*. Mesothelium. 2ª declinazione neut.
- *Metacarpus*, pl. *metacarpi*, gen. *metacarpi*. Metacarpus. 2ª declinazione masc.
- *Metaphysis*, pl. *metaphyses*, gen. *metaphysis*. Metaphysis. 3a declinazione.
- *Metastasis*, pl. *metastases*, gen. *metastasis*. Metastasis. 3ª declinazione
- *Metatarsus*, pl. *metatarsi*, gen. *metatarsi*. Metatarsus. 2ª declinazione masc.
- *Microvillus*, pl. *microvilli*, gen. *microvilli*. Microvillus (from *villus*, hair). 2ª declinazione masc.
- *Minimus*, pl. *minimi*, gen. *minimi*. The smallest, the least. 2ª declinazione masc. (adj,: masc. *minimus*, fem. *minima*, neut. *minimum*).
- *Minor*, pl. *minores*, gen. *minoris*. Lesser. 3ª declinazione masc.
- *Mitochondrion*, pl. *mitochondria*, gen. *mitochondrium*. Mitochondrion. 3ª declinazione neut.
- *Mitosis*, pl. *mitoses*, gen. *mitosis*. Mitosis. 3ª declinazione (from Gr. mitos, thread).
- *Mons*, pl. *montes*, gen. *montis*. Mons (lit. mountain). 3ª declinazione masc.
- *Mors*, pl. *mortes*, gen. *mortis*, acc. mortem. Death. 3ª declinazione fem.
- *Mucolipidosis*, pl. *mucolipidoses*, gen. *mucolipidosis*. Mucolipidosis. 3ª declinazione masc./fem.
- *Mucro*, pl. *mucrones*, gen. *mucronis*. Sharp-tipped structure. 3ª declinazione masc.
  - *Mucro sterni* (sternal xyphoides).
- *Musculus*, pl. *musculi*, gen. *musculi*. Muscle. 2ª declinazione masc.
- *Mycelium*, pl. *mycelia*, gen. *mycelii*. Mycelium, mass of hyphae. 2ª declinazione neut.
- *Mycoplasma*, pl. *mycoplasmata*, gen. *mycoplasmatis*. Mycoplasma. 3ª declinazione neut.
- *Mylohyoideus* m., pl. *mylohyoidei*, gen. *mylohyoidei*. 2ª declinazione masc.
- *Myocardium*, pl. *myocardia*, gen. *myocardii*. Myocardium. 2ª declinazione neut.
- *Myofibrilla*, pl. *myofibrillae*, gen. *myofibrillae*. Myofibrilla. 1ª declinazione fem.
- *Myrinx*, pl. *myringes*, gen. *myringis*. Eardrum. 3ª declinazione.

N

- *Naris*, pl. *nares*, gen. *naris*. Nostril. 3ª declinazione fem.
- *Nasus*, pl. *nasi*, gen. *nasi*. Nose. 2ª declinazione masc.
- *Navicularis*, pl. *naviculares*, gen. *navicularis*. Ship shaped. 3ª declinazione masc.
- *Nebula*, pl. *nebulae*, gen. *nebulae*. Mist, cloud (corneal nebula. corneal opacity). 1ª declinazione fem.
- *Neisseria*, pl. *neisseriae*, gen. *neisseriae*. Neisseria. 1ª declinazione fem.
- *Nephritis*, pl. *nephritides*, gen. *nephritidis*. Nephritis. 3ª declinazione.
- *Nervus*, pl. *nervi*, gen. *nervi*. Nerve. 2ª declinazione masc.
- *Neuritis*, pl. *neuritides*, gen. *neuritidis*. Neuritis. 3ª declinazione.
- *Neurosis*, pl. *neuroses*, gen. *neurosis*. Neurosis. 3ª declinazione.
- *Nevus*, pl. *nevi*, gen. *nevi*. Nevus (lit. mole on the body, birthmark). 2ª declinazione masc.
- *Nidus*, pl. *nidi*, gen. *nidi*. Nidus (lit. nest). 2ª declinazione masc.
- *Nodulus*, pl. *noduli*, gen. *noduli*. Nodule (small node, knot). 2ª declinazione masc.
- *Nucleolus*, pl. *nucleoli*, gen. *nucleoli*. Nucleolus (small nucleus). 2ª declinazione masc.
- *Nucleus*, pl. *nuclei*, gen. *nuclei*. Nucleus (central part, core, lit. inside of a nut). 2ª declinazione masc.

O

- *Obliquus*, pl. *obliqui*, gen. *obliqui*. Oblique. 2ª declinazione masc. (adj.: masc. *obliquus*, fem. *obliqua*, neut. *obliquum*).
- *Occiput*, pl. *occipita*, gen. *occipitis*. Occiput (back of the head). 3ª declinazione neut.
- *Oculentum*, pl. *oculenta*, gen. *oculenti*. Eye ointment. 2ª declinazione neut.
- *Oculus*, pl. *oculi*, gen. *oculi*. Eye. 2ª declinazione masc.
- *Oliva*, pl. *olivae*, gen. *olivae*. Rounded elevation (lit. olive). 1ª declinazione fem.
- *Omentum*, pl. *omenta*, gen. *omenti*. Peritoneal fold. 2ª declinazione neut.
- *Oogonium*, pl. *oogonia*, gen. *oogonii*. Oocyte. 2ª declinazione neut.
- *Operculum*, pl. *opercula*, gen. *operculi*. Operculum, cover (lit. lesser lid). 2ª declinazione neut.
- *Orbicularis* m., pl. *orbiculares*, gen. *orbicularis*. Muscle encircling a structure. 3ª declinazione masc. (adj.: masc. *orbicularis*, fem. *orbicularis*, neut. *orbiculare*).

- *Organum*, pl. *organa*, gen. *organi*. Organ. 2ª declinazione neut.
- *Orificium*, pl. *orificia*, gen. *orificii*. Opening, orifice. 2ª declinazione neut.
- *Os*, pl. *ora*, gen. *oris*. Mouth. 3ª declinazione neut.
- *Os*, pl. *ossa*, gen. *ossis*. Bone. 3ª declinazione neut.
  - *Os* + genitive case: *os coccyges* (coccigeal bone), *os ischii* (ischium).
- *Ossiculum*, pl. *ossicula*, gen. *ossiculi*. Ossicle, small bone. 2ª declinazione masc.
- *Ostium*, pl. *ostia*, gen. *ostii*. Opening into a tubular organ, entrance. 2ª declinazione neut.
- *Ovalis*, pl. *ovales*, gen. *ovalis*. Oval. 3ª declinazione masc. (adj.: masc. *ovalis*, fem. *ovalis*, neut. *ovale*).
- *Ovarium*, pl. *ovaria*, gen. *ovarii*. Ovary. 2ª declinazione neut.
- *Ovulum*, pl. *ovula*, gen. *ovuli*. Ovule. 2ª declinazione neut.

P

- *Palatum*, pl. *palata*, gen. *palati*. Palate. 2ª declinazione neut.
- *Palma*, pl. *palmae*, gen. *palmae*. Palm. 1ª declinazione fem.
- *Palmaris*, pl. *palmares*, gen. *palmaris*. Relative to the palm of the hand. 3ª declinazione masc. (adj.: masc. *palmaris*, fem. *palmaris*, neut. *palmare*).
- *Palpebra*, pl. *palpebrae*, gen. *palpebrae*. Eyelid. 1ª declinazione fem.
- *Pancreas*, pl. *pancreates/pancreata*, gen. *pancreatis*. Pancreas. 3ª declinazione fem./neut.
- *Panniculus*, pl. *panniculi*, gen. *panniculi*. Panniculus (a layer of tissue, from *pannus*, pl. *panni*, cloth). 2ª declinazione masc.
- *Pannus*, pl. *panni*, gen. *panni*. Pannus (lit. cloth). 2ª declinazione masc.
- *Papilla*, pl. *papillae*, gen. *papillae*. Papilla (lit. nipple). 1ª declinazione fem.
- *Paralysis*, pl. *paralyses*, gen. *paralysos/paralysis*. Palsy. 3ª declinazione fem.
- *Parametrium*, pl. *parametria*, gen. *parametrii*. Parametrium. 2ª declinazione neut.
- *Paries*, pl. *parietes*, gen. *parietis*. Wall. 3ª declinazione masc.
- *Pars*, pl. *partes*, gen. *partis*. Part. 3ª declinazione fem.
- *Patella*, pl. *patellae*, gen. *patellae*. Patella. 1ª declinazione fem.
- *Pectoralis* m., pl. *pectorales*, gen. *pectoralis*. Pectoralis muscle. 3ª declinazione masc. (adj.: masc. *pectoralis*, fem. *pectoralis*, neut. *pectorale*).
- *Pectus*, pl. *pectora*, gen. *pectoris*. Chest. 3ª declinazione neut.

- *Pectus excavatum, pectus carinatum.*

● *Pediculus*, pl. *pediculi*, gen. *pediculi*. 1. Pedicle. 2. Louse. 2ª declinazione masc.

● *Pedunculus,* pl. *pedunculi*, gen. *pedunculi*. Pedicle. 2ª declinazione masc.

● *Pelvis*, pl. *pelves*, gen. *pelvis*. Pelvis. 3ª declinazione fem.

● *Penis*, pl. *penes*, gen. *penis*. Penis. 3ª declinazione masc.

● *Perforans*, pl. *perforantes*, gen. *perforantis*. Something which pierces a structure. 3ª declinazione masc.

● *Pericardium*, pl. *pericardia*, gen. *pericardii*. Pericardium. 2ª declinazione neut.

● *Perimysium*, pl. *perimysia*, gen. *perimysii*. Perimysium (from Gr. *mysia*, muscle). 2ª declinazione neut.

● *Perineum*, pl. *perinea*, gen. *perinei*. Perineum. 2ª declinazione neut.

● *Perineurium*, pl. *perineuria*, gen. *perineurii*. Perineurium (from Gr. *neuron*, nerve). 2ª declinazione neut.

● *Periodontium*, pl. *periodontia*, gen. *periodontii*. Periodontium (from Gr. *odous*, tooth). 2ª declinazione neut.

● *Perionychium*, pl. *perionychia*, gen. *perionychii*. Perionychium (from Gr. *onyx*, nail). 2ª declinazione neut.

● *Periosteum*, pl. *periostea*, gen. *periosteii*. Periosteum (from Gr. *osteon*, bone). 2ª declinazione neut.

● *Periostosis*, pl. *periostoses*, gen. *periostosis*. Periostosis. 3ª declinazione.

● *Peritoneum,* pl. *peritonea*, gen. *peritonei*. Peritoneum. 2ª declinazione neut.

● *Peroneus* m., pl. *peronei*, gen. *peronei*. Peroneal bone. 2ª declinazione masc.

● *Pes*, pl. *pedes*, gen. *pedis*. Foot. 3ª declinazione masc.

● *Petechia*, pl. *petechiae*, gen. *petechiae*. Petechiae (tiny hemorrhagic spots). 1ª declinazione fem.

● *Phalanx*, pl. *phalanges*, gen. *phalangis*. Phalanx (long bones of the digits). 3ª declinazione fem.
- *Os phalangi*, pl. *ossa phalangium.*

● *Phallus*, pl. *phalli*, gen. *phalli*. Penis. 2ª declinazione masc.

● *Pharynx*, pl. *pharynges*, gen. *pharyngis*. Pharynx. 3ª declinazione.

● *Philtrum*, pl. *philtra*, gen. *philtri*. Philtrum. 2ª declinazione neut.

● *Phimosis*, pl. *phimoses*, gen. *phimosis*. Phimosis. 3ª declinazione masc.

● *Phlyctena*, pl. *phlyctenae*, gen. *phlyctenae*. Phlyctena (small blister). 1ª declinazione fem.

- *Pia mater*, pl. *piae matres*, gen. *piae matris*. Pia mater (inner meningeal layer of tissue). 1ª declinazione fem. (adj.: masc. *pius*, fem. *pia*, neut. *pium*, tender).
- *Placenta*, pl. *placentae*, gen. *placentae*. Placenta (lit. cake). 1ª declinazione fem.
- *Planta*, pl. *plantae*, gen. *plantae*. Plant, sole. 1ª declinazione fem.
- *Plantar*, pl. *plantaria*, gen. *plantaris*. Relating to the sole of the foot. 3ª declinazione neut.
- *Planum*, pl. *plana*, gen. *plani*. Plane. 2ª declinazione neut.
- *Platysma* m., pl. *platysmata*, gen. *platysmatis*. Platysma. 3ª declinazione neut.
- *Pleura*, pl. *pleurae*, gen. *pleurae*. Pleura. 1ª declinazione fem.
- *Plica*, pl. *plicae*, gen. *plicae*. Fold. 1ª declinazione fem.
- *Pneumoconiosis*, pl. *pneumoconioses*, gen. *pneumoconiosis*. Pneumoconiosis. 3ª declinazione.
- *Pollex*, pl. *pollices*, gen. *pollicis*. Thumb. 3ª declinazione masc.
- *Polus*, pl. *poli,* gen. *poli*. Pole. 2ª declinazione masc.
- *Pons*, pl. *pontes*, gen. *pontis*. Pons (lit. bridge). 3ª declinazione masc.
- *Porta*, pl. *portae*, gen. *portae*. Porta (from Lat. verb *porto*, carry, bring). 1ª declinazione fem.
- *Portio*, pl. *portiones*, gen. *portionis*. Portion. 3ª declinazione fem.
- *Porus*, pl. *pori*, gen. *pori*. Pore. 2ª declinazione masc.
- *Posterior*, pl. *posteriores*, gen. *posterioris*. Coming after. 3ª declinazione.
- *Praeputium*, pl. *praeputia*, gen. *praeputii*. Prepuce, foreskin. 2ª declinazione neut.
- *Princeps*, pl. *principes*, gen. *principis*. First, foremost, leading. 3ª declinazione masc.
- *Processus*, pl. *processus*, gen. *processus*. Process. 4ª declinazione masc.
- *Profunda*, pl. *profundae*, gen. *profundae*. Deep. 1ª declinazione fem. (adj.: masc. *profundus*, fem. *profunda*, neut. *profundum*).
  - *Vena femoralis profunda*, deep femoral vein.
- *Prominentia*, pl. *prominentiae*, gen. *prominentiae*. Prominence. 1ª declinazione fem.
- *Promontorium*, pl. *promontoria*, gen. *promontorii*. Promontorium. 2ª declinazione neut.
- *Pronator*, pl. *pronatores*, gen. *pronatoris*. A muscle that serves to pronate. 3ª declinazione masc.
  - *Pronator teres* m., *pronator quadratus* m.
- *Prophylaxis*, pl. *prophylaxes*, gen. *prophylaxis*. Prophylaxis (from Gr. prophylasso, take precaution). 3ª declinazione.

- *Proprius*, pl. *proprii*, gen. *proprii*. Own. 2ª declinazione masc. (adj.: masc. *proprius*, fem. *propria*, neut. *proprium*).
- *Prosthesis*, pl. *prostheses*, gen. *prosthesis*. Prosthesis. 3ª declinazione fem.
- *Psychosis*, pl. *psychoses*, gen. *psychosis*. Psychosis. 3ª declinazione fem.
- *Ptosis*, pl. *ptoses*, gen. *ptosis*. Ptosis. 3ª declinazione.
- *Pubes*, pl. *pubes*, gen. *pubis*. Pubis. 3ª declinazione fem.
- *Pudendum*, pl. *pudenda*, gen. *pudendi*. Relative to the external genitals (lit. shameful). 2ª declinazione neut. (adj.: masc. *pudendus*, fem. *pudenda*, neut. *pudendum*).
- *Puerpera*, pl. *puerperae*, gen. *puerperae*. Puerpera. 1ª declinazione fem.
- *Puerperium*, pl. *puerperia*, gen. *puerperii*. Puerperium. 2ª declinazione neut.
- *Pulmo*, pl. *pulmones*, gen. *pulmonis*. Lung. 3ª declinazione masc.
- *Punctata*, pl. *punctatae*, gen. *puctatae*. Pointed. 1ª declinazione fem.
- *Punctum*, pl. *puncta*, gen. *puncti*. Point. 2ª declinazione neut.
- *Pylorus*, pl. *pylori*, gen. *pylori*. Pylorus. 2ª declinazione masc.
- *Pyramidalis* m., pl. *pyramidales*, gen. *pyramidalis*. Pyramidal. 3ª declinazione masc. (adj.: masc. *pyramidalis*, fem. *pyramidalis*, neut. *pyramidale*).
- *Pyriformis* m., pl. *pyriformes*, gen. *pyriformis*. Pear-shaped. 3ª declinazione masc. (adj.: masc. *pyriformis*, fem. *pyriformis*, neut. *pyriforme*).

Q

- *Quadratus*, pl. *quadrati*, gen. *quadrati*. Square. 2ª declinazione masc. (adj.: masc. *quadratus*, fem. *quadrata*, neut. *quadratum*).
- *Quadrigemina*, pl. *quadrigeminae*, gen. *quadrigeminae*. Fourfold, in four parts. 1ª declinazione fem. (adj.: *quadrigeminus*, fem. *quadrigemina*, neut. *quadrigeminum*).

R

- *Rachis*, pl. lat. *rachides*, pl. engl. *rachises*, gen. *rachidis*. Rachis, vertebral column. 3ª declinazione.
- *Radiatio*, pl. *radiationes*, gen. *radiationis*. Radiation. 3ª declinazione fem.
- *Radius*, pl. *radii*, gen. *radii*. Radius. 2ª declinazione masc.
- *Radix*, pl. *radices*, gen. *radicis*. Root, base. 3ª declinazione fem.
- *Ramus*, pl. *rami*, gen. *rami*. Branch. 2ª declinazione masc.

- *Receptaculum*, pl. *receptacula*, gen. *receptaculi*. Receptacle, reservoir. 2ª declinazione neut.
- *Recessus*, pl. *recessus*, gen. *recessus*. Recess. 4ª declinazione masc.
- *Rectus*, pl. *recti*, gen. *recti*. Right, straight (adj.: masc. *rectus*, fem. *recta*, neut. *rectum*).
  - *Rectus abdominis* m.
- *Regio*, pl. *regiones*, gen. *regionis*. Region. 3ª declinazione fem.
- *Ren*, pl. *renes*, gen. *renis*. Kidney. 3ª declinazione masc.
- *Rete*, pl. *retia*, gen. *retis*. Network, net. 3ª declinazione neut.
  - *Rete mirabilis*.
- *Reticulum*, pl. *reticula*, gen. *reticuli*. Reticulum. 2ª declinazione neut.
- *Retinaculum*, pl. *retinacula*, gen. *retinaculi*. Retinaculum (retaining band or ligament). 2ª declinazione neut.
- *Rima*, pl. *rimae*, gen. *rima*. Fissure, slit. 1ª declinazione fem.
- *Rostrum*, pl. *rostra*, gen. *rostri*. Rostrum (beak-shaped structure). 2ª declinazione neut.
- *Rotundum*, pl. *rotunda*, gen. *rotundi*. Round declinazione (adj.: masc. *rotundus*, fem. *rotunda*, neut. *rotundum*).
  - *Foramen rotundum*, pl. *foramina rotunda*.
- *Ruga*, pl. *rugae*, gen. *rugae*. Wrinkle, fold. 1ª declinazione fem.

S

- *Sacculus*, pl. *sacculi*, gen. *sacculi*. Small pouch. 2ª declinazione masc.
- *Saccus*, pl. *sacci*, gen. *sacci*. Pouch. 2ª declinazione masc.
- *Sacrum*, pl. *sacra*, gen. *sacri*. Sacral bone (lit. sacred vessel). 2ª declinazione neut.
- *Salpinx*, pl. *salpinges*, gen. *salpingis*. Fallopian tube. 3ª declinazione.
- *Sartorius* m., pl. *sartorii*, gen. *sartorii*. Sartorius muscle (tailor's muscle). 2ª declinazione masc.
- *Scalenus* m., gen. *scaleni*, pl. *scaleni*. Uneven. 2ª declinazione masc.
- *Scapula*, pl. *scapulae*, gen. *scapulae*. Scapula, shoulder blade. 1ª declinazione fem.
- *Sclerosis*, pl. *scleroses*, gen. *sclerosis*. Sclerosis . 3ª declinazione.
- *Scolex*, pl. *scoleces*, gen. *scolecis*. Scolex. 3ª declinazione.
- *Scotoma*, pl. *scotomata*, gen. *scotomatis*. Scotoma. 3ª declinazione neut.
- *Scrotum*, pl. *scrota*, gen. *scroti*. Scrotum. 2ª declinazione neut.
- *Scutulum*, pl. *scutula*, gen. *scutuli*. Scutulum. 2ª declinazione neut.
- *Scybalum*, pl. *scybala*, gen. *scybali*. Scybalum. 2ª declinazione neut.
- *Segmentum*, pl. *segmenta*, gen. *segmenti*. Segment. 2ª declinazione neut.

- *Sella turcica*, pl. *sellae turcicae*, gen. *sellae turcicae*. Turkish chair. 1ª declinazione fem.
- *Semen*, pl. *semina*, gen. *seminis*. Semen. 3ª declinazione neut.
- *Semimembranosus* m., pl. *semimembranosi*, gen. *semimembranosi*. 2ª declinazione masc.
- *Semitendinosus* m., pl. *semitendinosi*, gen. *semitendinosi*. 2ª declinazione masc.
- *Sensorium*, pl. *sensoria*, gen. *sensorii*. Sensorium. 2ª declinazione neut.
- *Sepsis*, pl. *sepses*, gen. *sepsis*. Sepsis. 3ª declinazione.
- *Septum*, pl. *septa*, gen. *septi*. Septum. 2ª declinazione neut.
- *Sequela*, pl. *sequelae*, gen. *sequelae*. Sequela. 1ª declinazione fem.
- *Sequestrum*, pl. *sequestra*, gen. *sequestri*. Sequestrum (from *sequester*, go-between). 2ª declinazione neut.
- *Serosa*, pl. *serosae*, gen. *serosae*. Serosa. 1ª declinazione fem.
- *Serratus* m., pl. *serrati*, gen. *serrati*. Serrated, toothed like a saw. 2ª declinazione masc.
- *Serum*, pl. *sera*, gen. *seri*. Serum (lit. whey). 2ª declinazione neut.
- *Sinciput*, pl. *sincipita*, gen. *sincipitis*. Sinciput. 3ª declinazione neut.
- *Sinus*, pl. *sinus*, gen. *sinus*. Sinus. 4ª declinazione masc.
- *Soleus* m., pl. *solei*, gen. *solei*. Soleus. 2ª declinazione masc.
- *Spatium*, pl. *spatia*, gen. *spatii*. Space. 2ª declinazione neut.
- *Spectrum*, pl. *spectra*, gen. *spectri*. Spectrum. 2ª declinazione neut.
- *Sphincter*, pl. lat. *sphincteres*, pl. engl. *sphincters*, gen. *sphincteris*. Sphincter. 3ª declinazione masc.
- *Spiculum*, pl. *spicula*, gen. *spiculi*. Spike (lit. sting). 2ª declinazione neut.
- *Spina*, pl. *spinae*, gen. *spinae*. Spine. 1ª declinazione fem.
- *Splenium*, pl. *splenia*, gen. *splenii*. Splenium. 2ª declinazione neut.
  - *Splenius capitis/colli* mm.
- *Splenunculus*, pl. *splenunculi*, gen. *splenunculi*. Accessory spleen. 2ª declinazione masc.
- *Sputum*, pl. *sputa*, gen. *sputi*. Sputum. 2ª declinazione neut.
- *Squama*, pl. *squamae*, gen. *squamae*. Squama (scale, plate-like structure). 1ª declinazione fem.
- *Stapes*, pl. *stapedes*, gen. *stapedis*. Stapes. 3ª declinazione masc.
- *Staphylococcus*, pl. *staphylococci*, gen. *staphylococci*. Staphylococcus. 2ª declinazione masc.
- *Stasis*, pl. *stases*, gen. *stasis*. Stasis. 3ª declinazione masc.
- *Statoconium*, pl. *statoconia*, gen. *statoconii*. Statoconium. 2ª declension neut.
- *Stenosis*, pl. *stenoses*, gen. *stenosis*. Stenosis. 3ª declinazione.

- *Stereocilium*, pl. *stereocilia*, gen. *stereocilii*. Stereocilium. 2ª declinazione neut.
- *Sternocleidomastoideus* m., pl. *sternocleidomastoidei*, gen. *sternocleidomastoidei*. 2ª declinazione masc.
- *Sternum*, pl. *sterna*, gen. *sterni*. Sternum. 2ª declinazione neut.
- *Stigma*, pl. *stigmata*, gen. *stigmatis*. Stigma (mark aiding in diagnosis). 3ª declinazione neut.
- *Stimulus*, pl. *stimuli*, gen. *stimuli*. Stimulus (lit. spur). 2ª declinazione masc.
- *Stoma*, pl. *stomata*, gen. *stomatis*. Stoma, opening, hole. 3ª declinazione neut.
- *Stratum*, pl. *strata*, gen. *strati*. Stratum. 2ª declinazione neut.
- *Stria*, pl. *striae*, gen. *striae*. Fluting, channel. 1ª declinazione fem.
- *Stroma*, pl. *stromata*, gen. *stromatis*. Stroma. 3ª declinazione neut.
- *Struma*, pl. *strumae*, gen. *strumae*. Struma. 1ª declinazione fem.
- *Subiculum*, pl. *subicula*, gen. *subiculi*. Subiculum. 2ª declinazione neut.
- *Substantia*, pl. *substantiae*, gen. *substantiae*. Substance. 1ª declinazione fem.
- *Sulcus*, pl. *sulci*, gen. *sulci*. Sulcus (lit. furrow, wrinkle). 2ª declinazione masc.
- *Supercilium*, pl. *supercilia*, gen. *supercilii*. Eyebrow. 2ª declinazione neut.
- *Superficialis*, pl. *superficiales*, gen. *superficialis*. Superficial. 3ª declinazione masc. (adj.: masc. *superficialis*, fem. *superficialis*, neut. *superficiale*).
- *Superior*, pl. *superiores*, gen. *superioris*. Higher, upper, greater. 3ª declinazione.
- *Sustentaculum*, pl. *sustentacula*, gen. *sustentaculi*. Sustentaculum. 2ª declinazione neut.
- *Sutura*, pl. *suturae*, gen. *suturae*. Suture. 1ª declinazione fem.
- *Symphysis*, pl. *symphyses*, gen. *symphysis*. Symphysis. 3ª declinazione.
- *Synchondrosis*, pl. *synchondroses*, gen. *synchondrosis*. Synchondrosis. 3ª declinazione.
- *Syncytium*, pl. *syncytia*, gen. *syncytii*. Syncytium. 2ª declinazione neut.
- *Syndesmosis*, pl. *syndesmoses*, gen. *syndesmosis*. Syndesmosis. 3ª declinazione.
- *Synechia*, pl. *synechiae*, gen. *synechiae*. Synechia. 1ª declinazione fem.
- *Syrinx*, pl. *syringes*, gen. *syringis*. Syrinx. 3ª declinazione.

T

- *Talus*, pl. *tali*, gen. *tali*. Talus. 2ª declinazione masc.
- *Tarsus*, pl. *tarsi*, gen. *tarsi*. Tarsus. 2ª declinazione masc.
- *Tectum*, pl. *tecta*, gen. *tecti*. Roof. 2ª declinazione neut.
- *Tegmen*, pl. *tegmina*, gen. *tegminis*. Roof, covering. 3ª declinazione neut.
- *Tegmentum*, pl. *tegmenta*, gen. *tegmenti*. Covering. 2ª declinazione neut.
- *Tela*, pl. *telae*, gen. *telae*. Membrane (lit. web). 1ª declinazione fem.
- *Telangiectasis*, pl. *telangiectases*, gen. *telangiectasis*. Telangiectasis. 3ª declinazione.
- *Temporalis* m., pl. *temporales*, gen. *temporalis*. 3ª declinazione masc. (adj.: masc. *temporalis*, fem. *temporalis*, neut. *temporale*).
- *Tenaculum*, pl. *tenacula*, gen. *tenaculi*. Surgical clamp. 2ª declinazione neut.
- *Tendo*, pl. *tendines*, gen. *tendinis*. Tendon, sinew (from verb *tendo*, stretch). 3ª declinazione.
- *Tenia*, pl. *teniae*, gen. *teniae*. Tenia. 1ª declinazione fem.
- *Tensor*, pl. *tensores*, gen. *tensoris*. Something that stretches, that tenses a muscle. 3ª declinazione masc.
- *Tentorium*, pl. *tentoria*, gen. *tentorii*. Tentorium. 2ª declinazione neut.
- *Teres*, pl. *teretes*, gen. *teretis*. Round and long. 3ª declinazione masc.
- *Testis*, pl. *testes*, gen. *testis*. Testicle. 3ª declinazione masc.
- *Thalamus*, pl. *thalami*, gen. *thalami*. Thalamus (lit. marriage bed). 2ª declinazione masc.
- *Theca*, pl. *thecae*, gen. *thecae*. Theca, envelope (lit. case, box). 1ª declinazione fem.
- *Thelium*, pl. *thelia*, gen. *thelii*. Nipple. 2ª declinazione neut.
- *Thenar*, pl. *thenares*, gen. *thenaris*. Relative to the palm of the hand. 3ª declinazione neut.
- *Thesis*, pl. *theses*, gen. *thesis*. Thesis. 3ª declinazione fem.
- *Thorax*, pl. *thoraces*, gen. *thoracos/thoracis*. Chest. 3ª declinazione masc.
- *Thrombosis*, pl. *thromboses*, gen. *thombosis*. Thrombosis. 3ª declinazione.
- *Thrombus*, pl. *thrombi*, gen. *thrombi*. Thrombus, clot (from Gr. *thrombos*). 2ª declinazione masc.
- *Thymus*, pl. *thymi*, gen. *thymi*. Thymus. 2ª declinazione masc.
- *Tibia*, pl. *tibiae*, gen. *tibiae*. Tibia. 1ª declinazione fem.
- *Tonsilla*, pl. *tonsillae*, gen. *tonsillae*. Tonsil. 1ª declinazione fem.
- *Tophus*, pl. *tophi*, gen. *tophi*. Tophus. 2ª declinazione masc.

- *Torulus*, pl. *toruli*, gen. *toruli*. Papilla, small elevation. 2ª declinazione masc.
- *Trabecula*, pl. *trabeculae*, gen. *trabeculae*. Trabecula (supporting bundle of either osseous or fibrous fibers). 1ª declinazione fem.
- *Trachea*, pl. *tracheae*, gen. *tracheae*. Trachea. 1ª declinazione fem.
- *Tractus*, pl. *tractus*, gen. *tractus*. Tract. 4ª declinazione masc.
- *Tragus*, pl. *tragi*, gen. *tragi*. Tragus, hircus. 2ª declinazione masc.
- *Transversalis*, pl. *transversales*, gen. *transversalis*. Transverse. 3ª declinazione. (adj.: masc. *transversalis*, fem. *transversalis*, neut. *transversale*).
- *Transversus*, pl. *transversi*, gen. *transversi*. Lying across, from side to side. 2ª declinazione masc. (adj.: masc. *transversus*, fem. *transversa*, neut. *transversum*).
- *Trapezium*, pl. *trapezia*, gen. *trapezii*. Trapezium bone. 2ª declinazione neut.
- *Trauma*, pl. *traumata*, gen. *traumatis*. Trauma. 3ª declinazione neut.
- *Triangularis*, pl. *triangulares*, gen. *triangularis*. Triangular. 3ª declinazione masc. (adj.: masc. *triangularis*, fem. *triangularis*, neut. *triangulare*).
- *Triceps*, pl. *tricipes*, gen. *tricipis*. Triceps (from *ceps*, pl. *cipes*, gen. *cipis*, headed). 3ª declinazione masc.
- *Trigonum*, pl. *trigona*, gen. *trigoni*. Trigonum (lit. triangle). 2ª declinazione neut.
- *Triquetrum*, pl. *triquetra*, gen. *triquetri*. Triquetrum, triquetral bone, pyramidal bone. 2ª declinazione neut. (adj.: masc. *triquetrus*, fem. *triquetra*, neut. *triquetrum*. Three-cornered, triangular).
- *Trochlea*, pl. *trochleae*, gen. *trochleae*. Trochlea (lit. pulley). 1ª declinazione fem.
- *Truncus*, pl. *trunci*, gen. *trunci*. Trunk. 2ª declinazione masc.
- *Tuba*, pl. *tubae*, gen. *tubae*. Tube. 1ª declinazione fem.
- *Tuberculum*, pl. *tubercula*, gen. *tuberculi*. Tuberculum, swelling, protuberance. 2ª declinazione neut.
- *Tubulus*, pl. *tubuli*, gen. *tubuli*. Tubule. 2ª declinazione masc.
- *Tunica*, pl. *tunicae*, gen. *tunicae*. Tunic. 1ª declinazione fem.
- *Tylosis*, pl. *tyloses*, gen. *tylosis*. Tylosis (callosity). 3ª declinazione.
- *Tympanum*, pl. *tympana*, gen. *tympani*. Tympanum, eardrum (lit. small drum). 2ª declinazione neut.

U

- *Ulcus*, pl. *ulcera*, gen. *ulceris*. Ulcer. 3ª declinazione neut.
- *Ulna*, pl. *ulnae*, gen. *ulnae*. Ulna (lit. forearm). 1ª declinazione fem.
- *Umbilicus*, pl. *umbilici*, gen. *umbiculi*. Navel. 2ª declinazione masc.

- *Uncus*, pl. *unci*, gen. *unci*. Uncus (lit. hook, clamp). 2ª declinazione masc.
- *Unguis*, pl. *ungues*, gen. *unguis*. Nail, claw. 3ª declinazione masc.
- *Uterus*, pl. *uteri*, gen. *uteri*. Uterus, womb. 2ª declinazione masc.
- *Utriculus*, pl. *utriculi*, gen. *utriculi*. Utriculus (lit. wineskin). 2ª declinazione masc.
- *Uveitis*, pl. *uveitides*, gen. *uveitidis*. Uveitis. 3ª declinazione fem.
- *Uvula*, pl. *uvulae*, gen. *uvulae*. Uvula (lit. small grape, from *uva*, pl. *uvae*, grape). 1ª declinazione fem.

V

- *Vagina*, pl. *vaginae*, gen. *vaginae*. Vagina, sheath. 1ª declinazione fem.
- *Vaginitis*, pl. *vaginitides*, gen. *vaginitidis*. Vaginitis. 3ª declinazione fem.
- *Vagus*, pl. *vagi*, gen. *vagi*. Vagus nerve. 2ª declinazione masc. (adj.: masc. (*Vagus*, fem. *vaga*, neut. *vagum*. Roving, wandering).
- *Valva*, pl. *valvae*, gen. *valvae*. Leaflet. 1ª declinazione fem.
- *Valvula*, pl. *valvulae*, gen. *valvulae*. Valve. 1ª declinazione fem.
- *Varix*, pl. *varices*, gen. *varicis*. Varix, varicose vein. 3ª declinazione masc.
- *Vas*, pl. *vasa*, gen. *vasis*. Vessel. 3ª declinazione neut.
  - *Vas deferens, vasa recta, vasa vasorum*.
- *Vasculum*, pl. *vascula*, gen. *vasculi*. Small vessel. 2ª declinazione neut.
- *Vastus*, pl. *vasti*, gen. *vasti*. Vast, huge. 2ª declinazione neut. (adj.: masc. *vastus*, fem. *vasta*, neut. *vasti*).
  - *Vastus medialis/intermedius/lateralis* m.
- *Vasum*, pl. *vasa*, gen. *vasi*. Vessel. 2ª declinazione neut.
- *Velum*, pl. *veli*, gen. *veli*. Covering, curtain (lit. sail). 2ª declinazione neut.
- *Vena*, pl. *venae*, gen. *venae*. Vein. 1ª declinazione fem.
  - *Vena cava*, pl. *venae cavae*, gen. *venae cavae* (from masc. *cavus*, fem. *cava*, neut. *cavum*, hollow).
- *Ventriculus*, pl. *ventriculi*, gen. *ventriculi*. Ventricle (lit. small belly). 2ª declinazione masc.
- *Venula*, pl. *venulae*, gen. *venulae*. Venule. 1ª declinazione fem.
- *Vermis*, pl. *vermes*, gen. *vermis*. Worm. 3ª declinazione masc.
- *Verruca*, pl. *verrucae*, gen. *verrucae*. Wart. 1ª declinazione fem.
- *Vertebra*, pl. *vertebrae*, gen. *vertebrae*. Vertebra. 1ª declinazione fem.
- *Vertex*, pl. *vertices*, gen. *verticis*. Vertex (lit. peak, top). 3ª declinazione masc.

- *Vesica,* pl. *vesicae,* gen. *vesicae.* Bladder. 1ª declinazione fem.
- *Vesicula,* pl. *vesiculae,* gen. *vesiculae.* Vesicle (lit. lesser bladder). 1ª declinazione fem.
- *Vestibulum,* pl. *vestibula,* gen. *vestibuli.* Entrance to a cavity. 2ª declinazione neut.
- *Villus,* pl. *villi,* gen. *villi.* Villus (shaggy hair). 2ª declinazione masc.
- *Vinculum,* pl. *vincula,* gen. *vinculi.* Band, band-like structure (lit. chain, bond). 2ª declinazione neut.
- *Virus,* pl. Lat. *viri,* pl. Engl. *viruses,* gen. *viri.* Virus. 2ª declinazione masc.
- *Viscus,* pl. *viscera,* gen. *visceris.* Viscus, internal organ. 3ª declinazione neut.
- *Vitiligo,* pl. *vitiligines,* gen. *vitiligis.* Vitiligo. 3ª declinazione masc.
- *Vomer,* pl. *vomeres,* gen. *vomeris.* Vomer bone. 3ª declinazione masc.
- *Vulva,* pl. *vulvae,* gen. *vulvae.* Vulva. 1ª declinazione fem.

Z

- *Zona,* pl. *zonae,* gen. *zonae.* Zone. 1ª declinazione fem.
- *Zonula,* pl. *zonulae,* gen. *zonulae.* Small zone. 1ª declinazione fem.
- *Zygapophysis,* pl. *zygapophyses,* gen. *zygapophysis.* Vertebral articular apophysis. 3ª declinazione fem.

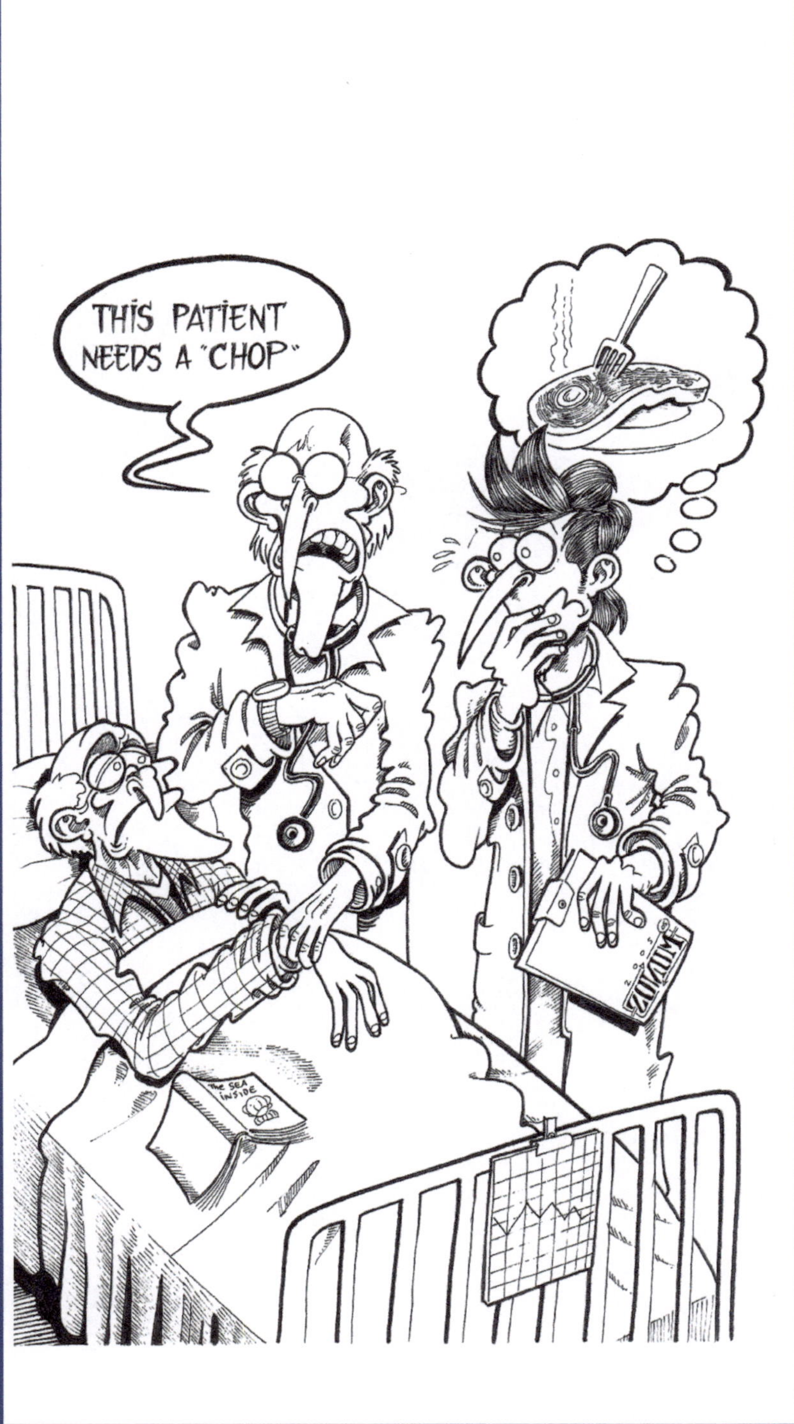

THIS PATIENT NEEDS A "CHOP"
THE SEA INSIDE
ZOVUM

Capitolo 10

Acronimi ed abbreviazioni

Introduzione

"The patient went from the ER to the OR and then to the ICU".
Indubbiamente il lessico dei medici è ricco di abbreviazioni, tanto che gli operatori della sanità in generale ed i radiologi in particolare adoperano perlomeno dieci abbreviazioni per minuto (questa è una statistica fatta in casa, per favore non citatela).

Vi sono diversi tipi di abbreviazioni:
- abbreviazioni dirette;
- abbreviazioni immediate;
- abbreviazioni che espandono il termine;
- abbreviazioni che risparmiano energia;
- abbreviazioni a doppio senso;
- abbreviazioni che espandono la mente.

Le abbreviazioni dirette sono quelle in cui esiste un'equivalenza di termini tra l'italiano e l'inglese; in questi casi non ci sono difficoltà. È necessario solo invertire l'ordine delle parole, identificare le abbreviazioni ed impararle.
Vediamo alcuni esempi così che possiate godere delle cose semplici della vita... fino a che potete!

HRT	Hormone replacement therapy
LVOT	Left ventricle outflow tract
ASD	Atrial septal defect
VSD	Ventricular septal defect
TEE	Transesophageal echocardiography
LDA	Left anterior descending artery
ACE	Angiotensin converting enzyme

R. Ribes, P.R. Ros. *Inglese aper radiologi.* © Springer 2008

Le abbreviazioni immediate sono impiegate più frequentemente per farmaci e sostanze chimiche il cui nome possiede tre o quattro sillabe di troppo. Le chiamiamo immediate perché in genere sono le stesse in diverse lingue. Vediamo un esempio:

CPK   Creatin phosphokinase

Di seguito riportiamo alcuni esempi di abbreviazioni largamente impiegate nella lingua inglese, ma in genere utilizzate nella loro forma esplicita in altre lingue. Siccome la lingua è in continuo cambiamento, siamo sicuri che questi termini possano avere un'abbreviazione nelle diverse lingue; tuttavia, vengono perlopiù impiegati nella loro forma esplicita.

NSCLC Non-small-cell lung cancer
PBSC   Peripheral blood stem cells

Esiste un altro gruppo di abbreviazioni che possiamo chiamare "che risparmiano energia". Queste sono abbreviazioni che in molte lingue vengono mantenute nella forma inglese, per cui quando vengono espanse la prima lettera di ciascuna parola non combacia con l'abbreviazione. Le possiamo chiamare "abbreviazioni che risparmiano energia" in quanto non è così difficile arrivare all'abbreviazione "nazionale" di questi termini. In questi esempi, possiamo notare che la maggior parte dei nomi degli ormoni vengono abbreviati con sigle che risparmiano energia:

FSH   Follicle-stimulating hormone
TNF   Tumor necrosis factor
PAW   Pulmonary arterial wedge

Esiste un altro tipo di abbreviazioni che chiamiamo "a doppio senso". In questi casi un'abbreviazione si riferisce a due differenti termini. Il contesto aiuta, ovviamente, nell'individuare il significato reale; tuttavia è importante fare particolare attenzione in quanto un errore interpretativo può portare a situazioni anche imbarazzanti:

- PCR
    - Polymerase chain reaction
    - Plasma clearance rate
    - Pathological complete response
    - Protein catabolic rate

- **HEV**
    - Human enteric virus
    - Hepatitis E virus
- **PID**
    - Pelvic inflammatory disease
    - Prolapsed intervertebral disc
- **CSF**
    - Colony-stimulating factor
    - Cerebrospinal fluid

Le abbreviazioni più divertenti sono quelle in cui la pronuncia dell'acronimo ricorda una parola che non ha nessun relazione con il significato dell'abbreviazione. Noi chiamiamo questo gruppo "le abbreviazioni che espandono la mente".

Il *cabbage* in inglese è un ortaggio dotato di proprietà gasogenica; tuttavia quando un chirurgo dice "this patient is a clear candidate for cabbage", non indica che cosa il paziente debba mangiare, ma piuttosto sta suggerendo il tipo di chirurgia a cui il paziente debba essere sottoposto che è quella del CABG (*coronary artery bypass graft*).

Se vi capitasse di camminare lungo un corridoio e sentire un oncologo affermare "I think your patient needs a chop", ci si potrebbe domandare se sia possibile che una nuova terapia possa consistere in una bistecca di maiale o di agnello. Invece, si riferisce allo schema di polichemioterapia CHOP, costituita da ciclofosfamide, idrossidaunomicina, oncovina e prednisone.

Ci sono ancora molte altre abbreviazioni e molte altre ci saranno in futuro. Di sicuro la professione medica ci terrà impegnati nell'inseguire tutte le sue incursioni nella creatività linguistica.

Indipendentemente dal tipo di abbreviazione che avrete di fronte vi diamo tre suggerimenti:

1. identificate le abbreviazioni più frequenti;
2. leggete le abbreviazioni nei vostri elenchi;
3. iniziate con gli elenchi delle abbreviazioni della vostra sottospecialità radiologica.

Leggete le abbreviazioni nei vostri elenchi. Leggete le abbreviazioni dei vostri elenchi in maniera naturale; tenete a mente che essere capaci di riconoscere delle abbreviazioni scritte potrebbe non essere sufficiente.

Da questo punto di vista ci sono tre tipi di abbreviazioni:

1. Abbreviazioni di cui fare lo spelling.
2. Abbreviazioni da leggere (acronimi).
3. Abbreviazioni in parte da leggere e in parte di cui fare lo spelling.

Nessuno capirebbe un'abbreviazione di cui va fatto lo spelling se letta e nessuno capirebbe un'abbreviazione letta se ne viene fatto lo spelling. Cerchiamo di chiarire questo punto con un esempio. LAM sta per linfangiomiomatosi e deve essere letto *lam*. Nessuno vi capirebbe se invece di dire *lam* voi faceste lo *spelling* L-A-M.

Per tale ragione non fate lo spelling di un' "abbreviazione da leggere" e non leggete un' "abbreviazione che necessita spelling".
La maggior parte delle abbreviazioni sono abbreviazioni che necessitano spelling, scritte con un ordine delle lettere che le rende quasi impronunciabili. Pensate per esempio a COPD (*chronic obstructive pulmonary disease*) e tentate di leggerne l'abbreviazione non adoperate la "forma esplicita (*chronic obstructive pulmonary disease*) di una classica abbreviazione come questa perché suonerebbe terribilmente innaturale.

Alcune abbreviazioni sono diventate acronimi e per questo devono essere lette. L'ordine stesso delle loro lettere ci permette di leggerle. LAM appartiene a questo gruppo.

Il terzo gruppo e costituito da abbreviazioni come CPAP (*continuous positive airway pressure*) che deve essere pronunciato *C-pap*. Se voi ne fate lo spelling C-P-A-P nessuno vi capirà.

Rivedete l'elenco delle abbreviazioni della vostra sottospecialità. Rivedete quanti più elenchi di abbreviazioni possibile della vostra specialità e ripetetele fino a che non acquisite familiarità con il significato e con la pronuncia.

Sebbene ognuno debba approntare i propri elenchi di abbreviazioni, ve ne proponiamo alcune classificate per specializzazione.
Per iniziare, controllate che l'elenco della vostra specialità sia incluso, altrimenti iniziate a compilarlo da soli. Siate pazienti ... questo compito può durare per il resto della vostra carriera.

Elenchi di abbreviazioni

Elenco generale

5FU	5-Fluorouracil
ABPA	Allergic bronchopulmonary aspergillosis
ACE	Angiotensin-converting enzyme
ACL	Antibodies to cardiolipin
ACTH	Adrenocorticotropic hormone
ADH	Antidiuretic hormone
ADPKD	Autosomal dominant polycystic kidney disease
AF	Atrial fibrillation
AFP	Alpha fetoprotein
AJCC	American Joint Cancer Commission
ALT	Alanine aminotransferase
a1AT	a1-Antitrypsin
AML	Acute myeloid leukemia
ANA	Antinuclear antibodies
APCs	Atrial premature complexes
API	Arterial pressure index
APUD	Amine precursor uptake and decarboxylation system
ARDS	Acute respiratory distress syndrome
ARF	Acute renal failure
AS	Ankylosing spondylitis
AST	Aspartate aminotransferase
ATN	Acute tubular necrosis
AVP	Arginine vasopressin
BAL	Bronchoalveolar lavage
BCC	Basal cell carcinoma
BCG	Bacillus Calmette-Guérin
BMT	Bone marrow transplant
BP	Bullous pemphigoid
BPF	Brazilian purpuric fever
CBD	Common bile duct
CCK	Cholecystokinin
CD	Crohn disease
CEA	Carcinoembryonic antigen
CF	Cystic fibrosis
CML	Chronic myeloid leukemia
CMML	Chronic myelomonocytic leukemia

COPD	Chronic obstructive pulmonary disease
CP	Cicatricial pemphigoid
CRF	Chronic renal failure
CRH	Corticotropin-releasing hormone
CSF	Colony stimulating factor
CT	Computed tomography
CTX	Cholera toxin
CUPS	Cancer of unknown primary site
CWP	Coal workers' pneumoconiosis
CXR	Chest X-ray
DCIS	Ductal carcinoma in situ
DLE	Discoid lupus erythematosus
DGI	Disseminated gonococcal infection
DH	Dermatitis herpetiformis
DISH	Diffuse idiopathic skeletal hyperostosis
DPB	Diastolic blood pressure
DRA	Dialysis-related amyloidosis
DRE	Digital rectal examination
DU	Duodenal ulcer
DVT	Deep venous thrombosis
EBA	Epidermolysis bullosa acquisita
EBV	Epstein Barr virus
ECG	Electrocardiogram
EGD	Esophagogastroduodenoscopy
ERCP	Endoscopic retrograde cholangiopancreatography
ESRD	End-stage renal disease
FAP	Familial amyloid polyneuropathies
FEV1	Forced expiratory volume in one second
FMF	Familial Mediterranean fever
FSGS	Focal and segmental glomerulosclerosis
FSH	Follicle-stimulating hormone
GBM	Glomerular basement membrane
GCT	Germ cell tumor
GFR	Glomerular filtration rate
GGT	c-Glutamyltranspeptidase, c-glutamyltransferase
GH	Growth hormone
GHRH	Growth hormone-releasing hormone
GI	Gastrointestinal
GIP	Gastrin inhibitory peptide
GU	Gastric ulcer
HBV	Hepatitis B virus
hCG	Human chorionic gonadotropin

HCV	Hepatitis C virus
HIVAN	Human immunodeficiency virus-associated nephropathy
HOA	Hypertrophic osteoarthropathy
HP	Hypersensitivity pneumonitis
HPV	Human papilloma virus
HRT	Hormone replacement therapy
HSC	Hematopoietic stem cell
HUS	Hemolytic uremic syndrome
IBD	Inflammatory bowel disease
IBS	Irritable bowel syndrome
IL	Interleukin
ILD	Interstitial lung disease
IPSID	Immunoproliferative small intestinal disease (Mediterranean lymphoma)
ITP	Idiopathic thrombocytopenic purpura
JN	Juvenile nephronophthisis
LA	Lupus anticoagulant
LBBB	Left bundle branch block
LCDD	Light chain deposition disease
LDH	Lactate dehydrogenase
LES	Lower esophageal sphincter
LH	Luteinizing hormone
LIP	Lymphoid interstitial pneumonitis
MAC	Mycobacterium avium complex
MALT	Mucosa-associated lymphoid tissue
MCD	Medullary cystic disease
MCD	Minimal change disease
MCHC	Mean corpuscular hemoglobin concentration
MCTD	Mixed connective tissue disease
MCV	Mean corpuscular volume
MEN1	Type 1 multiple endocrine neoplasia
MPGN	Membranoproliferative glomerulopathies
MR	Magnetic resonance
MRI	Magnetic resonance imaging
NSAIDs	Nonsteroidal anti-inflammatory drugs
NUD	Non-ulcer dyspepsia
OA	Osteoarthritis
OCG	Oral cholecystography
ODTS	Organic dust toxic syndrome
OSA	Obstructive sleep apnea
PAH	Primary alveolar hypoventilation

PAN	Polyarteritis nodosa
PAP	Pulmonary alveolar proteinosis
PBC	Primary biliary cirrhosis
PCI	Prophylactic cranial irradiation
PCP	Pneumocystis carinii pneumonia
PDR	Physicians' desk reference (vademecum)
PEG	Percutaneous endoscopic gastrostomy
PF	Pemphigus foliaceus
PG	Pemphigoid gestationis
PIF	Prolactin inhibitory factor
PML	Progressive multifocal leukoencephalopathy
PNET	Peripheral primitive neuroectodermal tumor
PRA	Plasma renin activity
PRL	Prolactin
PSA	Prostate-specific antigen
PsA	Psoriatic arthritis
PTC	Percutaneous transhepatic cholangiography
PTE	Pulmonary thromboembolism
PTH	Parathyroid hormone
PV	Pemphigus vulgaris
RA	Rheumatoid arthritis
RBBB	Right bundle branch block
RBC	Red blood cell
RF	Rheumatoid factor
RMSF	Rocky mountain spotted fever
RPGN	Rapidly progressive glomerulonephritis
RPRF	Rapidly progressive renal failure
RTA	Renal tubular acidosis
RV	Residual volume
RVT	Renal vein thrombosis
SBC	Secondary biliary cirrhosis
SBP	Systolic blood pressure
SCC	Squamous cell carcinoma
SCID	Severe combined immunodeficiency
SCLE	Subacute cutaneous lupus erythematosus
SI	Serum iron
SIADH	Syndrome of inappropriate secretion of antidiuretic hormone
SLE	Systemic lupus erythematosus
SPB	Spontaneous bacterial peritonitis
SSc	Systemic sclerosis
SVCS	Superior vena cava syndrome

TB	Tuberculosis
TBB	Transbronchial biopsy
TGFβ	Transforming growth factor β
TIBC	Transferrin iron-binding capacity
TIPS	Transjugular intrahepatic portosystemic shunt
TLC	Total lung capacity
TNF	Tumor necrosis factor
TRH	Thyrotropin-releasing hormone
TSH	Thyroid-stimulating hormone
TTA	Transtracheal aspiration
TTP	Thrombotic thrombocytopenic purpura
UC	Ulcerative colitis
US	Ultrasonography
VATS	Video-assisted thoracic surgery
VC	Vital capacity
VF	Ventricular fibrillation
VIP	Vasoactive intestinal peptide
VPCs	Ventricular premature complexes
WBC	White blood cell
WDHA syndrome	Watery diarrhea, hypokalemia and achlorhydria (Verner-Morrison)
ZES	Zollinger-Ellison syndrome

Elenchi per specialità

Anatomia

AC	Acromioclavicular joint
ACL	Anterior cruciate ligament
ACS	Anterior cervical space
ARA	Anorectal angle
ATA	Anterior tibial artery
BNA	Basle Nomina Anatomica
CBD	Common bile duct
CFA	Common femoral artery
CHA	Common hepatic artery
CHD	Common hepatic duct
CN	Cranial nerve
CNS	Central nervous system
CS	Carotid space

DCF	Deep cervical fascia
DLDCF	Deep layer of the deep cervical fascia
DRUJ	Distal radioulnar joint
ECU	Extensor carpi ulnaris
EEL	External elastic lamina
GB	Gallbladder
GDA	Gastroduodenal artery
GE	Gastroesophageal junction
GI	Gastrointestinal
IANC	International anatomical nomenclature
ICA	Internal carotid artery
ICRP	International Commision on Radiological Protection
IEL	Internal elastic lamina
IHBD	Intrahepatic biliary ducts
IMA	Inferior mesenteric artery
ITB	Iliotibial band
IVC	Inferior vena cava
JV	Jugular vein
LA	Left atrium
LAA	Left atrial appendage
LAD	Left anterior descending coronary artery
LCL	Lateral collateral ligament
LCX	Left circumflex coronary artery
LES	Lower esophageal sphincter
LGA	Left gastric artery
LHA	Left hepatic artery
LHD	Left hepatic duct
LHV	Left hepatic vein
LIMA	Left internal mammary artery
LLL	Left lower lobe (of lung)
LLQ	Left lower quadrant (of abdomen)
LPV	Left portal vein
LUCL	Lateral ulnar collateral ligament
LUL	Left upper lobe (of lung)
LUQ	Left upper quadrant (of abdomen)
LV	Left ventricle
LVOT	Left ventricular outflow tract
MCL	Medial collateral ligament
MCP	Metacarpophalangeal
MHV	Middle hepatic artery
MLDCF	Middle layer of the deep cervical fascia
MS	Masticator space

MTP	Metatarsophalangeal
NA	Nomina anatomica
OM	Obtuse marginal branch
PCL	Posterior cruciate ligament
PCS	Posterior cervical space
PDA	Posterior descending anterior coronary artery, patent ductus arteriosus
PDV	Pancreaticoduodenal vein
PHA	Proper hepatic artery
PICA	Posteroinferior cerebellar artery
PMS	Pharyngeal mucosal space
PS	Parotid space
PTA	Posterior tibial artery
PV	Portal vein
RA	Right atrium
RAS	Reticular activating system
RCL	Radial collateral ligament
RDPA	Right descending pulmonary artery
RHA	Right hepatic artery
RHD	Right hepatic duct
RHV	Right hepatic vein
RIMA	Right internal mammary artery
RL	Right lower lobe (of lung)
RLQ	Right lower quadrant (of abdomen)
RPS	Retropharyngeal space
RPV	Right portal vein
RUL	Right upper lobe (of lung)
RUQ	Right upper quadrant (of abdomen)
RV	Right ventricle
RVOT	Right ventricular outflow tract
SCF	Superficial cervical fascia
SCM	Sternocleidomastoid muscle
SCV	Subclavian vein
SFA	Superficial femoral artery
SLS	Sublingual space
SMA	Superior mesenteric artery
SMC	Smooth muscle cell
SMS	Submandibular space
SMV	Superior mesenteric vein
ST	Scapulothoracic
STT	Scaphoid-trapezium-trapezoid
SVC	Superior vena cava

TE	Tracheoesophageal
TFCC	Triangular fibrocartilage complex
TMJ	Temporomandibular joint
TMT	Tarsometatarsal
UCL	Ulnar collateral ligament
UES	Upper esophageal sphincter
UPJ	Ureteropelvic junction
UVJ	Ureterovesical junction
VS	Visceral space

Anamnesi clinica

ABCD	Airway, breathing, circulation, defibrillate in cardio-pulmonary resuscitation
ABSYS	Above symptoms
AC, a.c.	Ante cibum (before a meal)
ad lib.	Ad libitum (as desired)
ADR	Adverse drug reaction
AU	Auris uterque (each ear)
AVPU	Alert, responsive to verbal stimuli, responsive to painful stimuli, and unresponsive (assessment of mental status)
AWS	Alcohol withdrawal symptoms
BC, BLCO, cbc	(Complete) blood count
BID, b.i.d.	Bis in die (twice a day)
BIO	Biochemistry
BIPRO	Biochemistry profile
BP	Blood pressure
BUCR	BUN and creatinine
BUN/Cr ,BUCR	Blood urea nitrogen/creatinine
CC	Chief complaint
CCCR	Calculated creatinine clearance
Ch. D.	Chirugiae doctor, surgery doctor
Cib.	Cibus (food)
COEPS	Cortically originating extrapyramidal symptoms
CPE, CPX	Complete physical examination
CR	Creatinine
CrCl	Creatinine clearance
CVS	Current vital signs
d.	Dexter (right)
DD, D/D, DDX	Differential diagnosis

DIFFRLS	Differentials
DM	Diastolic murmur
DNR	Do not resuscitate
DOA	Dead on arrival
DRE	Digital rectal examination
DTR	Deep tendon reflex
E/A	Emergency admission
EAU	Emergency admission unit
EPMS	Extrapyramidal motor symptoms
ESR	Erythrocyte sedimentation rate
FCUS	First-catch urine sediment
FEN	Fluid, electrolytes, and nutrition
FH, FAHX	Family history
FH+/FH-	Family history positive/negative
FHA/FHHD	Family history of alcoholism/heavy drinking
FHCa	Family history of cancer
FHEH	Family history of essential hypertension
FHMI	Family history of mental illness
FHSF	Family history symptom free
FHVD	Family history of vascular disease
GERS	Gastroesophageal reflux symptoms
GISYS	Gastrointestinal symptoms
GP	General practitioner
H&P	History and physical examination
HARPPS	Heat, absence of use, redness, pain, pus, swelling
IBSY	Irritable bowel symptoms
IRSS	Illness-related symptoms
IV, i.v.	Intravenous
LUQ	Left upper quadrant (of abdomen)
LUTS	Lower urinary tract symptoms
M.D.	Medicinae doctor
MOUS	Mutiple occurrence of unexplained symptoms
NBM	Nil by mouth (nothing by mouth, U.K.)
NFH	Negative family history
NIS	No inflammatory signs
NNS	Non-specific symptoms
NOHF	No heart failure symptoms
NOSYS	No symptoms
NPO	Nil per os (nothing by mouth, U.S.)
NPx	Neurologist's physical examination
NSAD	No signs of acute disease
NSI	No signs of infection/inflammation

NVS	Neurological vital signs
NVS	No visual symptoms
OD	Oculus dexter (right eye), overdose
OPEX	On physical examination
OS	Oculus sinister (left eye)
p.c.	Post cibum (after meals)
p.r.n.	Pro re nata (according to circumstances, may require)
p.v.	Per vaginam
PC	Present complaint
PCA	Patient-controlled analgesia
PCLS	Persistent cold-like symptoms
PE, Pex, Px, PHEX	Physical examination
PESS	Problem, etiology, signs and symptoms
PFH	Positive family history
PH, PHx	Past history
PHI	Past history of illness
PMS	Premenstrual symptoms
PO, P.O.	Per os (by mouth, orally)
POMR	Problem-oriented medical record
PPES	Peer physical examinations
ppm	Parts per million
PRE	Progressive-resistance exercise
PS	Prescription
PT	Physical therapy/therapist
q.2h.	Quaque secunda hora (every two hours)
q.3h.	Quaque tertia hora (every three hours)
q.d.	Quaque die (every day)
q.h.	Quaque hora (every hour)
q.i.d.	Quater in die (four times daily)
q.v.	Quantum vis (as much as desired)
RBC	Red blood count
RDA	Recommended daily allowance
RESP	Respiratory symptoms
RLL	Right lower lobe (of lung)
RLQ	Right lower quadrant (of abdomen)
RML	Right middle lobe (of lung)
RMSD	Rheumatic-musculoskeletal symptoms/diseases
RS	Review of symptoms
RUL	Right upper lobe (of lung)
RUQ	Right upper quadrant (of abdomen)

Rx	Prescribe, prescription drug
S&S, S/S, SS	Signs and symptoms
SASR	Symptoms of acute stress reaction
SC, S/C, SQ	Subcutaneous
si op. sit,	si opus sit (if necessary)
SM	Systolic murmur
SOAP	Subjective, objective, assessment, and plan (used in problem-oriented records)
SSHF	Signs and symptoms of heart failure
SUS	Stained urinary sediment
Sx	Signs
t.i.d.	Ter in die (three times daily)
TFT	Thyroid function test
TINFHO/NFHO	(There is) no family history of …
TPN	Total parenteral nutrition
TRINS	Totally reversible ischemic neurological symptoms
TWBC	(Total) white blood count
U&E	Urea and electrolytes
UEE	Urinary excretion of electrolytes
UGIS	Upper gastrointestinal symptoms
UGS	Urogenital symptoms
URELS	Urine electrolytes
VR	Vocal resonance
VS, vs	Vital signs
VSA	Vital signs absent
VSOK	Vital signs normal
WRS	Work-related symptoms

Ospedale

CCU	Coronary care unit
CCU	Critical care unit
ICF	Intermediate care facility
ICU	Intensive care unit
ECU	Emergency care unit
EMS	Emergency medical service
ER	Emergency room
OT	Operating theater/theatre

Tomografia computerizzata (CT), riscostruzioni multiplanari

CAT	Computed axial tomography
CECT	Contrast enhanced CT
CPR	Curved planar reformation
CT	Computed tomography
CTA	CT angiography, CT arteriography
CTAP	CT during arterial portography
CTC	CT cholangiography
CTDI	CT dose index
CTHA	CT hepatic arteriography
CTM	CT myelography
CTP	CT perfusion imaging
CVS	Continuous volume scanning
DCTM	Delay CT myelography
DEQCT	Dual-energy quantitative CT
EBCT	Electron beam CT
EBT	Electron beam tomography
FOV	Field of view
FWAHM	Full width at half maximum
FWATA	Full width at tenth area
HRCT	High-resolution CT
HU	Hounsfield units
LI	Linear interpolation
MCTM	Metrizamide CT myelography
MIP	Maximum intensity projection
mIP, minIP	Minimum intensity projection
MLI	Multislice linear interpolation
MPR	Multiplanar reformation
MTT	Mean transit time
Nr-MIP	Noise-reduced maximum intensity projection
QCT	Quantitative CT
ROI	Region of interest
SC	Slice collimation
SEQCT	Single-energy CT
SFOV	Scan field of view
SNR	Signal-to-noise ratio
SSD	Shaded surface display
SSP	Section sensitiviy profile

SVS	Step volume scanning (EBCT)
TF	Table feed
UFCT	Ultrafast CT
VOI	Volume of interest
VRT	Volume rendering technique

Radiologia convenzionale

ABER	Abduction and external rotation
ACR	American College of Radiology
ALARA	As low as reasonably achievable (radiation dosages)
AP	Anteroposterior
ASNR	American Society of Neuroradiology
ASSR	American Society of Spine Radiology
At Wt, AW	Atomic Weight
BE	Barium enema
Bol	Bolus
Bq	Becquerel
BS	Barium swallow
C/C	Cholecystectomy and operative cholangiogram
CAG, CHGM	Cholangiogram
CAG, CHGRY	Cholangiography
CDG	Conventional dacryocystography
CPR	Curved planar reformation
CRT	Cathode ray tube
CSG, CG, CCG	Cholecystography or cholecystogram
CXR	Chest X-ray
DC	Double contrast
DCG	Dacryocystography
DCSA	Double-contrast shoulder arthrography
DFCG	Digital fluorocholangiogram
DICOM	Digital imaging and communications in medicine
DLP	Dose±length product
DSAR	Digital subtraction arthrography
FOV	Field of view
FWAHM	Full width at half maximum
FWATA	Full width at tenth area
H/S	Hysterosalpingography
HOCA	High osmolar contrast agent
ICRP	International Commission on Radiological Protection
IOCG	Intraoperative cholangiogram

IVCH	Intravenous cholangiogram
IVP	Intravenous pyelogram
IVU	Intravenous urogram
keV	Kiloelectron-volt
KUB	Kidney-ureters-bladder (plain abdominal radiography)
kV	Kilovolt
LAO	Left anterior oblique position
LAP	Late arterial phase
LMM	Lumbar metrizamide myelography
LOCM	Low osmolar contrast medium
LPO	Left posterior oblique position
LUT	Look-up table
MCU	Micturating cystography
MCUG	Micturating cystourethrogram
MLG	Myelography
Nr-MIP	Noise-reduced maximum intensity projection
OCC	Oral cholecystography
OCG	Oral cholangiogram
PA	Posteroanterior
PACS	Picture archive and communication system
PFMM	Plain film metrizamide myelography
PMG	Pneumomyelography
PS	Parotid sialography
PVP	Portal venous phase
RAO	Right anterior oblique
RC	Retrograde cystogram
RGPG, RGP	Retrograde pyelogram, retrograde pyelography
RGU, RUG	Retrograde urethrogram, retrograde urethrography
ROI	Region of interest
RPO	Right posterior oblique
RU	Retrograde urogram
RUP	Retrograde ureteropyelography, retrograde pyelogram
S/N, SNR	Signal to noise ratio
SBFT	Small-bowel follow-through examination
SC	Single contrast
SCGC	Single-contrast graded-compression technique (GI radiology)
SCVIR	Society of Cardiovascular and Interventional Radiology
SFOV	Scan field of view
SOL	Space-occupying lesion

SSD	Shaded surface display
TTC	T-tube cholangiogram
TTP	Time to peak
UCG, UCR	Urethrocystography
UGI	Upper gastrointestinal series
VCG	Voiding cystography
VCU, VCUG	Voiding cystourethrogram, voiding cystourethrography
VOI	Volume of interest
VR	Volume rendering
VRT	Volume rendering technique
WSM	Water-soluble myelography
XR	X-ray

Radiologia interventistica

BN	Bird's nest filter
CVA	Central venous access
DSA	Digital subtraction angiography
EAP	Early arterial phase
ERC	Endoscopic retrograde cholangiography
F	French (unit of a scale for denoting size of catheters)
FNAC	Fine-needle aspiration cytology
FWHM	Full width at half maximum
HDAF	Hemodynamic access fistula
IACB	Intraaortic counterpulsation balloon pump
LAP	Late arterial phase
LP	Lumbar puncture
PC	Percutaneous cholecystostomy
PCD	Percutaneous drainage
PCN	Percutaneous nephrostomy
PCWP	Pulmonary capillary wedge pressure
PEG	Percutaneous endoscopic gastrostomy
PEI	Percutaneous ethanol injection
PFG	Percutaneous fluoroscopic gastrostomy
PICC	Peripherally inserted central catheter
PTA	Percutaneous transluminal angioplasty
PTBD	Percutaneous transhepatic biliary drainage
PTC	Percutaneous transhepatic cholangiography
PTFE	Polytetrafluoroethylene
PTHC	Percutaneous transhepatic cholangiography
PVP	Portal venous phase, percutaneous vertebroplasty

Rt-PA	Recombinant tissue plasminogen activator
SCVIR	Standards of Practice Guidelines on Angioplasty
SK	Streptokinase
TACE	Transcatheter arterial chemoembolization
TIPS	Transjugular intrahepatic portosystemic shunt
TNB	Transthoracic needle biopsy
tPA	Tissue plasminogen activator
TTP	Time to peak
UK	Urokinase
VT	Vena-Tech (vena cava filter)

Risonanza magnetica (RM)

CHESS	Chemical shift selective pulses
CME-MRI	Contrast medium-enhanced MRI
CNR	Contrast to noise ratio
COPE	Centrally ordered phase encoding
CSI	Chemical shift imaging (magnetic resonance spectroscopy method)
CVMR	Cardiovascular magnetic resonance
DNMR	Dynamic nuclear magnetic resonance
DTPA	Diethylene triamine pentaacetic acid (a binding substance for both Gd and 99m-Tc)
DWI	Diffusion-weighted image
EMRI	Electron MRI
EPI	Echoplanar imaging
EPMR	Echoplanar magnetic resonance
EP-MRSI	Echoplanar magnetic resonance spectroscopic imaging
ERSC-MRI	Endorectal surface coil MRI
ESR	Electron spin resonance
ETL	Echo train length
FAST	Fourier-acquired steady-state technique
FC	Flow compensation
FID	Free induction decay
FISP	Fast imaging with steady-state precession
FLASH	Fast low-angle shot
fMRI	Functional MRI
FMRIB	Functional MRI of the brain
FS	Fast saturation
FSE	Fast spin echo
FT	Fourier transform

FTNMR	Fourier transform nuclear magnetic resonance
Gd-DTPA	Gadolinium-diethylenetriamine penta-acetic acid
Gd-MRA	Gadolinium-enhanced magnetic resonance arteriography
GE	Gradient echo
GEMRA	Gadolinium-enhanced magnetic resonance angiography
GRASS	Gradient-recalled acquisition in steady-state
GRE	Gradient-recalled echo, gradient echo
GRM	Gradient rephasing motion
HASTE	Half Fourier acquisition single-shot turbo spin echo
i-MR	Interventional MRI
IR	Inversion recovery
ISMRM	International Society for Magnetic Resonance in Medicne
MAS NMR	Magic angle spinning nuclear magnetic resonance
MOTSA	Multiple overlapping thin-slab acquisition
MPGR	Multiplanar two-dimensional gradient echo
MRA	Magnetic resonance angiography
MRA	Magnetic resonance arthrography
MRCP	Magnetic resonance cholangiopancreatography
MRE	Magnetic resonance elastography, magnetic resonance enteroclysis
MRI	Magnetic resonance imaging
MRM	Magnetic resonance myelography
MRS	Magnetic resonance spectroscopy
MRU	Magnetic resonance urography
MRV	Magnetic resonance venography/venogram
MTF	Modulation transfer function
MTP	Magnetization transfer pulse
NAA	N-Acetyl aspartate (MR spectroscopy)
NAQ	Number of acquisitions
NEX	Number of excitations
NMRI	Nuclear MRI
PC	Phase contrast
PMR	Proton magnetic resonance
PWI	Perfusion-weighted imaging
RF	Radiofrequency
ROPE	Respiratory-ordered phase encoding
SAR	Specific absorption rate
SE	Spin echo
SENSE	Sensitivity encoding for MRI

SLS	Interslice spacing
SLTHK	Slice thickness
SMASH	Simultaneous acquisition of spatial harmonics
SMRI	Society of Magnetic Resonance Imaging
SPGR	Spoiled gradient recalled acquisition in steady state, spoiled gradient-recalled echo
SPIO	Superparamagnetic iron oxide (particles)
SPIR	Spectral presaturation by inversion recovery
SSFP	Steady-state free precession
SSNMR	Solid-state nuclear magnetic resonance
STEAM	Stimulated-echo acquisition mode
STIR	Short-tau inversion recovery, short T1 inversion recovery
T1w	T1-weighted image
T2w	T2-weighted image
TE	Time to echo (echo time)
TI	Inversion time
TOF	Time of flight
TR	Time of repetition (repetition time)
TSE	Turbo spin echo
USPIO	Ultrasmall superparamagnetic particles
VENC-MR	Velocity-encoded cine MRI

Medicina nucleare

AXL	Axillary lymphoscintigraphy
CPDS	Computer processed dynamic scintigraphy
CS	Cerebral scintigraphy
DIC	Direct isotope cystography
DMSA	99m-Tc-Dimercaptosuccinic acid scintigraphy
DPLS	Dynamic perfusory lung scintigraphy
DRC, DRCG, DRNC	Direct radionuclide cystography
DRVC	Direct radionuclide voiding cystography
DTMS	Dipyridamole-Thallium myocardial scintigraphy
EMPS	Exercise myocardial perfusion scintigraphy
HBFS	Hepatobiliary functional scintigraphy
HIDA	Hepatobiliary scintigraphy with dimethylimino- diacetic acid
IMP	I-123-Isopropyliodoamphetamine (radiolabeled agent for brain perfusion SPECT)
IRC	Indirect radionuclide cystography

IVCU	Isotope-voiding cystourethrogram
MPS	Myocardial perfusion scintigraphy
PET	Positron emission tomography
rCBF	Regional cerebral blood flow
RIA	Radioimmunoassay
RNVC, RNC	Radionuclide voiding cystography
SCINT	Scintigraphy
SESC	Sestamibi scan
SPECT	Single photon emission computed tomography
SRS	Somatostatin receptor scintigraphy
SSMM	Sestamibi scintimammography
Tc-99m-ECD-	Technetium-99m bicisate ethyl cysteinate dimer bicisate(radiolabeled agent for brain perfusion SPECT)
Tc-99m-HMPAO	Technetium-99m-hexamethyl propylamine oxime (radiolabeled agent for Brain Perfusion SPECT)
Tc-99mI-123-QNB	Technetium-99m-iodine-123-quinuclidinyl-iodo-benzylate
Tc-99m-labeled RBCs	Red blood cell scan (Meckel's scan)
TMS	Thalium myocardial scintigraphy
TPBS	Three-phase dynamic bone scintigraphy
V/Q scanning	Ventilation-perfusion scintigraphy
WBC scans	White blood cell scans
WBS	Whole body scintigraphy
WCS	White cell scintigraphy

Ultrasonografia

3D-US	Three-dimensional ultrasound
AD	Acoustic densitometry (ultrasound)
B-mode	Brightness-mode
BPD	Bi-parietal diameter (ultrasound measurement of the head of a fetus)
CCUS	Complete compression ultrasound
CDI	Color Doppler imaging
CEUS	Contrast-enhanced ultrasound
CRL	Crown rump length (ultrasound fetal measurement)
CW	Doppler Continuous wave Doppler
DPVTI	Doppler power velocity time integral
DR	Dynamic range
EDV	End diastolic velocity
EFOV	Extended field of view

EJU	European Journal of Ultrasound
ELB	Echolucent band
ERUS, EUS	Endorectal ultrasonography, endorectal ultrasound
ESB	Echostrong band
EUS	Endovascular ultrasonography, endoscopic ultrasound
EVS	Endovaginal sonography
EVUS	Endovaginal ultrasound
ISUOG	International Society of Ultrasound in Obstetrics and Gynecology
IVUS	Intravascular ultrasound
PDI	Power Doppler imaging
PI	Pulsatility index
PIM	Pulse inversion mode
PNU	Prenatal ultrasonography
PRF	Pulse repetition frequency
PSV	Peak systolic velocity
PWD	Pulsed-wave Doppler
QUI	Quantitative ultrasound index (bone density)
QUS	Quantitative ultrasound
RI	Resistivity index
RTU	Real-time ultrasound
SVU	Society for Vascular Ultrasound
TAUS	Transabdominal ultrasonography
TEE	Transesophageal echocardiography
TGC	Time-gain compensation
THI	Time harmonic imaging
TRUS	Transrectal ultrasound
TULIP	Transurethral ultrasound-guided laser-induced prostatectomy
TUS	Transabdominal ultrasound
US, USG	Ultrasound, ultrasonography
USB	Ultrasound-guided aspiration biopsy
USMF	Ultrasound multi-frame (images)
VUS	Voiding urosonography, voiding urethrosonography

Esercizi: frasi comuni contenenti abbreviazioni

In questa parte riportiamo alcune frasi d'uso comune in lingua inglese contenenti abbreviazioni, seguite dalle definizioni delle abbreviazioni utilizzate.

Frasi:

> A 40-year-old man visited our hospital, and was diagnosed as having Felty's syndrome because of splenomegaly and pancytopenia as well as definite RA.
> MCV, MCHC, LDH, ANA and RF values are normal.
> The platelet and WBC counts exceeded their normal ranges. He was diagnosed as suffering from ... (ITP, CMML, AML, CML). Two months after, he received a BMT.
> Foreign bodies display a variable signal intensity on both T1- and T2-weighted images. MR shows an inflammatory response while CT can show the retained foreign body. US evaluation could be useful in selected patients.
> COPD is a risk factor in the development of TB.
> Cholera can be diagnosed by the presence of CTX in stools.
> A 16-year-old female suffering from fever, chills, rash and presenting multiple nodular opacities in CXR was diagnosed as having ... (RMSF, BPF, DGI).
> An ECG was obtained, and showed ... (RBBB, LBBB, APCs, VPCs, AF, VF).
> He is actually under treatment with ACEI. Ten years ago he was treated with PTCA because of the three AMI he had suffered.
> RA and SSc are more common in females.
> PCP and PML are two of the complications that can be suffered by AIDS patients.
> Cutaneous manifestations of SLE can be divided into SCLE (acute) and DLE (chronic).
> The key to the diagnosis of septic arthritis is joint aspiration. Joint fluid is opaque and has a WBC count greater than 100,000.
> Clinical signs of skeletal metastases include hypercalcemia and the syndrome known as HPO.
> Prolonged morning stiffness helps to distinguish a truly inflammatory arthritis such as RA from non-inflammatory arthritides such as OA.
> The typical attack of acute gouty arthritis is a painful monoarthritis, most often in the first MTP joint (podagra).
> Scaphoid fractures exhibit a high rate of non-union and AVN.

> Water is arbitrarily assigned a value of 0 HU.
> MRI is the imaging modality of choice for the CNS.
> The aorta is normally visible on PA and lateral chest radiographs.
> Generally, a PT of below 15 seconds, a PTT within 1.2 times control and a platelet count greater than 75,000/ml will be acceptable.
> TIPS is a relatively new technique for the treatment of patients with portal hypertension.
> To rule out the presence of DVT, a lower extremity ultrasound examination should be performed.
> Approximately 1% of cardiac muscle cells, including those in the SA and AV nodes, are autorhythmic.
> In the chronic form of mitral regurgitation, clinical monitoring focuses on the evaluation of left ventricular function, with treatment of CHF.
> The RCA supplies the right ventricle and the AV node.
> The LCA divides into the anterior descending and circumflex arteries.
> In the ARDS an increase in capillary permeability occurs.
> SOB can usually be attributed to one of two fundamental categories of disease, cardiac or pulmonary.
> In patients with documented DVT or PE in whom anticoagulation is contraindicated, percutaneous placement of an IVC filter in the angiography suite may be warranted.
> The azygous vein provides venous drainage into the SVC.
> NHL carries a less-favorable prognosis than Hodgkin's disease.
> There is a strong association between thymoma and MG.
> Neurofibromas and schwannomas are more common in patients with NF-1.
> KS remains the most common malignancy in HIV disease and constitutes an AIDS-defining illness.
> LIP is an AIDS-defining illness in children.
> One of the classic differential diagnoses in radiology is that of the SPN.
> The SMA supplies the bowel between the duodenojejunal junction and the splenic flexure of the colon.
> CT scanning has replaced DPL for detecting and evaluating free fluid within the abdominal cavity.
> The pelvis joins the ureter at the UPJ, a common site of obstruction.
> The higher incidence of UTIs in young women is attributed to the relatively short female urethra.
> When an ACE inhibitor is administered, glomerular filtration is reduced.
> Intrinsic renal causes of acute renal failure include ATN and acute glomerulonephritis.
> A clue to the prerenal nature of the failure is contained in the ratio of serum BUN to creatinine.

❭ The standard screening mammogram includes two views of each breast: the CC view and the MLO view.

❭ Hydrocephalus is called obstructive when there is a blockage of normal flow of CSF.

❭ Fetal growth is assessed by measurement of abdominal circumference, which is important in detecting IUGR.

❭ The transitional zone represents the site of BPH.

❭ Strokes are sometimes preceded clinically by so-called TIAs.

❭ The most common location of stroke is in the MCA distribution.

❭ ACA occlusion may cause contralateral foot and leg weakness.

❭ A small infarction in some portions of the PCA territory may have catastrophic consequences.

❭ HMD is the most common cause of neonatal respiratory distress.

❭ An important complication of long-term ventilatory support is BPD.

❭ TTN occurs when there is inadequate or delayed clearance of the fluid at birth, resulting in a "wet lung".

❭ EA and TEF both represent anomalies in the development of the primitive foregut.

❭ NEC occurs primarily in premature neonates exposed to hypoxic stress.

❭ DDH is suspected clinically in newborns with a breech presentation.

❭ PVL is the result of prenatal or neonatal hypoxic-ischemic insult.

❭ An AVM is a congenital lesion resulting from persistent fetal capillaries.

Definizioni:

ACA	Anterior cerebral artery
ACE	Angiotensin-converting enzyme
ACEI	Angiotensin-converting enzyme inhibitor
AF	Atrial fibrillation
AIDS	Acquired immunodeficiency syndrome
AMI	Acute myocardial infarction
AML	Acute myeloid leukemia
ANA	Antinuclear antibodies
APCs	Atrial premature complexes
ARDS	Acute respiratory distress syndrome
ATN	Acute tubular necrosis
AV	Atrioventricular
AVM	Arteriovenous malformation
AVN	Avascular necrosis
BMT	Bone marrow transplantation
BPD	Bronchopulmonary dysplasia
BPF	Brazilian purpuric fever
BPH	Bening prostatic hyperplasia

BUN	Blood-urea nitrogen
CC	Craniocaudal
CHF	Congestive heart failure
CML	Chronic myeloid leukemia
CMML	Chronic myelomonocytic leukemia
CNS	Central nervous system
COPD	Chronic obstructive pulmonary disease
CSF	Cerebrospinal fluid
CT	Computed tomography
CTX	Cholera toxin
CXR	Chest X-ray
DDH	Developmental dysplasia of the hip
DGI	Disseminated gonococcal infection
DLE	Discoid lupus erythematosus
DPL	Diagnostic peritoneal lavage
DVT	Deep venous thrombosis
EA	Esophageal atresia
ECG	Electrocardiogram
HIV	Human immunodeficiency virus
HMD	Hyaline membrane disease
HPO	Hypertrophic pulmonary osteoarthropaty
HU	Hounsfield units
ITP	Idiopathic thrombocytopenic purpura
IUGR	Intrauterine growth retardation
IVC	Inferior vena cava
KS	Kaposi's sarcoma
LBBB	Left bundle branch block
LCA	Left coronary artery
LDH	Lactate dehydrogenase
LIP	Lymphocytic interstitial pneumonitis
MCA	Middle cerebral artery
MCHC	Mean corpuscular hemoglobin concentration
MCV	Mean corpuscular volume
MG	Myasthenia gravis
MLO	Mediolateral oblique
MR	Magnetic resonance
MRI	Magnetic resonance imaging
MTP	Metatarsophalangeal
NEC	Necrotizing enterocolitis
NF-1	Neurofibromatosis type 1
NHL	Non-Hodgkin's lymphoma
OA	Osteoarthritis

PA	Posteroanterior
PCA	Posterior cerebral artery
PCP	Pneumocystis carinii pneumonia
PE	Pulmonary embolism
PML	Progressive multifocal leukoencephalopathy
PT	Prothrombin time
PTCA	Percutaneous transluminal coronary angioplasty
PTT	Partial thromboplastin time
PVL	Periventricular leukomalacia
RA	Rheumatoid arthritis
RBBB	Right bundle branch block
RCA	Right coronary artery
RF	Rheumatoid factor
RMSF	Rocky mountain spotted fever
SA	Sinoatrial
SCLE	Subacute cutaneous lupus erythematosus
SLE	Systemic lupus erythematosus
SMA	Superior mesenteric artery
SOB	Shortness of breath
SPN	Solitary pulmonary nodule
SSc	Systemic sclerosis
SVC	Superior vena cava
TB	Tuberculosis
TEF	Tracheoesophageal fistula
TIA	Transient ischemic attack
TIPS	Transjugular intrahepatic portosystemic shunting
TTN	Transient tachypnea of the newborn
UPJ	Ureteropelvic junction
US	Ultrasonography
UTI	Urinary tract infection
VF	Ventricular fibrillation
VPCs	Ventricular premature complexes
WBC	White blood cell

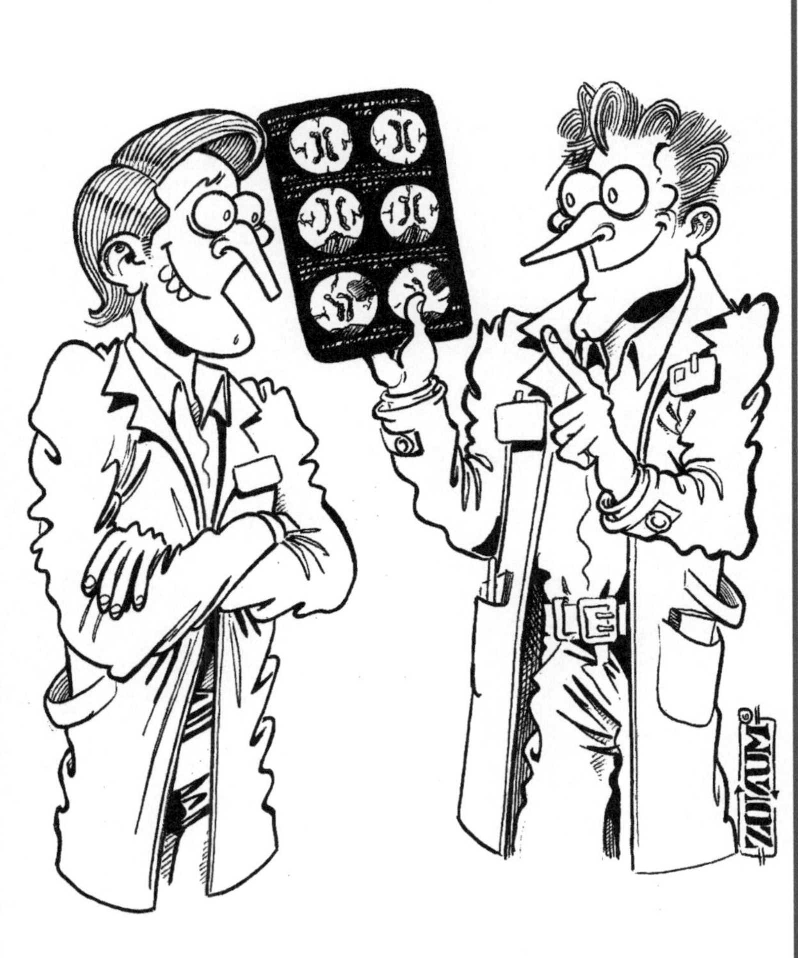

Capitolo 11

Descrivere una lesione

Descrivere le relazioni anatomiche

La descrizione dei rapporti anatomici di una lesione individuata con la diagnostica per immagini può costituire un problema per il radiologo, anche quando si esprime nella sua madrelingua. Per parlare in maniera appropriata dei rapporti anatomici bisogna, per prima cosa, avere conoscenza dei termini delle strutture anatomiche e successivamente, conoscere alcune espressioni e frasi che le descrivono.

> Lesions can be medial to the medial collateral ligament, cephalad to the atriocaval junction, caudal to the cecum, lateral to the tail of the pancreas.

To be cephalad/caudal/lateral to oppure *to be in relation with* sono alcune delle frasi indispensabili in anatomia.

Pensiamo a questo breve paragrafo di inglese anatomico:
> The scaphoid is the largest bone of the first carpal row. It is situated at the superior and external part of the carpus, its direction being from above downwards, outwards, and forwards. Its superior surface is convex, smooth, of triangular shape, and articulates with the lower end of the radius.

La letteratura anatomica è estremamente difficile. Noi, come radiologi, non abbiamo bisogno di essere precisi nella descrizione dei dettagli anatomici, ma dobbiamo essere il più possibile precisi nel descrivere i rapporti anatomici dei reperti radiologici riportati nel nostro referto.

R. Ribes, P.R. Ros. *Inglese per radiologi.* © Springer 2008

Osserviamo ora questo breve paragrafo di inglese radiologico e notiamo quante parole e espressioni anatomiche sono utilizzate:
> Adenoma with ipsilateral stalk movement. There is a microadenoma present on the left side of the gland extending inferiorly and laterally. This case is unusual in that the stalk is displaced toward the side of the adenoma.

L'anatomia e la radiologia sono intrinsecamente connesse nelle descrizioni radiologiche in quanto non possiamo descrivere un adenoma dell'ipofisi senza parlare della ghiandola in sé, del peduncolo, della sella, delle arterie carotidi, del chiasma ottico, del seno cavernoso ...
Occasionalmente possiamo trovare delle difficoltà nel descrivere alcune strutture anatomiche - era *gray mater* o *gray matter*, era *dura mater* o *dura matter*? (*gray matter* e *dura mater*) – o nella pronuncia di alcun termini – "hyppo" di *hyppocampus* viene pronunciato come "hypo" di *hypothalamus*? (No) – ma nella conversazione generale, la maggior parte delle difficoltà radio-anatomiche si trovano in espressioni come "to give off" (dare origine):

> Previous to its division into the gastroepiploica dextra and the pancreaticoduodenalis, the gastroduodenalis artery gives off two or three small inferior pyloric branches to the pyloric end of the stomach and pancreas.

Analizziamo la seguente frase di inglese anatomico estratta senza modifiche da un articolo di radiologia muscoloscheletrica:
> The elbow is a synovial hinge joint between the trochlea and the capitellum, articulating with the trochlear notch of the ulna and the radial head.
Più della metà di queste parole deriva dal latino e dal greco.

Ci sono:
- un verbo anatomico di preposizione:
  - articulate *with*

- tre concetti anatomici contenenti più di una parola:
  - synovial hinge joint (articolazione sinoviale)
  - trochlear notch (nodo trocleare)
  - radial head (testa del radio)

- due nomi anglosassoni:
  - elbow
  - joint

- tre nomi latini/greci:
    - trochlea
    - capitellum
    - ulna

- tre aggettivi latini/greci:
    - synovial
    - trochlear
    - radial

Immaginate una persona che parla inglese nel tentativo di capire questa frase. Il risultato potrebbe essere questo:
> The elbow is a ... hinge joint between the ... and the ..., articulating with the ... notch of the ... and the ... head.

Se poi non siete in grado di pronunciare in maniera corretta, quello che viene percepito del vostro messaggio non è molto lontano da questo:
> The elbow is a ?? hinge joint between the ?? and the ??, articulating with the ?? notch of the ?? and the ?? head.

È evidente che questa frase senza le parti mancanti non ha senso.

Sebbene la necessità di conoscere alcuni termini derivanti dal latino/greco sia, di principio, una buona notizia per gli operatori della sanità provenienti dai Paesi neolatini, e al contempo una brutta notizia per le persone la cui madrelingua non deriva dal latino/greco, paradossalmente molti medici di origine latina trovano difficoltà nel pronunciare i termini latini/greci in inglese, così per queste presone il latino diventa un nemico piuttosto che un alleato. È proprio dalla pronuncia dei termini latini che io sono in grado di riconoscere un collega proveniente del mio Paese, di origine ispanica, sebbene lui/lei parli perfettamente inglese, in quanto è molto difficile pronunciare in inglese parole comuni nella propria lingua come *edema* e *lipoma*. Io ho notato che talvolta alcuni medici di origine asiatica, la cui madrelingua non deriva dal latino/greco, fanno meno errori nella pronuncia di termini latini/greci in inglese rispetto ai colleghi la cui madrelingua è ricca di etimologie latine/greche.

> *Gross anatomy* specimen of the anterior aspect of the elbow joint.
> - *Gross anatomy* si riferisce all'anatomia macroscopica che rappresenta il contrario di *microscopic* e *radiologial anatomy*.

❯ The *lateral aspect* of the trochlea.
  - Sebbene *lateral trochlea* possa essere un termine accettato colloquialmente ed impiegato comunemente, l'uso di *lateral aspect* è più appropriato poiché esiste una sola troclea nel gomito.

❯ The *medial aspect* of the olecranon.
  - Similarmente l'uso di *medial aspect* è più appropriato rispetto a *medial olecranon* in quanto esiste un solo olecrano nel gomito.

❯ The capsule is *attached* **to** the humeral head.
  - L'espressione è *to be attached to*. T*o be attached at* non è accettabile.

❯ The triangular ulnar collateral ligament of the elbow *consists* **of** three strong bands.
  - *To consists of* è usato comunemente in anatomia per descrivere parti di alcune strutture.

❯ The posterior band *extends from* the medial epicondyle to the medial aspect of the olecranon.
  - *To extend from ... to* è una delle espressioni più frequenti nell'inglese anatomico.

❯ The *medial epicondyle* is the last to fuse.
  - *Medial epicondyle* è un termine buffo in quanto il prefisso "epi" significa sopra e l'epicondilo mediale è sopra la troclea, così perché non chiamarlo "epitrochlea"come in alcune lingue romanze?

❯ *Pronation* and *supination* take place at the proximal and distal radioulnar joints.
  - *To pronate* e *to supinate* sono verbi tipicamente anatomici (*pronation* e *supination* sono i sostantivi) che descrivono i movimenti dell'arto superiore.

❯ The annular ligament is the key structure of the proximal radioulnar joint *encircling* the radial head and neck without radial *attachment*.
  - *Encircling* una struttura anatomica significa circondarla senza essere attaccata ad essa.

> The conjoined insertion of the triceps muscle demonstrates low signal intensity at its attachment to the *posterosuperior* surface of the olecranon.
>   - *Posterosuperior*, *posteroinferior*, *posterolateral* sono da preferire rispetto a *superoposterior*, *inferoposterior* e *lateroposterior.*
>   - *Anterosuperior*, *anteroinferior*, *anterolateral* sono da preferire rispetto a *superoanterior*, *inferoanterior*, e *lateroanterior.*

> The triceps muscle and tendon *are* located *posterior* **to**.
>   - *To be posterior* (*anterior, lateral, caudal, cephalad, proximal* e *distal*) *to* è una delle espressioni anatomiche più frequenti. *To be posterior* (*anterior, lateral, caudal, cephalad, proximal* e *distal*) **at** non è accettabile.

Espressioni comuni in anatomia vascolare

> The pulmonary artery arises from the right ventricle.
> The aorta conveys the oxygenated blood to every part of the body.
> The aorta commences at the upper part of the left ventricle.
> The arch of the aorta extends from the origin of the vessel to the lower order of the body of the third dorsal vertebra.
> The artery describes a curve, the convexity of which is directed upwards and to the right side.
> The ascending part of the aorta is about two inches in length.
> It passes obliquely upwards in the direction of the heart axis.
> The right coronary artery sends a large branch along the thin margin of the right ventricle to the apex.
> The left coronary artery arises immediately above the free edge of the left semilunar valve.
> The left coronary artery divides into two branches.
> The left coronary artery supplies the left auricle, both ventricles ...
> The innominate artery is the largest branch given off from the arch of the aorta.
> The left common carotid lies on the trachea, esophagus, and thoracic duct.
> The external carotid artery gives off eight branches which may be divided in four sets.
> The lingual artery runs obliquely upwards and inwards to the hyoid bone.

Relazioni anatomiche

> In front.
> Behind.
> On the right side.
> On the left side.
> Internally (medially).
> Externally (laterally).
> The ascending part of the arch is covered at its commencement by the trunk of the pulmonary artery and the right auricular appendage, and higher up, is separated from the sternum by the pericardium.
> On the right side, the ascending part of the aorta is in relation with the superior vena cava and right auricle.

Descrivere i reperti radiologici: ordine delle parole

Le lesioni hanno forma, margini, densità, intensità di segnale, ecogenicità, dimensioni, aspetto aggressivo o non aggressivo e molte altre caratteristiche.

Come possiamo descrivere le lesioni, tenendo presente che dobbiamo impiegare diversi aggettivi?

Rivediamo alcune descrizioni radiologiche:
> This sagittal image shows an ovoid hyperintense mass directly anterior to the infundibulum.
> A lateral radiograph shows a sclerotic, bubbly lesion in the anterior tibial shaft.
> T1-weighted axial images demonstrate a well-circumscribed low signal intensity tumor with intact overlying cortex.

Nella maggior parte delle frasi radiologiche adoperiamo aggettivi obiettivi (dimensioni, lunghezza), sebbene talvolta vengono utilizzati aggettivi, come "aggressivo", basati su alcune caratteristiche radiologiche.

- Come regola generale, gli aggettivi di opinione vanno prima degli aggettivi obiettivi.
- Quando in una frase coesistono più aggettivi obiettivi li mettiamo nel seguente ordine:
  1. dimensione/lunghezza;

2. forma/larghezza;
3. età (in genere non applicabile; talvolta impiegata per menzionare lesioni precedentemente descritte);
4. colore (intensità di segnale, ecogenicità, densità radiologica);
5. materiale (osso, muscolo, grasso..).

> A 5-cm (1), rounded (2), hyperintense on T2WI (4) fatty (5) lesion was found in the left lobe of the liver.

Descrivere lesioni focali

Non è intenzione del libro offrire una serie di elenchi da seguire quando si esegue un referto in inglese. Il nostro unico, e semplice, obiettivo è quello di fornire alcuni strumenti che vi possano essere di aiuto nella stesura dei vostri primi referti in inglese.

Dal punto di vista radiologico, questi termini sono semplici e ogni radiologo li conosce da anni, ma averli elencati inseriti in un paio di pagine vi farà risparmiare tempo e vi permetterà di concentrarvi su ciò che è realmente importante: i segni radiologici stessi.

Siccome la descrizione di una lesione focale in un referto radiologico può esser complicata per un radiologo non madrelingua inglese, per la scarsezza di risorse idiomatiche, è importante avere a disposizione un elenco di descrizioni prestabilite.

Ci sono aspetti che non bisogna dimenticare nella descrizione di lesioni focali e che riportiamo in una *checklist* standard che può essere impiegata per ogni lesione, sebbene alcuni punti siano collegati in modo specifico all'organo in cui la lesione è situata:

1. ***Solitary/single*** o ***multiple***: se *multiple*, si può riportare l'aspetto della distribuzione (*diffuse, segmental, lobar…*).

2. ***Size*** (*large, small*): descrivete la dimensione in millimetri. Se *multiple*, potete menzionare le dimensioni della più grande e della più piccola.

3. ***Shape*** (*round, oval, lobulated, irregular*).

4. ***Contour*** (*smooth, irregular*) e ***delimitation*** con il parenchima circostante (*well-delimited/defined, poorly/ill delimited/defined*).

5. ***Location***: la descrizione della sede della lesione dipende dall'organo in cui è situata.

- *Liver*: right hepatic lobe (segments V, VI, VII, VIII), left hepatic lobe (segments II, III, IVA, IVB), caudate lobe (segment I).

Un altro modo per descrivere dove le lesioni sono situate:
- ❭ anterior/posterior aspect of the RHL, LHL, and dome of the liver.
- *Pancreas*: la sede può essere divisa in *head*, *uncinate process*, *body* e *tail of the pancreas*.
- *Kidney*: facciamo riferimento a *upper*, *mid* o *lower portions of the kidney*. Possono essere utilizzati anche *upper pole* o *lower pole*. L'uso di *mid-pole* è in qualche modo contraddittorio poiché *poles* sono gli estremi, tuttavia *mid-pole* è impiegato comunemente.
- *Lung*: nel polmone localizziamo le lesioni in base ai lobi (LSD=*RUL*, LSS=*RLL*; LM=*ML*, LID=*LUL*, LIS=*LLL*) e qualche volta al segmento (i segmenti si possono designare anatomicamente oppure con dei numeri. Ci sono due classificazioni numeriche classiche, quella radiologica e quella dei chirurghi toracici che differiscono nei lobi superiori 2 e 3). Alcuni dettagli devono essere ricordati nel riportare una lesione polmonare:
  - non dimenticate che l'espressione *right middle lobe* poiché non esiste un *left middle lobe* in quanto la lingula appartiene al lobo polmonare superiore di sinistra;
  - non dimenticate che i segmenti IV e V appartengono al *middle lobe in the right lung* e la lingula al *left lobe*, ma il segmento IV *is beside segment V in the middle lobe and above segment V* nella lingula;
  - non dimenticate che il segmento VII (*anterior*, *medial* e *basal*) non esiste come tale nel polmone di sinistra (alcuni autori parlano del segmento VII-VIII).
- *CNS*: le lesioni intracraniche possono essere *intraaxial* o *extraaxial*. *Intraaxial:* cervello *(frontal, temporal, parietal* e *occipital lobes* e *corpus callosum),* tronco encefalico e cervelletto. *Extraaxial:* duramadre, aracnoide o pia madre.
- *Spine lesions:* possono essere divise in *intradural intramedullary, intradural extramedullary* e *extradural*.

6. ***Density***:
- *Homogeneous/heterogeneous*
- *Low/high density/intensity*
- *Cystic/solid/complex (US)*
- Ricercare la presenza di altre densità differenti all'interno della lesione: *calcifications, fat, blood, necrosis, capsule, septa, scar*.

7. ***Enhancement*** (*enhancing lesion, non-enhancing lesion*) e *pattern of enhancement*:
   - valutazione durante:
     - › Arterial phase/portal venous phase/equilibrium phase/delayed phase (liver).
     - › Arterial phase/corticomedullary phase/nephrographic phase/ excretory phase (kidney). Plus, delayed phase if bladder needs to be evaluated.
     - › Arterial phase/portal venous phase (rest of abdomen).
     - › Arterial phase/venous phase (brain).
   - Descrivere l'enhancement:
     - › Early enhancement vs. delayed enhancement.
     - › Diffuse homogeneous vs diffuse heterogeneous.
     - › Peripheral vs. central.
     - › Peripheral nodular vs. peripheral rim-like.
     - › Centripetal filling.
     - › Enhancing capsule/enhancing scar/enhancing septa.
     - › Enhancing satellite nodules.
     - › Early/delayed wash-out.

8. ***Relations***:
   - Estensione:
     - › Superiorly, inferiorly, laterally, medially, anteriorly, posteriorly.
   - Dislocazione di strutture adiacenti:
     - › Superiorly, inferiorly, medially, laterally, anteriorly, posteriorly
   - Invasione, compressione, inglobamento di strutture adiacenti:
     - › Arteries, veins, biliary tree and gallbladder, pelvocaliceal system, brain stem...

9. ***Specific findings to look for***:
   - *Liver*. Cercate:
     - › portal vein thrombosis, biliary tree dilation, gallbladder invasion, invasion of adjacent parenchyma, capsular retraction, hilar adenopathy, satellite lesions.
   - *Pancreas*. Cercate:
     - › splenic vein thrombosis, Wirsung dilatation, distal common bile duct dilatation, peripancreatic/retroperitoneal adenopathy.
   - *Kidney*. Cercate:
     - › renal vein thrombosis, pelvocaliceal distortion/dilation, ureteral dilatation, hilar and retroperitoneal adenopathy, perirenal fat involvement.

- *Brain*. Cercare:
  - ❯ midline shift, ventricular dilatation/compression, brain stem displacement, cerebral herniation, hemorrhage, arterial encasement and secondary infarction, extraaxial lesions.
- *Lung*. Cercare:
  - ❯ atelectasis, distal consolidation (pneumonitis), hilar and mediastinal adenopathy, hilar or mediastinal direct invasion, pleural effusion, chest wall invasion, pericardial invasion.
- *Bone*. Cercare:
  - ❯ cortical destruction, cortical expansion, periosteal reaction, soft tissue mass, encasement/infiltration of neurovascular bundles.

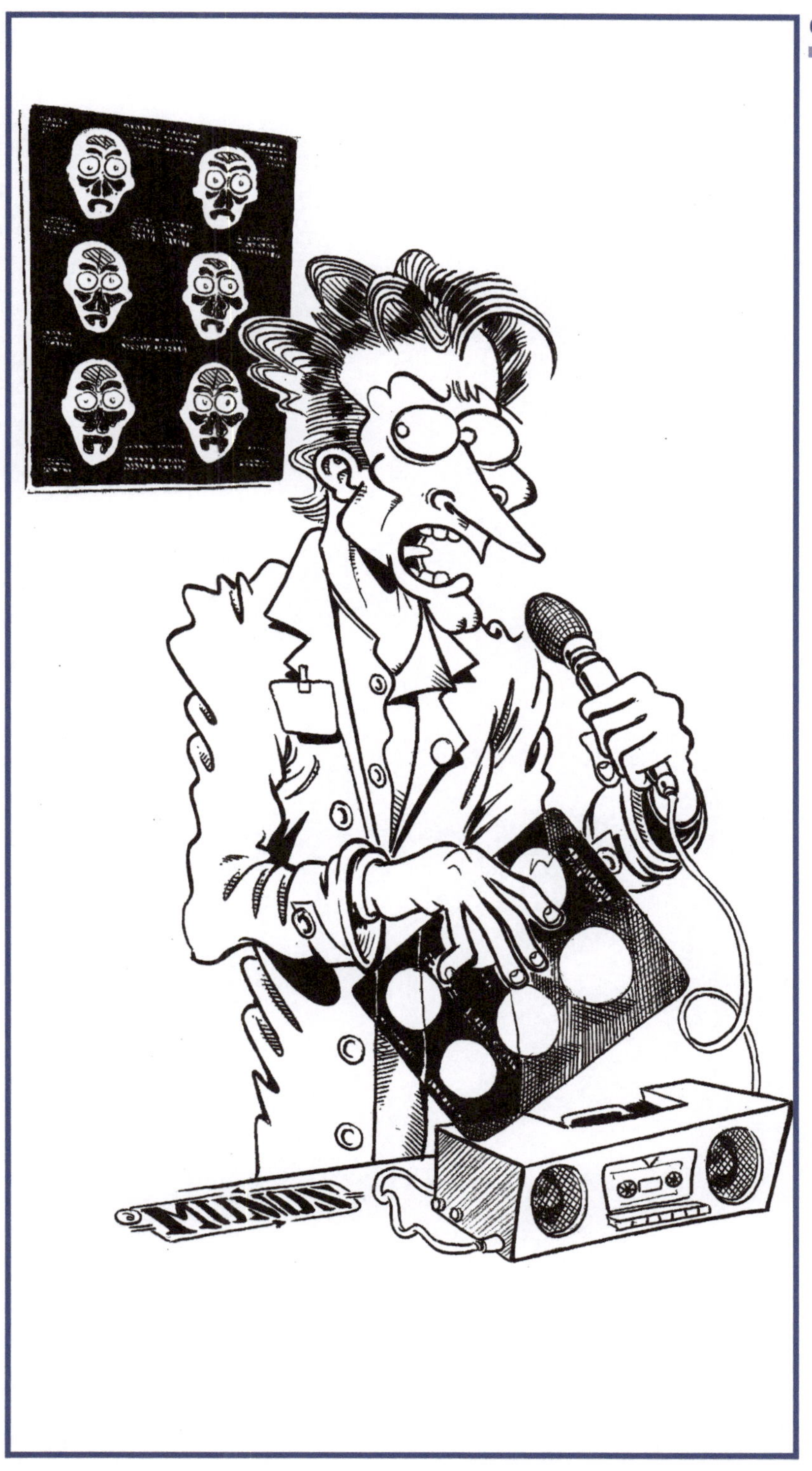

Capitolo 12

Referti normali standard

In passato, refertare in inglese non era una necessità per la maggior parte dei radiologi non di madrelingua inglese che, sebbene in grado di leggere articoli in inglese, non sarebbero stati in grado di redigere un referto in una lingua diversa dalla loro. Con l'avvento della tele-radiologia, le cose sono cambiate così profondamente che ad ogni radiologo ben preparato, in ogni Paese del mondo, potrebbe potenzialmente essere richiesto di refertare in inglese.

I referti medici comunicano segni radiologici e sono documenti legali, dovrebbero essere logici, concisi e precisi. La maggior parte dei referti finisce con le conclusioni radiologiche in cui è incluso un riassunto delle informazioni più rilevanti. Come regola generale, le informazioni più importanti dovrebbero essere date prima.

Abbiamo scritto due capitoli riguardanti i referti radiologici; questo capitolo rivede alcuni dei più frequenti referti radiologici normali ed il capitolo 13 fornisce alcuni suggerimenti e frasi idiomatiche che possono esservi di aiuto nella redazione dei primi referti in inglese.

Il primo passo da fare per refertare in inglese è di iniziare con i referti normali. "Cruciate ligaments are unremarkable" dovrebbe essere una delle prime frasi da imparare quando vogliamo refertare una risonanza magnetica del ginocchio; la maggior parte dei legamenti crociati, infatti, non è lesionata (sebbene molti radiologi insistano con il dire che il legamento crociato anteriore è parzialmente lesionato, questa è una diatriba storica tra radiologi ed ortopedici che raramente vedono un legamento crociato anteriore parzialmente lesionato e non sono in grado, con l'artroscopia, di vedere una lesione interna).

In questo capitolo vi presentiamo alcuni dei referti radiologici normali standard e, nell'ultimo paragrafo "Il primo referto radiologico in inglese", un referto "pluri-patologico" in cui vengono inclusi sia i reperti normali sia i reperti patologici più comuni.

R. Ribes, P.R. Ros. *Inglese per radiologi.* © Springer 2008

Referti standard

Il referto radiologico standard è costituito dalle seguenti sezioni:
1. Anamnesi (*history*).

2. Tecnica (*technique*).

3. Reperti (*findings*).

4. Conclusioni (*impression*).

Nei paragrafi successivi vi presentiamo una selezione di referti standard. Leggeteli ad alta voce e trascriveteli, noterete immediatamente quali parole meritano buona parte della vostra attenzione per quanto riguarda *spelling* e pronuncia (era *intususception* o *intussusception*; *silhouete* o *silhouette*?).

Radiogramma del torace (CXR, Chest Radiograph)

- History:
  > Shortness of breath and fever.
- Findings:
  > Chest PA and lateral compared with similar study dated 6 September 2005 shows normal cardiomediastinal silhouette. The costophrenic sulci are sharp. The lungs are clear. There has been no significant interval change since the prior examination.
- Impression:
  > Normal chest radiograph.

Radiogramma dell'addome per reni, uretere e vescica (KUB, Kidney Ureter and Bladder)

(KUB è il termine convenzionale per le radiografie addominali.)
- History:
  > Abdominal pain.
- Findings:
  > Abdominal series consisting of supine and upright radiographs of the abdomen shows unremarkable bowel gas pattern. There is no evidence of free intraperitoneal air. No abnormal calcification or gas distribution is seen.
- Impression:
  > Unremarkable abdominal series with no findings to suggest an obstructive process or free intraperitoneal air.

Gastro-intestinale (UGI, Upper Gastrointestinal)

- History:
  - › Abdominal pain.
- Technique:
  - › Double contrast UGI study is performed by administration of thick and thin barium. Realtime fluoroscopic examination is complimented with spot images and overhead radiographs.
- Findings:
  - › Patient is able to swallow without difficulty. Contrast material coating of the esophagus, stomach and duodenal bulb shows no ulceration or abnormal contour. The esophagus is of normal caliber. Contrast material transits into the stomach and duodenum unobstructed. Peristaltic waves are observed. The esophagus, stomach and duodenal bulb are pliable. No hiatal hernia is seen. Provocative maneuvers do not elicit gastroesophageal reflux.
- Impression:
  - › Normal UGI study.

Clisma opaco (Barium Enema)

- Clinical history:
  - › Recent forty pound weight loss.
- Findings:
  - › Normal ascending, transverse, descending, and sigmoid colon, and rectum with no evidence of stricture or mass. Contrast material refluxed into normal-appearing terminal ileum.
- Impression:
  - › Normal.

Mammografia (Mammogram)

- History:
  - › Screening mammogram.
- Technique:
  - › Standard mammographic views are obtained in the MLO and CC projection with digital mammography. CAD is applied. There is no prior mammogram for comparison. This is a baseline mammogram.

- Findings:
  - ❭ Bilateral breasts: there are scattered fibroglandular densities. No significant calcification, architectural distortion or mass is seen.
- Impression:
  - ❭ BIRADS 1 – normal.

Ecografia mammaria (Breast Sonography)

- Clinical history:
  - ❭ Palpable mass and area of diffuse palpable nodularity.
- Findings:
  - ❭ Examination reveals no evidence of focal mass or cyst. Images compatible with focal fibroglandular tissue are noted.
- Impression:
  - ❭ No sonographic correlation with mammographic/palpable findings.

TC del torace (Chest CT Scan)

- History:
  - ❭ Shortness of breath.
- Technique:
  - ❭ Multiple axial images of the chest from the thoracic inlet to the upper abdomen are acquired without intravenous contrast material. 5-mm contiguous axial images are reconstructed. There is no prior CT of the chest for comparison.
- Findings:
  - ❭ There is no axillary, mediastinal or hilar lymphadenopathy. The lungs are clear. Cardiac size within normal limits. No pericardial or pleural effusion is present. Imaged bones and soft tissues are unremarkable.
- Impression:
  - ❭ Normal chest CT scan.

TC dell'addome e della pelvi (Abdomen/Pelvis CT Scan)

- History:
  - ❭ LUQ pain.

- Technique:
  - › Multiple axial images of the abdomen and pelvis from the lung bases to the ischial tuberosities are acquired in coordination with intravenous administration of 100 ml [contrast agent] and oral contrast agent. 5-mm contiguous axial images are reconstructed. There is no prior CT of the abdomen/pelvis for comparison.
- Findings:
  - › Lung bases are clear.
  - › Abdomen: Liver has normal contour and density. Spleen, pancreas, adrenal glands and gallbladder are unremarkable. Kidneys enhance symmetrically. No lymph nodes in the abdomen are abnormally enlarged.
  - › Pelvis: Opacified loops of large and small bowel are unremarkable. There is no free fluid in the pelvis. No lymph nodes are abnormally enlarged. The urinary bladder has a normal configuration.
  - › No bony lesion is suspicious for malignancy.
- Impression:
  - › Normal CT scan of the abdomen and pelvis.

Ecografia dell'addome (Abdomen Ultrasonography)

- History:
  - › Right upper quadrant pain.
- Findings:
  - › Real-time ultrasound examination of the abdomen shows normal liver contour and echotexture. The kidneys measure … cm (left) and … cm (right). Spleen and pancreatic head are unremarkable. The pancreatic tail is obscured by overlying bowel gas. The gallbladder is distended but no pericholecystic fluid or gallbladder wall thickening is present. No sonographic Murphy's sign could be elicited. The common bile duct measures 3 mm. There is no intra- or extrahepatic biliary ductal dilatation. The aorta diameter is 1.5 cm at the level of the renal arteries.
- Impression:
  - › Normal abdominal ultrasound.

TC dell'encefalo (Head CT Scan)

- History:
  - › Headache.

- Technique:
  - ❯ Multiple axial images of the head are obtained from the skull base to the high convexities without administration of intravenous contrast agent. No similar prior study is available for comparison.
- Findings:
  - ❯ There is no intra- or extraaxial hemorrhage, midline shift, or mass effect. The normal grey-white differentiation is preserved. The ventricle and sulci are of expected size and morphology for the patient's age. Imaged paranasal sinuses and mastoid air cells are clear.
- Impression:
  - ❯ Normal CT scan of the head.

TC del collo (Neck CT scan)

- History:
  - ❯ Hoarseness.
- Technique:
  - ❯ CT images in the axial plane were obtained from the level of the frontal sinuses inferiorly to the thoracic inlet following the uneventful administration of intravenous contrast agent.
- Findings:
  - ❯ The spaces of the neck are normal in appearance. There are no enlarged lymph nodes, nor nodes with low-density centers. There are no abnormal areas of enhancement demonstrated.
- Impression:
  - ❯ Normal contrast-enhanced neck CT scan.

RM dell'encefalo (Head MR Scan)

- History:
  - ❯ Headache.
- Technique:
  - ❯ Multiplanar multisequence MR images of the brain are obtained before and after intravenous administration of 20 ml of gadolinium-DTPA. Sequences obtained include: axial T1, sagittal T1, axial FLAIR, axial T2, DWI, axial/coronal T1 post-gadolinium administration. No similar prior study is available for comparison.
- Findings:
  - ❯ No signal abnormality is seen on the T1-W or T2-W images.

Normal flow voids are seen in the major intracranial vessels. The ventricles and sulci are of expected size and morphology for the patient's age. There is no abnormal restriction of diffusion. Following administration of gadolinium, no abnormal enhancement is seen. The imaged paranasal sinuses and mastoid air cells are clear. Globes and orbits are unremarkable.

- Impression:
  › Normal MRI of the brain.

RM della colonna cervicale (MRI of the Cervical Spine)

- History:
  › Pain and paresthesias in left arm.
- Technique:
  › The following imaging sequences were performed: Sagittal T1-W and T2-W images from the foramen magnum to the T2 level. Axial T2-W images from the C2 level inferiorly through the T1 level.
- Findings:
  › The cervical spine is anatomic in alignment. There is no evidence of posterior disc protrusions. The spinal canal is adequately patent. No cord signal abnormalities are demonstrated.
  › Axial images at the C2–3 level: the spinal canal and neural foramina are adequately patent.
  › Axial images at the C3–4 level: the spinal canal and neural foramina are adequately patent.
  › Axial images at the C4–5 level: the spinal canal and neural foramina are adequately patent.
  › Axial images at the C5–6 level: the spinal canal and neural foramina are adequately patent.
  › Axial images at the C6–7 level: the spinal canal and neural foramina are adequately patent.
  › Axial images at the C7–T1 level: the spinal canal and neural foramina are adequately patent.
- Impression:
  › Normal cervical spine MRI.

RM del rachide lombo-sacrale (MRI of the Lumbosacral Spine)

- History:
  › Right radiculopathy.

- Technique:
  > Sagittal T1-W and T2-W images were performed from the T12 level inferiorly to the S2 level. Axial T1-W and T2-W images were performed from the L3 level through the S1 level.
- Findings:
  > The alignment of the lumbosacral spine is anatomic. There is no evidence of disc herniation. There is a normal disc hydration signal demonstrated. The conus medullaris is normal in signal intensity.
  > Axial images at the L2–3 level: the spinal canal and neural foramina are adequately patent.
  > Axial images at the L3–4 level: the spinal canal and neural foramina are adequately patent.
  > Axial images at the L4–5 level: the spinal canal and neural foramina are adequately patent.
  > Axial images at the L5–S1 level: the spinal canal and neural foramina are adequately patent.
- Impression:
  > Normal lumbosacral spine MRI.

Babygramma (Babygram)

- History:
  > Abdominal pain.
- Findings:
  > The lungs are clear and normally inflated. The cardiothymic silhouette is within normal limits. The bowel gas pattern is unremarkable with no sign of abnormal distention or obstruction. No free air or air-fluid levels are seen on the supine view. There is no evidence of organomegaly or abnormal calcifications. No bony abnormalities are seen.
- Impression:
  > Normal babygram.

Clisma per riduzione di intussuscezione (Air Enema for Intussusception Reduction)

- History:
  > Suspected intussusception.
- Findings:
  > After informed consent was obtained from the patient's mother, a rubber catheter was placed in the rectum and air was gently insufflated by hand pressure. Air filled a normal colon with no intraluminal fill-

ing defect to suggest the presence of intussusception. Reflux of air into the terminal ileum and distention of small bowel was noted.
- Impression:
  - › No evidence of intussusception by air enema.

Ecografia dei reni e della vescica in pediatria (Pediatric Renal and Bladder Sonography)

- History:
  - › Trace hydronephrosis on prenatal ultrasound scan.
- Findings:
  - › The right kidney measures … cm in length and the left kidney measures … cm.
  - › There is no evidence of hydronephrosis, hydroureter or stones. Renal echogenicity is within normal limits.
  - › The filled bladder contains … ml of urine and shows no debris or stones. Bladder wall thickness is normal. There is no post-void residual.
- Impression:
  - › Normal renal and bladder ultrasound scan.

Aortografia (Aortogram and Bilateral Runoff)

- Preprocedure diagnosis:
  - › Bilateral claudication.
- Postprocedure diagnosis:
  - › Status post-abdominal aortography, bilateral pelvic oblique angiography, and bilateral lower extremity runoff.
- Physicians:
  - › Dr. Smith, Dr. Rossi
- Procedures performed:
  - › Right common femoral (left common femoral, left humeral) artery puncture.
  - › Abdominal aortography.
  - › Nonselective bilateral pelvic oblique angiography.
  - › Bilateral lower extremity runoff angiography.
- Anesthesia and medication:
  - › 5 ml 1% lidocaine locally to right CFA (left CFA, left humeral artery) puncture site; intravenous Fentanyl and Versed as per usual conscious sedation protocol.

- Description of procedure:
  - ❭ Informed consent was obtained.
  - ❭ The patient was prepped and draped in the usual sterile fashion.
  - ❭ The right/left CFA (common femoral artery) was localized by palpation. 1% lidocaine solution was infiltrated subcutaneously and into the soft tissues adjacent to the right/left CFA, which in turn was entered using the Seldinger technique.
  - ❭ A guidewire was threaded to the suprarenal abdominal aorta and appropriate puncture site dilatation to 5F was achieved over the wire.
  - ❭ A 5F pigtail catheter was placed over the wire in the abdominal aorta with its tip at the level of the main renal arteries, which was confirmed with the hand injection of 5 ml contrast agent.
  - ❭ Abdominal aortography in the AP (lateral, and shallow LAO) projection was performed. The catheter was partially withdrawn to just above the aortic bifurcation and bilateral pelvic oblique angiograms were obtained. Using the station-by-station method, bilateral lower extremity runoff was then accomplished. The pigtail catheter was removed and manual pressure was applied for 15 minutes to achieve hemostasis. No significant groin hematoma was found and bilateral lower extremity pulses were unchanged as compared with pre-procedure. The patient tolerated the procedure well, with no immediate complications, and was returned to the ward in good condition.
- Findings:
  - ❭ The abdominal aorta is patent and demonstrates normal caliber. The celiac artery, SMA, and IMA are patent and without significant stenoses. Right and left renal arteries are identified and are without significant disease. The bilateral common iliac, internal iliac, and external iliac arteries are patent and without significant stenoses.
  - ❭ The right PFA, SFA, popliteal artery, anterior tibial artery, tibioperoneal trunk, peroneal artery, posterior tibial artery, dorsalis pedis artery, and primary pedal arch are patent and without significant stenoses or occlusions.
  - ❭ The left PFA, SFA, popliteal artery, anterior tibial artery, tibioperoneal trunk, peroneal artery, posterior tibial artery, dorsalis pedis artery, and primary pedal arch are patent and without significant stenoses or occlusions.
- Impression:
  - ❭ Successful abdominal aortogram, bilateral pelvic angiogram, and bilateral lower extremity runoff demonstrating no significant abnormalities.

Drenaggio TC guidato di un ascesso (CT-Guided Abscess Drainage)

- Preprocedure diagnosis:
  - › Presacral abscess.
- Postprocedure diagnosis:
  - › Status after successful placement of 12F catheter in presacral space.
- Physicians:
  - › Dr. Walker, Dr. Ho.
- Procedures performed:
  - › Limited CT scan of pelvis to localize abscess in presacral space.
  - › CT-guided penetration of 19 gauge needle with aspiration of 120 ml pus.
  - › Fluoroscopically guided placement of 12F drainage catheter over a wire into presacral space.
  - › Injection of iodinated contrast agent through drainage catheter to confirm its position and evaluate cavity.
- Anesthesia and medication:
  - › 5 ml 1% lidocaine in soft tissues overlying the target of drainage.
- Description of procedure and findings:
  - › Informed consent was obtained. The patient was prepped and draped in the usual sterile fashion. A limited noncontrast CT scan of the pelvis was performed, revealing a presacral abscess. The soft tissues of the right gluteal region were infiltrated with lidocaine for local anesthesia and a 1-cm 25-gauge needle was left in place. A repeat CT scan was perfumed to confirm the position of the needle relative to the fluid collection. A 19-gauge needle was attached to a syringe and advanced parallel to the marker needle and into the fluid collection, with immediate aspiration of 120 ml pus when the needle penetrated the fluid collection. The syringe and marker needle were removed and a wire was advanced through the needle under fluoroscopic observation. The needle was removed and serial dilatation to 12F was achieved over the wire. A 12F drainage catheter was advanced over the wire into the cavity. The wire was removed, the catheter loop was secured, and the catheter position was confirmed fluoroscopically with injection of several milliliters of iodinated contrast agent. The drainage catheter was secured to the skin with a single 0 silk suture and the exit site was covered with a dry sterile dressing.
  - › The patient tolerated the procedure well, with no immediate complications, and was returned to the ward in good condition.
- Impression:
  - › Status after successful CT and fluoroscopically guided drainage of presacral abscess.

Posizionamento di filtro in vena cava inferiore (IVC Filter Placement)

- Preprocedure diagnosis:
  > Clot in the right superficial femoral vein in a 66-year-old male patient.
- Postprocedure diagnosis:
  > Status after successful placement of infrarenal IVC filter.
- Procedures performed:
  > Ultrasound-guided micropuncture of (right internal jugular, right common femoral) vein.
  > Inferior vena cavogram.
  > Fluoroscopically guided placement of IVC filter in the infrarenal IVC.
- Anesthesia and medication:
  > 5 ml 1% lidocaine at the venous puncture site.
- Description of procedure and findings:
  > Informed consent was obtained. Patency of the (right internal jugular vein, right common femoral vein) was confirmed by ultrasound. The patient was prepped and draped in the usual sterile fashion. Lidocaine was infiltrated into the soft tissues over the venous puncture site. The (right IJV, right CFV) was entered using a micropuncture technique. A 0.018-inch guidewire was threaded and appropriate dilatation to 5F was achieved over the wire. The wire was replaced with a 0.035 wire, with its tip in the IVC. A 5F pigtail catheter was placed over the wire with tip near the IVC bifurcation and the wire was removed. An inferior vena cavogram was performed to determine the level of the renal veins. The catheter was removed over the wire, progressive dilatation to 12F was achieved, and the 14F introducer sheath was placed with its tip inferior to the renal veins. The wire was removed. An IVC filter was loaded into the introducer and deployed in the infrarenal IVC under fluoroscopic observation. The introducer was removed and hemostasis was achieved with 10 minutes of manual pressure. The patient tolerated the procedure well, with no immediate complications, and was returned to the ward in stable condition.
- Impression:
  > Successful placement of IVC filter in the infrarenal IVC.

Il vostro primo referto in inglese

A nostro avviso è necessario utilizzare dei referti standard come riferimento e redigere referti pluri-patologici, che comprendano le più comuni alterazioni, in maniera tale che possiate semplicemente scegliere la frase più appropriata al vostro caso. Ancora una volta, esercitatevi nello scrivere frasi che contengano i reperti normali o i reperti patologici più comuni così da acquisire familiarità nel loro utilizzo.

Osserviamo questo esempio di referto pluri-patologico di una RM del ginocchio che contiene alcune espressioni, frasi e sedi comuni che vi possono aiutare nel formulare il vostro primo referto in inglese. (Il seguente referto non intende essere un referto omni-comprensivo di un esame di RM del ginocchio, ma un semplice esercizio per dare un'idea su come scrivere il proprio referto standard.)

1. **No degenerative osseous changes are seen.**
   1.1 Gonarthrosis.

2. **Femoropatellar joint is unremarkable.**
   2.1   Free intraarticular fluid.
   2.2   No images of chondromalacia are seen.
   2.3   Diffuse hyperintensity on T2-W images of the hyaline cartilage of the patella consistent with grade 1 chondromalacia.
   2.4   Irregularity of the surface of the external aspect of the hyaline cartilage of the patella consistent with grade 2 chondromalacia.
   2.5   External/internal patellar subluxation.
   2.6   External/internal patellar luxation.
   2.7   Patella's retinacula without images of disruption.
   2.8   Internal/external retinaculum partial tear.
   2.9   Internal/external retinaculum complete tear.
   2.10   Medial/suprapatellar/infrapatellar patellar plica is unremarkable.
   2.11   Medial patellar plica is thickened and trapped between the patella and the femur; the finding is consistent with plica syndrome.

3. **Anterior cruciate ligament (ACL) is intact.**
   3.1   Partial/complete tear of the ACL.
   3.2   Intact ACL graft.
   3.3   Torn ACL graft.
   3.4   ACL cyst.

4. **Posterior cruciate ligament (PCL) is intact.**
   4.1 Partial/complete tear of the PCL.
   4.2 PCL cyst.

5. **Medial collateral ligament (MCL) is intact.**
   5.1 Distension (grade 1 lesion) of MCL.
   5.2 Abnormal signal intensity secondary to grade 2 lesion of MCL.
   5.3 Complete tear (grade 3 lesion) of MCL.

6. **Lateral collateral ligament (LCL) is intact.**
   6.1 Distension (grade 1 lesion) of LCL.
   6.2 Abnormal signal intensity secondary to grade 2 lesion of LCL.
   6.3 Complete tear (grade 3 lesion) of LCL.

7. **Popliteus tendon is intact.**
   7.1 Torn popliteus tendon.

8. **Iliotibial band is intact.**
   8.1 Fluid around the iliotibial (IT) band consistent with iliotibial
        syndrome.

9. **Menisci are unremarkable.**
   9.1 Grade 1 lesion of the body or anterior/posterior horn of the
        medial/lateral meniscus.
   9.2 Grade 2 lesion of the body or anterior/posterior horn of the
        medial/lateral meniscus.
   9.3 Oblique=horizontal, vertical, peripheral, radial (parrot beak) tear
        (grade 3 lesion) of the body or anterior/posterior horn of the inter-
        nal meniscus.
   9.4 Bucket-handle tear of the internal meniscus.
   9.5 Meniscocapsular separation.
   9.6 Internal meniscus parameniscal cyst.
   9.7 External meniscus parameniscal cyst.

10. **Quadriceps tendon is unremarkable.**
    10.1 Partial/complete tear of the quadriceps tendon.

11. **Patellar tendon is unremarkable.**
    11.1 Partial tear of the proximal portion of the patellar tendon
         (jumper's knee).

12. **No images of bursitis are seen.**
    12.1 Popliteal (Baker's) cyst.
    12.3 Pes anserinus bursitis.
    12.4 Semimembranous tibial collateral ligament bursitis.
    12.5 Tibial collateral ligament bursitis.
    12.6 Medial collateral ligament bursitis.

13. **No images of bone contusion are seen.**
    13.1 Bone contusion on the medial/lateral femoral condyle/tibial plateau.
    13.2 No osteochondral lesions are seen.
    13.3 Osteochondral lesion on the articular surface of the medial/later al femoral condyle/tibial plateau/patella.
    13.4 Osteochondritis dissecans on the articular surface of the medial/lateral femoral condyle/tibial plateau/patella.

14. **No soft tissue lesions are seen.**
    14.1 Plantaris tendon partial/complete tear (tennis leg).

Elaborate i referti che vi sono solitamente richiesti ed adoperateli sistematicamente.

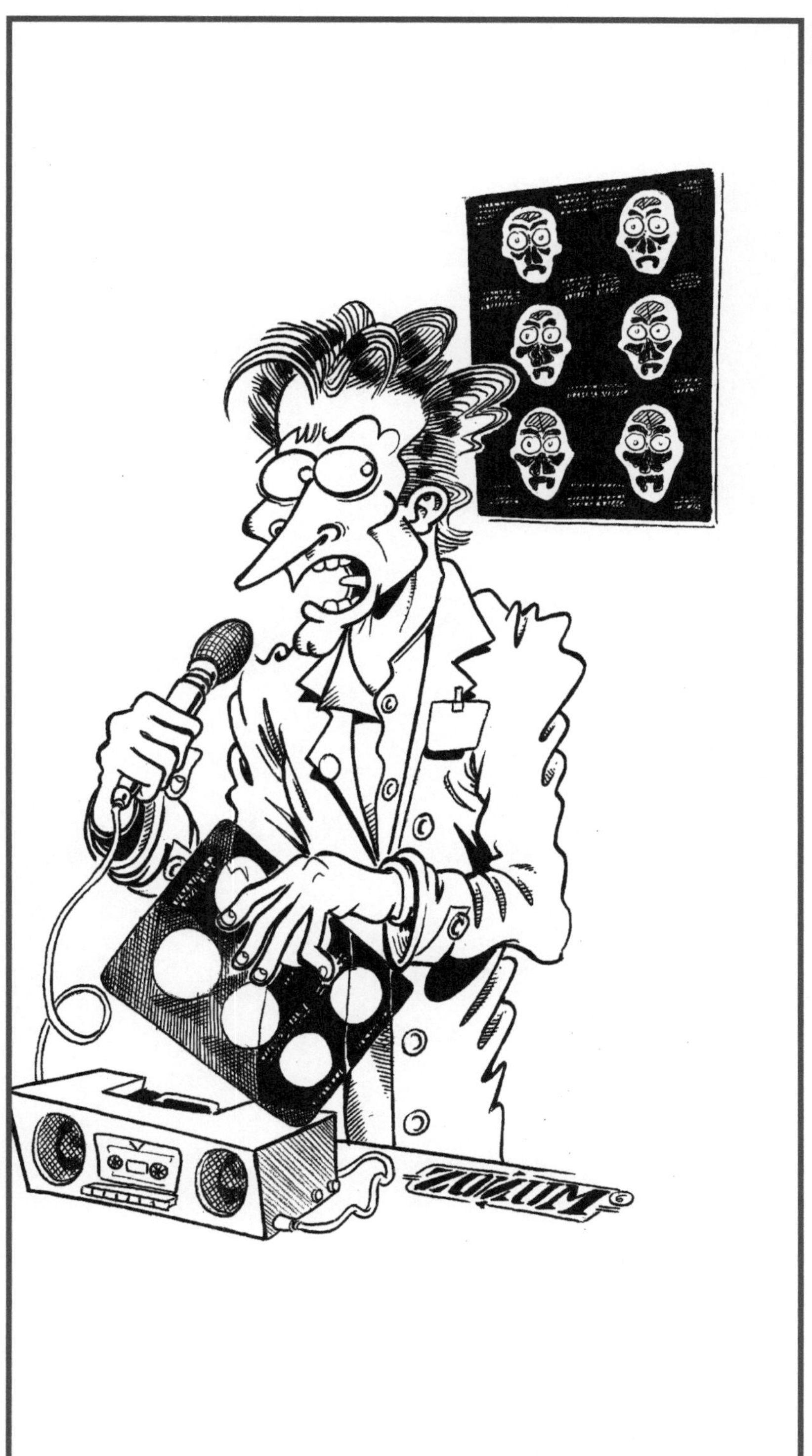

Capitolo 13

Refertazione in inglese

La scarsezza di linee guida linguistiche e l'assenza di consenso su che cosa costituisca un buon referto sono due delle ragioni principali per le quali la maggior parte degli specializzandi riceve poche istruzioni utili su come dettare i referti radiologici.

Sebbene l'elaborazione dei referti radiologici possa dipendere dallo stile, dalle preferenze e anche dai preconcetti di ogni radiologo, è opportuno che venga seguito un certo standard deve essere seguito. In questo capitolo mostriamo alcuni esempi riferiti alle espressioni più comuni che si possono utilizzare nella scrittura di un referto radiologico. La maggior parte degli esempi sono più adatti alla TC ed alla RM in quanto questi sono gli esami che più frequentemente vengono refertati in tele-radiologia.

Questo capitolo contiene un breve pargrafo su come dettare i referti radiologici e riporta alcuni suggerimenti che riguardano il ritmo di dettatura, gli errori di dettatura e di interpretazione più frequenti e l'uso dei segni di punteggiatura.

Espressioni frequenti utilizzate in refartazione

Storia clinica

- *Sarcoid*
  - › [dite la malattia].

- *Assess for, Evaluate for*   (analizzare, valutare)
  - › Assess for metastases.
  - › Evaluate for metastases/meniscal tear.

- *Suspected*   (sospetto)
  - ❯ Suspected pneumonia/pneumothorax/ACL tear.

- *Rule out*   (escludere)
  - ❯ Rule out metastases/joint effusion/fracture.

- *Status post*   (sottoporre)
  - ❯ The patient is status post left knee arthroplasty/medial meniscectomy.

Tecnica

- *Was/were performed*   (è stato/sono stati eseguiti)
  - ❯ Multiplanar imaging of the left knee was performed using the standard protocol.

- *Was/were obtained*   (è stato/sono stati ottenuti)
  - ❯ AP/Frontal, lateral and tangential/oblique views of the [left knee] were obtained.

Refertazione

- *There is no evidence of*   (non c'è evidenza di)
  - ❯ There is no evidence of active bleeding.
  - ❯ There is no evidence of drainable abscess collection, glenohumeral joint effusion or osteomyelitis.

- *Suggestive of*   (suggestivo di)
  - ❯ These findings are suggestive of ACL tear.

- *There is suggestion of*   (suggerisce)
  - ❯ There is suggestion of mild positive ulnar variance associated with subchondral cystic changes seen in the lunate.

- *Consistent with/(most) compatible with*   (compatibile con)
  - ❯ Consistent with/compatible with pneumonia/enchondroma . . .
  - ❯ The pattern of inflammatory change is most compatible with rheumatoid arthritis.

> These findings are consistent with the patient's history of spondy-
loepiphyseal dysplasia.
> There is mild signal abnormality seen in the supraspinatus tendon
at its insertion, consistent with tendinosis.

- *Is/are unremarkable, is/are intact, appear normal, is/are normal*
  > The popliteal vessels are unremarkable.
  > The anterior cruciate ligament, posterior cruciate ligament, medial col-
  lateral ligament and lateral collateral ligament complex are intact.
  > The patellofemoral compartment appears normal.
  > The medial meniscus is intact.
  > Bone mineralization is normal.

- *To a lesser extent/degree; to a greater extent/degree*   (in misura/grado
  minore/maggiore)
  > Degenerative changes are seen in the PIP joint of the thumb. To a
  lesser degree there is mild joint space narrowing seen in the DIP
  joints of the 1st, 3rd, 4th, and 5th fingers.

- *There is/are, is/are present, is/are seen, is/are visualized, is/are identified*
  > There is lateral/medial subluxation of the patella.
  > There is focal/diffuse bone marrow edema.
  > There is [no] chondromalacia of the patella or osteochondral defect
  within the patella.
  > Osteophyte formation is seen in the patellofemoral compartment.
  > There is a physiological amount of joint fluid.
  > A discoid lateral meniscus is present.
  > No acute fracture is identified.
  > No focal cartilage defects are seen.

- *Within normal limits*
  > Popliteal artery and vein are within normal limits.
  > Marrow signal is age appropriate and within normal limits.

- *Remainder/remaining*   (restante/rimanente)
  > The remainder of the pelvis is unremarkable.
  > The remainder of the bones and cartilage spaces, including the hip,
  appear normal.
  > Remaining visualized bones are without evidence of fracture or dis-
  location.

- *Associated with*
  - ❯ Mild positive ulnar variance associated with chondromalacia of the lunate.

- *Right greater than left*
  - ❯ Multiple erosions throughout both hands are seen, right greater than left, consistent with given history of JRA.

- *Age appropriate*   (adeguato all'età)
  - ❯ Marrow signal is age appropriate and within normal limits.

- *Involving*   (che coinvolge)
  - ❯ There is a tear involving the body and posterior horn of the lateral meniscus.
  - ❯ There is diffuse osteopenia, particularly involving the greater and lesser trochanters bilaterally, consistent with stress shielding.

- *(Most/less) likely represent*   (rappresenta più/meno
                                                    verosimilmente)
  - ❯ There are mixed sclerotic and lucent lesions in the tips of the scapulae bilaterally with the appearance of a chondroid matrix. These findings most likely represent enchondromas. Less likely on the differential would be metastasis.
  - ❯ In the left hip, there is a lucency at the lateral aspect of the femoral component stem, most likely representing granulation response.

- *Seen best on/in*   (meglio visibile su)
  - ❯ There is elevation of the meniscus at its root attachment seen best on the coronal sequences with the avulsed fragment elevated in relation to the body of the lateral meniscus.
  - ❯ There is some irregularity noted of the distal fibula seen best in the oblique view.

- *Incidental note made of*   (reperto accidentale)
  - ❯ Incidental note made of linear low signal abnormality extending centrally into the patellofemoral joint.

- *Note is made . . .*   (in via collaterale si segnala)
  - ❯ Note is made of an accessory soleus muscle.

- *For further evaluation*   (per ulteriore approfondimento)
  - ❯ A bone scan is recommended for further evaluation.

- *Is noted*
  - › Subcutaneous edema is noted along the lateral superficial soft tissues about the knee.

- *About (around)*   (intorno)
  - › Subcutaneous edema is noted along the lateral superficial soft tissues about the knee.
  - › There is a joint effusion about the ankle.

- *Throughout (in all parts of)*   (attraverso, in ogni parte di)
  - › Normal bone marrow signal is identified throughout the knee.

- *Show/reveal/demonstrate*
  - › AP and lateral views of the left tibia and fibula reveal/show no evidence of fracture or malalignment.
  - › Review of the bone windows demonstrates no bony abnormality.

- *Interval development*   (intervallo di sviluppo)
  - › Three views of the right ankle are compared with the prior study from [date] and reveal interval development of abnormal soft-tissue density overlying the right heel extending to the posterior aspect of the calcaneus which demonstrates irregularity of the cortical surface.

Descrizione di differenti caratteristiche radiologiche

- Enhancement
  - › After administration of gadolinium there is mild enhancement at ...
  - › After administration of gadolinium no enhancement is seen at ...
  - › No abnormal muscular edema or enhancement is seen.

- Fratture
  - › There is a non-displaced/displaced fracture of [dite il nome dell'osso] with/without intraarticular extension.
  - › There is widening of the [dite l'articolazione] joint.
  - › There is a fracture through the proximal lateral aspect of the [fibula ...]. The conjoined tendon is attached to the avulsed fragment.
  - › No acute fracture or marrow edema is seen in the [distal femur, proximal tibia ...].

> Standard views of the left wrist demonstrate transverse fracture with mild impaction of the distal radius. There is no definite extension to the articular surface. Remaining visualized bones are without evidence of fracture or dislocation. There is soft-tissue swelling and possible hematoma over the anterior surface of the wrist and hands.
> There is an acute fracture of the lateral tibial plateau which is comminuted and extends to the articular surface. Associated edema is noted.
> The left transverse process of L5 is fractured.

- Modificazioni degenerative
  > Small marginal osteophytes are seen in all three compartments.
  > Subchondral osteophytes and sclerosis are seen in the lateral femoral trochlea.
  > There are well-defined erosions with sclerotic borders on both sides of the joint.

- Massa dei tessuti molli
  > The right thigh shows no soft tissue or bone abnormality.
  > The present study shows increase in size of a lobulated mass located in the left adductor longus muscle. It presently measures 5.1× 4.3 cm. Compared with the prior study in addition to the increase in size, the lesion now has a heterogeneous signal with fluid-fluid levels indicating the presence of blood products.
  > There is surrounding muscle edema as seen on the prior examination.
  > After the intravenous administration of gadolinium the lesion enhances peripherally. There is also enhancement of the adjacent muscle where edema was visualized.
  > The mass is again seen in proximity to the superficial femoral artery which appears preserved.

- Esempi per il gomito (lateral epicondylitis)
  > The medial elbow tendons are normal. Laterally, abnormal increased signal involving the common extensor tendon at its attachment to the lateral humeral epicondyle is noted. Some surrounding fluid at this site is also noted. Superficially, there is soft tissue prominence noted, accounting for the clinically palpable soft tissue "mass". Findings are most consistent with lateral epicondylitis with high-grade partial tear involving the attachment of the common extensor tendon.

- Esempi per la spalla
  - > There is a significant amount of fluid seen along the subdeltoid bursa with a lesser amount along the subacromial bursa. Additionally, a small heterogeneous signal lesion is seen in the subdeltoid bursa adjacent to the biceps tendon likely corresponding to the calcification seen on the prior radiograph. No glenohumeral effusion seen. No evidence of abscess formation seen. Anterior subcutaneous T2 hyperintensity likely corresponding to prior joint aspiration.

- Esempi di radiologia convenzionale
  - > AP, lateral and sunrise views of the left knee reveal osteophyte formations, subchondral sclerosis and cartilaginous space narrowing at the patellofemoral, medial and lateral tibial femoral compartments. There is no soft tissue abnormality. AP and lateral views of the left tibia and fibula reveal no evidence of fracture or malalignment. Bone mineralization is normal.
  - > AP and lateral views of the thoracic spine show no fracture or dislocation. The bones and cartilage spaces appear normal. No soft tissue abnormalities are seen. In these views, the right shoulder and scapula appear normal.

- Tecnica
  - > AP/Frontal, lateral and tangential/oblique views of the [left knee ...] were obtained.
  - > Comparison is made with radiographs of the same date at 18:47 hours.
  - > No prior studies are available for comparison.
  - > Compared with the prior study, there has been . . .

- Miscellanea
  - > A marker is pointing to the palpable mass/DIP joint of the 2nd digit.
  - > This is unchanged in size and appearance compared with prior plain film . . . and its appearance is consistent with that of a giant bone island.
  - > There is no evidence of fracture or dislocation.
  - > Bony mineralization is normal.
  - > No osteolytic or osteoblastic lesions are seen.
  - > Two views of the right knee and two views of the right femur are submitted for evaluation without prior studies for comparison.
  - > Comparison is made with the CT performed [data].
  - > Note is made of a thin dark linear structure seen within the tendon sheath of the flexor digitorum longus consistent with a synechia.

> Metastasis or other tumors cannot be ruled out.
> There is no MRI evidence for a neoplasm or abnormal soft tissue mass.
> No significant joint effusion is identified.

Referto RM del ginocchio

- Anamnesi
  > Left knee pain, swelling, status post-skiing injury. Evaluate for meniscal tear or bone bruise. Rule out meniscal tear.

- Protocollo
  > Multiplanar MR images of the left knee were obtained using the Standard protocol.
  > Multiplanar sequences were obtained of both knees with and without the intravenous administration of gadolinium, using a knee coil.
  > Routine MR protocol of the knee was performed.
  > No prior studies are available for comparison.
  > A comparison is made with the prior examination dated 27 November 2001.
  > Utilizing a dedicated coil, multiplanar sequences of the [left knee . . .] were acquired without gadolinium administration.

- Menischi
  > A discoid lateral/medial meniscus is present.
  > The medial and lateral menisci are intact.
  > There is a (complex) tear involving the [anterior/posterior horn, body] of the lateral/medial meniscus.

- Legamenti crociati
  > The posterior/anterior cruciate ligament is intact.
  > The anterior and posterior cruciate ligaments are intact.
  > There is a full-thickness tear of the ACL/PCL at its femoral/tibial insertion.
  > The PCL/ACL remains intact.
  > There is a complete tear of the anterior/posterior cruciate ligament.

- Legamenti collaterali/meccanismo estensore
  > The medial and lateral collateral ligaments are intact. The extensor mechanism is intact.

> The medial and lateral collateral ligament complex and extensor mechanism are intact.
> Grade 1/Grade 2 sprain of the medial/lateral collateral ligament.
> The MCL/LCL is thickened but intact. The appearance of the MCL/LCL in the setting of surrounding edema is consistent with MCL/LCL sprain.
> The lateral collateral ligament complex including the conjoined tendon remains intact.

- Cartilagine
  > The lateral tibiofemoral and medial tibiofemoral compartments are normal.
  > There is no focal osteochondral defect.
  > There is a focal narrow area of high signal within the cartilage of the medial patellar facet consistent with a deep fissure.
  > Deep fissure within the cartilage of the medial patellar facet.
  > There is diffuse thinning of cartilage along the medial femoral condyle.
  > No focal cartilage defect seen in the lateral compartment.
  > There is mild cartilage thinning of the medial and lateral compartments.
  > The articular cartilage within the knee is normal.
  > There is a ... cm defect within the cartilage along the [lateral tibial plateau ...]. with approximately ... mm of depression.
  > The medial tibiofemoral compartment has no focal cartilaginous defect.
  > The patellofemoral compartment appears normal.

- Ossa
  > Extensive bone marrow signal abnormality within the femur, tibia and fibula, sparing the epiphysis, is low on T1 and heterogeneously bright on STIR. This is consistent with the patient's history of known sickle cell anemia with early bone marrow edema.
  > There is abnormal signal within the [anterior/posterior lateral/medial tibial plateau/femoral condyle] consistent with a bone bruise.
  > No other abnormal bony findings are seen.
  > There is no bone marrow edema.
  > Normal bone marrow signal is identified throughout the knee.

- Miscellanea
  > There is no significant joint effusion.

> There is a large joint effusion.
> There is a mild/moderate [dite l'articolazione] joint effusion.
> There is a physiological amount of joint fluid.
> There are no muscle abnormalities/soft tissue edema.
> Soft tissue swelling is present around the site of injury.
> A small popliteal cyst is identified.
> No popliteal cyst is identified.
> Prepatellar subcutaneous edema.
> There is no evidence of acute fracture or dislocation.
> There is no significant joint space narrowing.
> Early tricompartmental osteoarthritic changes.
> There is focal high signal demonstrated within the patellar tendon near its insertion.
> There is no chondromalacia of the patella or osteochondral defect within the patella.
> There is minimal lateral subluxation of the patella.
> There is lateral subluxation of the patella.
> Osteophyte formation is seen in the patellofemoral compartment/medial tibiofemoral compartment/lateral tibiofemoral compartment.
> [dite il muscolo] is surrounded by fluid and demonstrates increased signal within the substance of the tendon. Findings are consistent with extensive partial tear.
> Fluid is present within the tendon sheath of [dite il muscolo], consistent with tenosynovitis

- Raccomandazioni
  > Six-week MR follow-up to assess for healing is appropriate if clinically indicated.
  > Further evaluation by pelvic sonography or MRI is recommended.
  > Further evaluation with arthroscopy may be of further diagnostic value.
  > Findings were called in to the orthopedic resident/attending at the time of dictation.
  > This result was paged to beeper number 111111 at the time of interpretation.
  > 5 mm nodular opacity in the right lower lobe is indeterminate. If a prior study is available, it may be used to establish stability. Alternatively, a repeat study may be obtained in … months.
  > The 4 mm right adrenal nodule has signal characteristics compatible with an adenoma. No further imaging is recommended unless the patient's clinical status changes.

> ❯ Short segment inflammation of the descending colon may be a manifestation of diverticulitis but the asymmetric wall thickening is concerning. Further study should be considered once the acute inflammation has resolved to exclude an underlying process.
> ❯ Incidentally seen right adnexal cystic mass is not adequately evaluated on CT. A pelvic ultrasound scan would be the next study of choice.

- Limitazioni TC/RM
  > ❯ Image quality is degraded by motion.
  > ❯ Images of the pelvis are limited by streak artifact from the right hip prosthesis.
  > ❯ Degree of contrast opacification of the pulmonary artery is not adequate to exclude a pulmonary embolus.
  > ❯ Absence of intravenous contrast lowers the sensitivity of the study for detection of vascular lesions.
  > ❯ Presence of intravenous contrast lowers sensitivity of the study for detection of small renal stones.

Dettare un referto radiologico

Dettare in maniera appropriata, alla segretaria o ad un sistema di riconoscimento vocale, permette una più rapida redazione del referto e riduce il tempo di attesa sia per i pazienti che per i medici curanti.

Molti radiologi sono convinti che dettare velocemente serva ad accelerare il lavoro e rifletta il loro grado di conoscenza della radiologia. Di conseguenza, gli specializzandi vengono considerati come persone che dettano lentamente, ciò è dovuto alla loro scarsa esperienza e alla loro limitata conoscenza di base. Secondo noi, entrambe queste idee sono incomplete: la sensazione di avere finito il lavoro di refertazione è erronea se la dettatura non è completa e corretta. Per cui è molto importante dettare in modo chiaro e senza errori.

Il primo suggerimento per dettare i referti è: parlate alla vostra segretaria! (o, in questa era di sistemi di riconoscimento vocale, esercitate il software del sistema di riconoscimento vocale!). Dite alla vostra segretaria di fare un elenco degli errori frequenti e riflettete su quanti di essi potrebbero essere evitati con una migliore dettatura.

Durante il mio dottorato presso il Brigham and Women's Hospital a Boston, mi domandavo come mai il radiologo si schiarisse la gola alla fine della dettatura di alcuni referti. Con il tempo ho realizzato che questo radiologo esperto "di rapida dettatura" si schiariva la gola alla fine dei referti di pazienti che soffrivano di ... *hiatal hernia*! La maniera in cui pronunciava *hiatal hernia* era assolutamente impossibile da capire, non solamente per me, ma per ogni specializzando straniero di turno in quel reparto in quel periodo. Da quel momento, quella straordinariamente veloce *hiatal hernia* mi ritorna in mente quando mi schiarisco la gola mentre tengo una lezione.

Dettatura standard

1. "This is Dr. ... dictating" [vostro nome]
2. "Dictating with" [nome del radiologo di turno] (solo se siete specializzandi o fellow)
3. "Patient" [nome del paziente] "accession number" [numero nosografico]
4. "Chest PA and lateral, KUB, MR with and without contrast ..." [tipo di esame]
5. "Dated" [data e ora dell'esame]
6. "Compared with" [esami di confronto, se disponibili]
7. "Clinical history:" [fornite la storia clinica]
8. Opzionale: "Technique" [descrivete la tecnica] (solamente per TC, studi fluorografici, isterosalpingografia e ogni procedura in cui la tecnica sia rilevante).
9. "Findings:" [reperti appropriati]
10. "Impression:" [concludete con un'impressione, eventualmente in uno schema numerato o a punti]
11. "End of dictation"

Esempio di dettatura

This is Dr. Smith dictating with Dr. Pole.
Patient Joseph Taylor, Accession number 87654.
Study is chest PA and lateral dated May 21, 04 compared with chest PA from August 28, 03 at 08:00.
Clinical history <colon> cough and fever <period> <paragraph>
Findings <colon> two views of the chest demonstrate dense medial lobe consolidation obscuring the right heart border as well as part of the right hemidiaphragm <comma> with interval worsening of the same findings from prior study <period> Cardiac size is again increased and unchanged <period> Prior healed rib fractures are again noted on the right side <per-iod> <paragraph>
Impression <colon> Number one <comma> medial lobe pneumonia <comma> worsening as compared with yesterday's film <period> Number two <comma> increased heart size <period> End of dictation.

Next patient . . .
...
End of dictation. Thanks.

Dettare punteggiatura, eponimi, acronimi ed abbreviazioni

.	Period (full-stop)
:	Colon
;	Semicolon
,	Comma
(	Open parenthesis
)	Close parenthesis
5F	F in capital letters
FLAIR	In capital letters
May-Turner	Both beginning with capital letters and separated by a hyphen
-	Hyphen
?	Interrogation mark

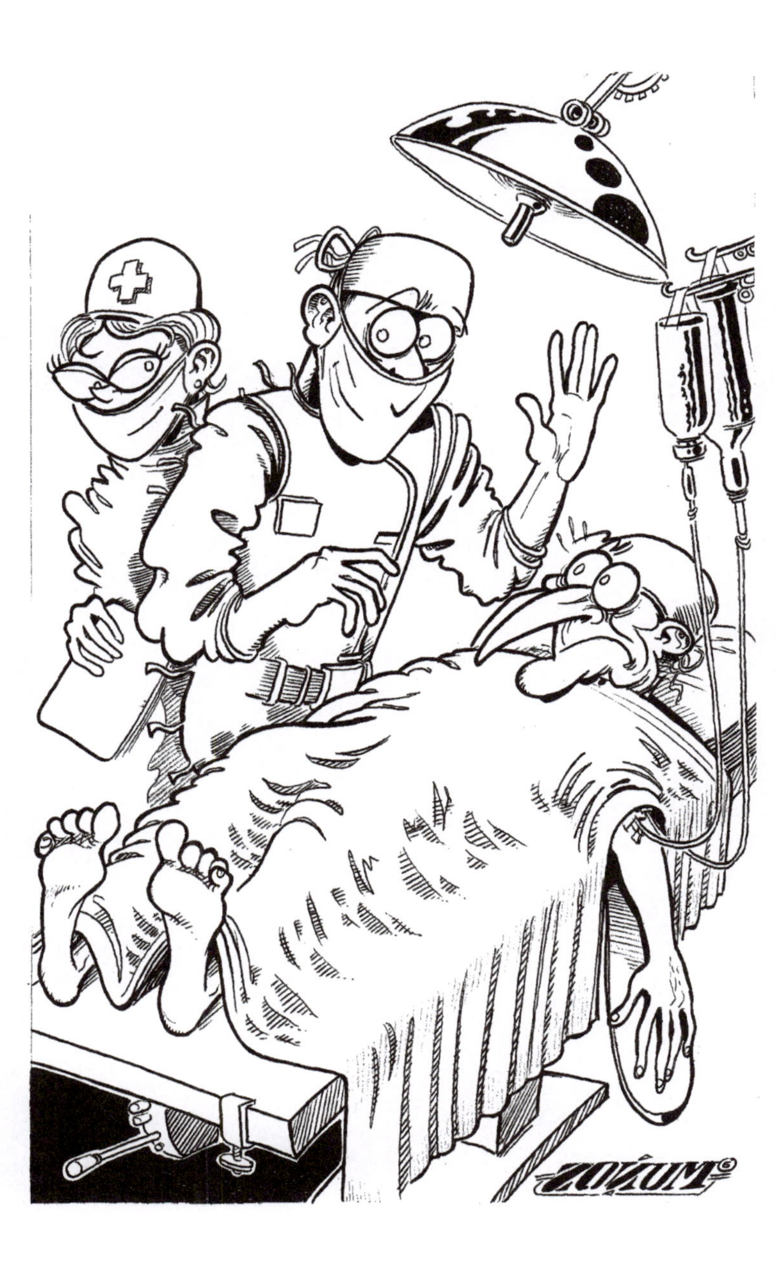

Capitolo 14

Radiologia interventistica

I reparti di radiologia interventistica sono ambienti in cui bisogna prendere delle decisioni in tempo reale e nei quali la mancanza di dimestichezza con l'inglese può essere problematica non solo per il radiologo non madrelingua, ma anche per chiunque altro sia presente, compreso il paziente. Per questa ragione, abbiamo dedicato un capitolo intero alla radiologia interventistica.

Quando entrate in un reparto di radiologia interventistica la vostra capacità di ascoltare e di capire è molto più importante di quella di parlare fluentemente; nessuno si aspetta che diciate qualcosa ma tutti danno per scontato che voi capiate ciò che vi viene detto, e questo, purtroppo, non è sempre vero. Non avrete difficoltà a capire quando la conversazione si basa sulla patologia stessa, mentre, durante i primi giorni, molti termini gergali, acronimi ed abbreviazioni possono essere difficili da capire; tuttavia, con un po' di aiuto acquisirete rapidamente una ragionevole confidenza.

Sapete per esempio che cos'è una *SOAP note*? Se non avete lavorato in un ospedale americano probabilmente no. SOAP sta per *Subjective comment on patient, Objective findings, Assessment and Plan* e *SOAP note* si riferisce alla cartella clinica del paziente.

Uno dei problemi principali per il radiologo interventista non madrelingua inglese che lavora in reparti in cui si parla inglese è la mancanza di conoscenza di terminologia di base, terminologia gergale, acronimi, abbreviazioni ed espressioni tipiche.

Cominciamo con un esempio di semplice conversazione che può avvenire centinaia di volte in una sala di radiologia interventistica. La familiarità con conversazioni come questa vi aiuterà durante i primi giorni di lavoro in una sala di radiologia interventistica in cui si parla inglese.

R. Ribes, P.R. Ros. *Inglese per radiologi.* © Springer 2008

- Il radiologo si sta preparando per il caso, rivolgendosi al tecnico di radiologia interventistica: "I'll be in as soon as I get the cap, facemask, and booties on."
- Tecnico: "I'll have your gown ready for you. What size gloves do you take?"
- Radiologo: "I usually take 8's but I'm going to double-glove for this case, so I'll take 8 under and 8 1/2 on top. Thanks."

La prima cosa che uno straniero nota in una sala di radiologia interventistica è di non conoscere la terminologia riguardante gli indumenti sia perché potrebbe non essergli mai capitato di sentirla prima e sia perchè, virtualmente, niente è stato scritto su sovrascarpe, maschera, cappelli, camici, ecc.

Nelle pagine successive passeremo in rassegna alcune frasi tipiche delle sale di radiologia interventistica. Coloro che non hanno lavorato in una sala di radiologia interventistica all'estero e non si apprestano a farlo nel prossimo futuro potranno non trovare necessario rivedere questa serie di espressioni; queste frasi sono, comunque, abbastanza semplici da capire per un radiologo interventista indipendentemente dal suo livello di inglese.

Il nostro suggerimento è di cercare di pronunciarle ad alta voce. Facendo questo esercizio non tanto semplice noterete immediatamente di non essere abituati a leggere ad alta voce e di non pronunciare correttamente alcune delle frasi che considerate semplici. La migliore maniera per familiarizzare con l'ascolto, la pronuncia e l'ortografia di queste parole è di scriverle e di leggerle ad alta voce.
Quando durante i primi giorni di permanenza nelle sale di radiologia interventistica sentirete alcune di queste frasi pronunciate da persone di madrelingua inglese, realizzerete quanto sia stato importante aver già sentito queste frasi prima e aver già fatto pratica nel pronunciarle.

Indumenti

Gli strumenti sono in genere ben conosciuti dal radiologo straniero poiché ne ha letto nella letteratura. Per quanto riguarda gli indumenti, invece, la situazione è differente dato che la terminologia dei vestiti è così legata alla sottospecialità, che è difficile trovare scritti i nomi dei vestiti; inoltre, nessun articolo tratterà di divise, sovrascarpe, maschere, camici di piombo, rilevatori di radiazioni ...

La formula più frequente per domandare qualcosa in questa situazione è
> Can I have ...?

Chiunque abbia avuto dei turni in una sala di radiologia interventistica in cui si parla in inglese ha sentito la necessità di domandare degli indumenti:

> Where are the lead aprons?
> Do we have lead aprons?
> This lead apron is too small. Can I have a larger one?
> Can I have a face mask?
> Could you give me a hood?
> Can you tell me where the shoe covers are.
> I'll need a pair of lead gloves.
> What size gloves do you take? Eight.
> I'm going to double-glove for this case.
> I'll take 8 under and $8^1/_2$ on top.
> My scrubs top is soaked. I need to change it.
> There is a blood stain on my scrubs pants (UK trousers).
> I left my radiation badge in my locker.

Osservate la rappresentazione schematica riportata nella pagina seguente in cui abbiamo incluso i termini di alcuni degli indumenti più comuni in radiologia interventistica.

Strumenti

Una volta che siete vestiti in modo appropriato, avrete bisogno di domandare degli strumenti. Siccome la terminologia della maggior parte degli strumenti vi è già nota, vi daremo alcuni esempi di richieste abituali e formule comuni per domandare guide, stent, cateteri, ..:

> Can I have a 0.035 guidewire?
> Can I have a hydrophilic guidewire?
> Can I have a 5F introducer?
> Can I have a 16 G needle?
> Give me a 10F nephrostomy tube, please.
> Give me an angled Amplatz guidewire, please.
> I'd rather use a pig-tail catheter.
> The foreign body seems to have a free end; I'll use an Amplatz goose neck snare.
> Can I have a torque vise?
> Can I have a stiffer guidewire, please?

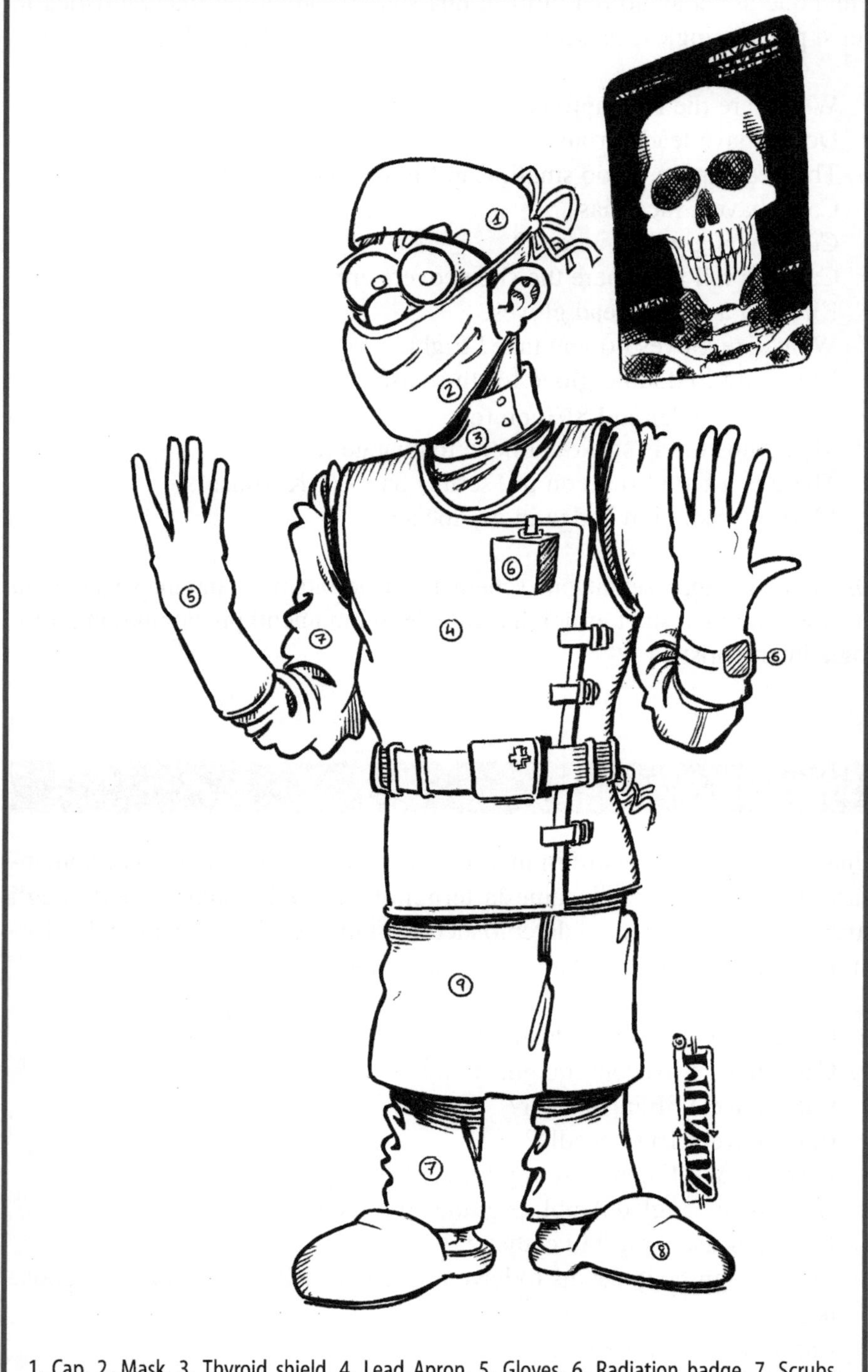

1. Cap, 2. Mask, 3. Thyroid shield, 4. Lead Apron, 5. Gloves, 6. Radiation badge, 7. Scrubs, 8. Clogs, 9. Gown

Parlare al paziente

"Don't breathe, don't move" è probabilmente il comando più frequente in una sala di radiologia interventistica.

> Keep still.
> Don't breathe, don't move.
> Push as if you were going to have a bowel movement (manovra di Valsalva).
> Take a deep breath and bear down as if you were going to have a bowel movement (manovra di Valsalva).
> Let me know if this hurts (per verificare se l'anestetico locale sta facendo effetto).
> Let me know if this stings (per verificare se la concentrazione di anestetico locale di sodio bicarbonato è adeguata).
> Do you feel a warm sensation during injection? (per verificare se la concentrazione di anestetico locale di sodio bicarbonato è adeguata).
> You will feel a burning sensation in your stomach during injection of the contrast material. It's nothing to worry about.
> Breathe in deeply and hold your breath.
> Breathe in deeply.
> Breathe out deeply and hold your breath.

Parlare ai parenti del paziente

Prima della procedura

> Your father/husband/mother/wife/son/daughter is about to undergo an interventional radiology procedure (arteriography, PTA ...). It will take approximately ... minutes. The procedure does not need a general anesthetic, only local anesthesia, so your father (etc.) will remain conscious. I will let you know how the procedure went as soon as we finish.

Dopo la procedura

Buone notizie

> Everything has gone fine from a technical point of view; we will look carefully at the images and the report will be sent to your father's (etc.) referring physician. In a few minutes you will see your father (etc.). He is doing fine. Please make sure he does not move his right leg for 24 hours.

Cattive notizie

> I am afraid your father's condition is critical. He will be transferred to the ICU.
> Unfortunately, we have not been able to cross the stenosis so the patient will be transferred to the Department of Vascular Surgery where he will be operated on on an elective basis.
> There has been a serious complication. Your father is being transferred to the operating room where he will be operated on now. We (the surgeon and myself) will inform you of the situation as soon as the operation is finished.

Insegnare agli specializzandi

Questi sono i comandi più comunemente dati nelle sale di radiologia interventistica:

> Prep the patient.
> Drape the patient.
> Make sure that the patient's groin has been shaved, scrubbed and draped.
> Has the puncture site been scrubbed?
> Locate the left humeral artery by palpation.
> Puncture the artery.
> Do not force the wire.
> Inject local anesthetic as deeply as possible and don't forget to aspirate before injecting.
> Tape the lower abdominal pannus back away from the groin.

❱ Nick the skin with a small blade.
❱ Use a hemostat to fluoroscopically check the proper position of the intended entry site.
❱ The skin entry must be over the lower femoral head and the puncture site over the medial third of the femoral head.
❱ Advance the needle in a single forward thrust.
❱ Advance the needle by about 2-3 cm.
❱ Remove the stylet.
❱ Retract the needle slowly.
❱ Gently retract the syringe while keeping the position of the needle firmly fixed.
❱ Have you flushed the cath (catheter)?
❱ Have you checked for free backflow?
❱ Don't lose the wire.
❱ Hold the wire.
❱ Wipe the guidewire.
❱ Manipulate gently.
❱ Don't forget that the catheter tip migrates cephalad 2-3 cm after upright positioning.
❱ Once the dilator is introduced over the wire, exchange it for the pigtail catheter.
❱ Avoid axillary artery puncture because of the proximity to the brachial plexus.
❱ The stent is not patent.
❱ The ureter has been perforated.
❱ There is a clot in the renal pelvis.
❱ Remove the nephrostomy tube over the wire.
❱ The initial stent positioning was not appropriate.
❱ The stent sizing is appropriate.
❱ Exchange the micropuncture dilator for a peel-away sheath.
❱ The peel-away sheath is kinked at a sharp turn.
❱ Have you aspirated both lumens?
❱ Is there free blood return?
❱ Peel away the sheath.
❱ Introduce the catheter over the wire.
❱ Do not persevere with catheter manipulation.
❱ We could not cross the lesion.
❱ The coil is misplaced.
❱ The coil has migrated into the central venous circulation. Give me a snare device.
❱ Don't worry. Venous perforations are usually self-limiting.
❱ Tunneled catheters may have staggered or aligned tips.

> If there is no pyonephrosis, use an 8F nephrostomy tube.
> Dilate the tract up to the required French size.
> Avoid puncturing extrahepatic ducts.
> After crossing the stenosis, give 2500 IU of heparin IA.
> Size the balloon diameter equal to the adjacent normal vessel measured on cut-film arteriography.
> Cross the stenosis gently.
> Extra care must be taken with hydrophilic Glidewire to avoid dissection.
> Retract the balloon-catheter leaving the guidewire across the lesion.
> Keep the balloon deflated by suctioning with a large-bore syringe.

Parlare agli infermieri

> May I have my gown tied?
> Would you tie my gown?
> Tie me up, please.
> Dance with me (modo informale di chiedere che venga allacciato il camice).
> I'll go scrub in a minute.
> Give Dr. Ross a pair of shoe covers.
> Give Dr. Ross a thyroid shield.
> Give Dr. Ross a lead apron.
> Mary, I forgot my thyroid shield. Could you put one on me?
> Is the patient monitored yet?
> Dr. Cole, there is a phone call for you. It's Dr. Viamonte. Tell him I'll call back later; I can't break scrub now.
> May I have another pair of gloves, please?
> May I have a pair of lead gloves?
> We've had a complication. Page the thoracic surgeon.

Parlare ai tecnici

> Can I have this image magnified, please?
> Could you please collimate the image to minimize my hand exposure?
> An LPO 45 degrees, please.

> Right posterior oblique 45 degrees (side of interest down).
> Film at 4 to 6 frames per second during suspended respiration in ante-
> roposterior DSA.
> Road mapping, please.

L'equipaggiamento angiografico di una sala di radiologia interventistica

- *Generator.* Il generatore produce l'energia elettrica con la quale vengono generati i raggi X e contiene i circuiti necessari per garantire una
costante produzione di radiazioni. Il convertitore di medie ed altre fre-
quenze è il generatore più comune.

- *X-ray tube.* Il tubo radiogeno è costituito da un catodo con filamento
di tungsteno e da un anodo rotante con la superficie di tungsteno. Gli
elettroni vanno dal catodo all'anodo dove si arrestano sulla superficie
di tungsteno.

- *Image intensifier.* L'intensificatore di immagini converte i raggi X, che pe-
netrano attraverso il paziente, in un'immagine intensificata. Il suo campo
visivo varia da 4 a 16 pollici in base al fattore di ingrandimento.

- *Patient table.* Il lettino del paziente è in genere fatto di fibra di carbo-
nio, con forza sufficiente per sostenere pazienti adulti minimizzando
l'attenuazione del fascio radiogeno.

- Il *gantry stand* contiene il tubo radiogeno, il collimatore e la catena di
intensificazione delle immagini.

- *High refresh-rate TV monitors.* Monitor ad alta frequenza impiegati per
ridurre lo sfarfallio dell'immagine prodotta dalle telecamere digitali.

- *Contrast injectors.* Gli iniettori di contrasto permettono di controllare
il volume iniettato, il picco di iniezione e la velocità di iniezione. Il
braccio dell'iniettore può essere sospeso al soffitto o montato sul tavo-
lo. Il controllo dell'iniettore può essere a pedale, all'interno della sala,
o a mano, nella sala della console.

Comuni istruzioni al personale infermieristico di guardia

Ci sono alcune istruzioni per gli infermieri delle sale di radiologia interventistica particolarmente frequenti. Il radiologo interventista non madrelingua inglese deve avere sufficiente familiarità con queste indicazioni da poterle scrivere nella cartella clinica.

Preparazione del paziente

> Premedicate with diazepam (Valium) 10 mg PO (oral intake) given on call to angiography (optional). Reduce dose for elderly and pediatric patients.
> Obtain informed consent.
> Patients must void urine before leaving the ward for the angiography suite.
> Transfer the patient to the angiography suite with his/her identification plate, chart, and latest laboratory reports on chart.
> The front cover of the chart should list all precautionary measures needed to protect the patient (specialmente se immunocompromesso) and personnel (chiunque possa venire in contatto con pazienti infettivi).
> Clear fluids only after midnight (per appuntamento di mattina).
> Clear fluids only after breakfast (per appuntamento di pomeriggio).
> Insert Foley catheter.
> Vigorous hydration (NSS at 125 ml/h).
> Prophylactic antibiotics IV.
> Instruct patient to use PCA pump.
> Laboratory check: Hgb/Hct, platelet count, PT/PTT, BUN, and Cr.
> Establish a peripheral IV.

Gestione dopo la procedura

> Bed rest for 6 to 8 hours, with puncture site evaluation.
> Vigorous hydration (NSS 3 l/34 h) until oral intake is adequate.
> Stop analgesics and remove Foley catheter 24 hours after the procedure.
> Monitor patient in the recovery room for 6 hours prior to discharge.
> IV narcotics (prn).
> Forward-flush the drainage catheter with normal saline every 48 hours.
> Change the dressing around the drainage catheter every 48 hours.

❯ Leave the catheter to gravity drainage without flushing.
❯ Remove catheter when there is drainage of less than 20 ml/day and vital signs return to normal.
❯ Follow-up ultrasound scan in 24 h.

Note della radiologia interventistica riportate nella cartella clinica

Modulo standard

Un esempio di nota giornaliera inserita nella cartella clinica dopo una trattamento di embolizzazione per fibromi uterini è una *SOAP note* (*Subjective comments, Objective findings, Assessment, Plan* = commento soggettivo, segni obiettivi, valutazione e pianificazione) come quella di seguito riportata.

IR	PN-R3[1]
S[2]	Pt without complaints. No nausea or pain. (Paziente senza sintomi. Niente nausea o dolore)
O[3]	T (max) 37.2, 82 bpm, BP: 122/78, u.o. $= x$ ml/hour Pt in NAD Chest CTA b Abdo: benign S, NT, NAD Groin (inguine): no ematoma. Dressing c/d/i Ext (arti): warm 2+ DP, 2+ PT. Neuro sensation intact.

A/P[4]	Post UAE day 1 (1 giorno post embolizzazione arteria uterina)
	  1. Pt doing well post UAE. Pain well controlled (la paziente sta bene. Il dolore è controllato)
	  2. Planning d/c to home this morning (pianificato il ritorno a casa oggi)

[1] La prima riga riporta il servizio e la persona che scrive la nota. In questo esempio è indicato il servizio di radiologia interventistica (IR) che autorizza a scrivere la nota di progressione (PN). "R3" si riferisce alla persona che scrive la nota. Tipicamente R significa "resident" seguito dall'anno di specializzazione (3). Le persone che fanno parte della struttura scrivono Staff.

[2] È una somma del giudizio soggettivo sul paziente.

[3] È un riassunto dei segni obiettivi (che comprendono segni vitali e raccolta delle urine/drenaggi) e degli esami fisici (NAD, assenza di stress; CTAb, nulla da rilevare all'auscultazione, bilateralmente; S NT, morbido; NAD, normale attività peristaltica; c/d/i, pulito asciutto ed integro; DP, arteria dorsale del piede; PT, arteria tibiale posteriore)

Note sulla progressione

Durante il ricovero, i pazienti vengono monitorati almeno una volta al giorno. I diari di progressione (PN) seguono lo stesso modello. Molti pazienti ricoverati, specialmente pazienti in terapia intensiva, hanno diari complessi. Mentre il servizio di radiologia interventistica deve essere al corrente di tutte le problematiche, le annotazioni sulla progressione sono focalizzate su quelle caratteristiche che riguardano direttamente il nostro intervento.

IR   PN-R3

S: Pt intubated and sedated.

O: T 36.2-38.4 (presently 37.0), HR 78-102 (presently 86), BP 112-132/72-88 (presently 122/82), u.o = x ml/hour, percutaneous cholecystostomy output: xx ml/12 hours

Pt intubated

Percutaneous cholecystostomy site c/d/i. Dark green output (volumes as above).

Abdomen: S NT. Diminished bowel sounds.

Intraprocedure cultures pending.

A/P: Post Perc Chole day 2.

1.   Drainage catheter functioning without difficulty. Continue current care.

2.   Will continue to follow daily. Please page $xxxx$ if any questions arise.

Nota di procedura di radiologia interventistica

Formato standard

IR procedure note: _____

Date/Time: _____

Inpatient/Outpatient: _____

History/Indications: _____

Consent: _____ (del paziente o di un membro della famiglia se
il paziente non è in grado)

Radiologist: _____

Guidance modality: _____ (CT/US/fluoroscopy/MR)

Medications given: _____ (inclusa dose)

Needles/Catheters/Device used: _____ (incluso numero di unità)

Findings: _____

Specimen sent: _____

Complication: _____ (comprende azioni intraprese; gestione e/o persone
contattate per la gestione)

Disposition: _____ (in reparto/terapia intensiva o osservazione seguita
da dimissione nei pazienti ambulatoriali)

Esempio 1

Nota di procedura di radiologia interventistica: posizionamento di catetere di drenaggio sotto guida TC.

Date/Time: March 3, 2005

Inpatient/Outpatient: Inpatient 6D

History/Indications: 32 y.o. woman involved in MVC with LUQ intraabdominal abscess post splenectomy.

Consent: Written, informed consent obtained from patient.

Radiologist: Dr. Smith

Guidance modality: CT

Medications given: Versed 2 mg, Fentanyl 200 mcg

Needles/Catheters/Device used: 22 gauge ×10 cm needle, 14 French flexima (serial no. 123456)

Findings: Thick-walled low-density, collection in LUQ contains thick, dark-brown fluid

Specimen sent: 10 ml of dark brown fluid for GS and culture. Total 150 ml aspirated

Complication: Trace left pneumothorax. Patient remained hemodynamically stable through the procedure. 4 hours postprocedure CXR showed no PTX.

Primary physician, Dr. Jones, informed of trace PTX. Plan made for close observation with repeat CXR if clinical symptoms develop.

Disposition: To floor 6D

Esempio 2

Nota di procedure di radiologia interventistica: posizionamento di catetere all'interno della giugulare interna per emodialisi.

Date/Time: March 4, 2005

Inpatient/Outpatient: Outpatient

History/Indications: 63 y.o. male with h/o DM and ESRD in need of venous access for hemodialysis.

Consent: Informed, written consent obtained from patient.

Radiologist: Dr. Smith

Guidance modality: Fluoroscopy, imaging time < 60 sec

Medications given: Fentanyl *xx* mcg, Versed *xx* mg

Needles/Catheters/Device used: MedComp Serial no. 123456

Findings: HD catheter placed via right IJ, tunneled to right anterior chest wall. Catheter tip is in mid RA. No kink along catheter course. No pneumothorax on fluoroscopy. All lumens draw blood back briskly and were terminally flushed with *xxx* U/cc of heparin.

Specimen sent: None

Complication: None

Disposition: To dialysis

Esempio 3

Nota di procedura di radiologia interventistica: biopsia renale percutanea dx.

Date/Time: March 2, 2005

Inpatient/Outpatient: Inpatient 5D

History/Indications: 54 y.o. male s/p left nephrectomy in 1997 for RCC.

Newly diagnosed lung adenoCA. New right renal mass.

Consent: Informed written consent obtained from patient.

Radiologist: Dr. Smith

Guidance modality: CT

Medications given: Fentanyl *xx* mcg, Versed *xx* mg

Needles/Catheters/Device used: ... (incluso numero di unità)

Findings: ...

Specimen sent: Three samples reviewed by cytopathologist at time of biopsy.

Complication: Trace right subcapsular hematoma. Patient remained hemodynamically stable through the procedure. Primary physician, Dr. Jones, informed of right renal subcapsular hematoma. Plan made for close observation with hematocrit check/repeat CT if clinical symptoms develop.

Disposition: To floor 5C

Reazioni al mezzo di contrasto

Per le reazioni al mezzo di contrasto viene impiegata una scheda apposita al posto della cartella clinica. Le informazioni sono simili e comprendono:

- Tipo e volume di mezzo di contrasto somministrato.
- Tipo e serietà della reazione.
- Azioni intraprese.
- Future raccomandazioni.

Se quanto contenuto nella scheda dovesse essere scritto per esteso, un esempio potrebbe essere:

> Date/Time: ...
> Pt Smith (MR no. 123456) developed a mild facial rash following the administration of 100 ml Ultravist 300. Patient remained hemodynamically stable and had no dyspnea. Given the mild reaction, no pharmaceutical action was taken. Patient was kept in observation for one hour, during which the rash resolved with no residual symptoms. Patient was asymptomatic at time of discharge to home. ER warning was given and contact pager of the radiologist on call provided. Patient also provided with Contrast Reaction Card for future reference. Entry of event made into medical record. Patient instructed that subsequent studies should (a) be done without contrast agent, (b) be done with proper premedication, or (c) be done using alternative modality requiring no Ultravist. Risks and benefits of study should be discussed with referring physician and radiologist at time of study.

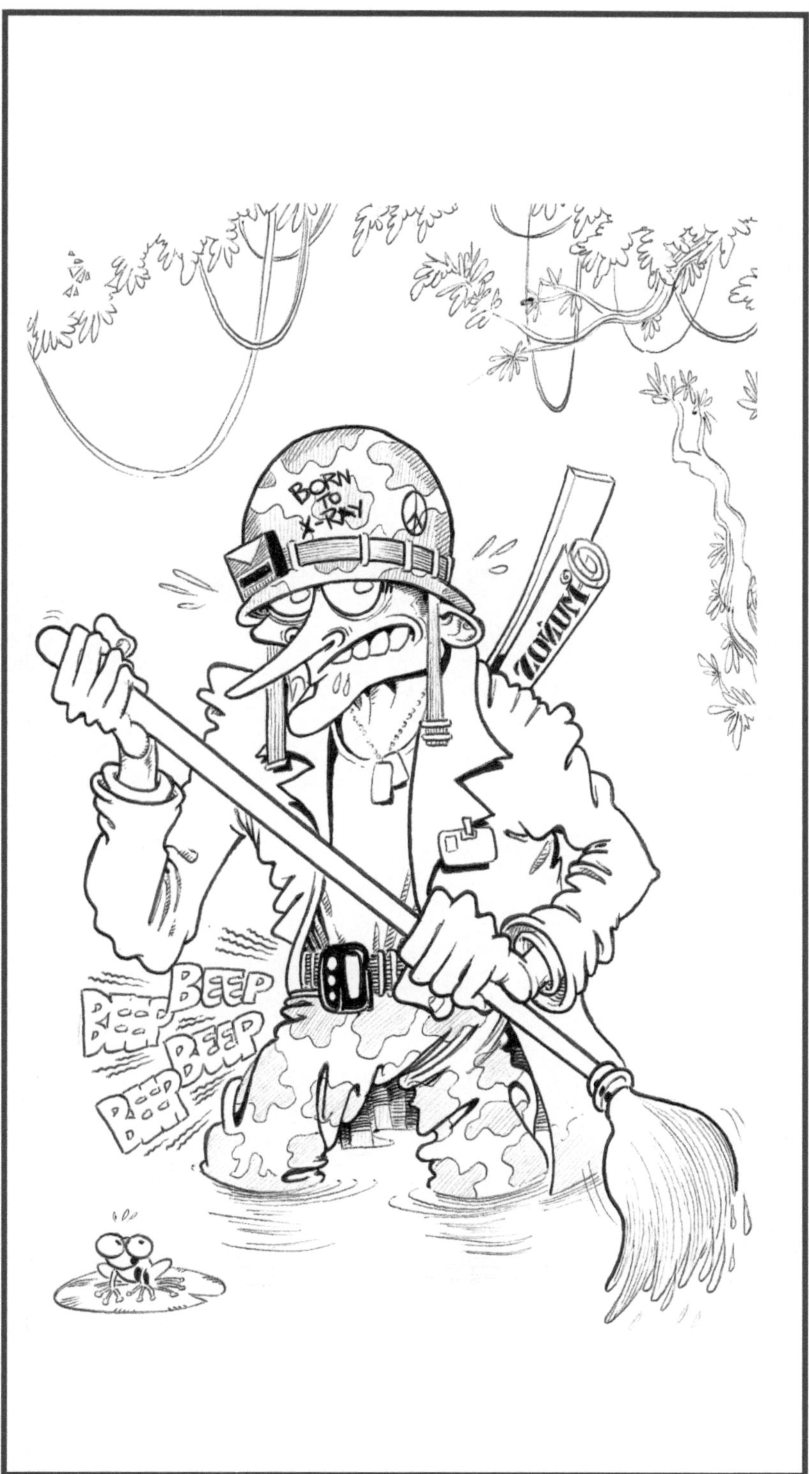
BORN TO X-RAY
MOUM
BEEP BEEP
BEEP BEEP

Capitolo 15

Turno di guardia

In questo capitolo riportiamo alcune conversazioni che si possono verificare durante il turno di guardia. La guardia rappresenta uno scenario di conversazione terribile per il principiante, data la frequente necessità di prendere decisioni in tempo reale e l'inglese radiologico complicato dalla presenza di acronimi, abbreviazioni e gergo radiologico.

Se domandate ad un qualunque cittadino americano cosa significhino POD e CAC, state certi che non sarà in grado di dire "post-operative day" (giorno post operatorio) e "clear all corridors" (liberate i corridoi). È un fatto inconfutabile che l'inglese medico e radiologico siano degli universi a sé stanti, e questo è particolarmente vero quando si parla di guardia.

Abbiamo cercato di raccogliere in pochi esempi di conversazione il maggior numero di termini, frasi ed espressioni che si utilizzano durante il turno di guardia. Queste frasi non necessitano di traduzioni né di ulteriori commenti; un radiologo che parla inglese a livello intermedio è in grado di capirle senza difficoltà quando si trovano nel contesto giusto.
Leggete queste frasi ad alta voce per acquisire familiarità.

- A pager goes off.
- The neuroradiologist is Q4 or Q5.
- In your next golden weekend ...
- Post-call days.
- I've just reviewed your patient's MR, and wanted to discuss the findings with you.
- I would like to obtain more information on her presentation and past

R. Ribes, P.R. Ros. *Inglese per radiologi*. © Springer 2008

surgical history.
> Thank you for contacting me regarding Mrs. McHugh's CT.
> There has been no significant interval change in the appearance of ...
> I concur with the previous report.
> The next study of choice would be ...
> ER physician.
> To order a brain MR ...
> Diagnosed with ...
> Admitted for abdominal pain.
> Admitted for oncologic work up.
> Is Mrs. Smith having neurological symptoms?
> Is the brain MR for staging?
> To obtain it as a "next available" study ...
> It is not emergent.
> I'll contact the technologist.
> Resident finishing call.
> Resident coming on call.
> There are two studies pending.
> POD 10.
> Patient's medical record number #####.
> In the ICU on D10.
> The contact person for the patient is Dr. Roos.
> Her pager number is #####.
> The technologist has called for the patient.
> Transport is on the way.
> I'll follow up on these studies.
> To page the referring physician ...
> I'm the radiologist on call.
> I want to inform you about the findings.
> There is a mass in the liver.
> Paged by clinical service.
> I am returning a page. How can I help you?
> My pager is not working properly. May I have some fresh batteries?
> Is the patient under contact precautions?
> Is the patient intubated?
> Can the patient be repositioned in the left lateral decubitus position?
> I will get some extra help to move the patient.
> I will set up the ultrasound machine.
> Fiona was signing out to Amy.
> There are just a couple of brain CTs pending.
> DNR patient (baby).

> ❭ I'm on again tonight.
> ❭ I get the weekend off.
> ❭ I'll be post call on Tuesday and Friday.
> ❭ From then on, it's "only" every third for the rest of the month.
> ❭ I got only one hit.
> ❭ I am scheduled to be on with ...
> ❭ I've woken up from my pre-call sleep.
> ❭ "Call a code!"
> ❭ CAC in the emergency room.
> ❭ It seems like every walk-in needs a brain CT.
> ❭ That make me suspicious of ...
> ❭ The IV (line) has fallen out.
> ❭ We must replace the IV line.
> ❭ Everybody was either pre-call or post-call.

Conversazioni durante la guardia

Suona un cicalino. Un radiologo, un cardiologo ed un ortopedico stanno cenando alla mensa dell'ospedale:
> ❭ "Whose beeper (pager) is going off?"
> ❭ "It has to be mine; the CT technologist must have finished the brain CT I was expecting" dice il radiologo mostrando il cicalino.

> ❭ "Are you Q4 or Q5?"
> ❭ "I am Q4."

> ❭ "Where are you going on your next golden weekend, Peter?"
> ❭ "I'm going to Spain."

> ❭ "What are the toughest days for a radiology resident, Sam?"
> ❭ "Post-call days are probably the toughest for a resident."

> ❭ Radiologo: "Good morning Dr. Walker. I just reviewed your patient's MR, and wanted to discuss the findings with you ..."

> ❭ Radiologo: "Good morning Dr. Lee. I am reviewing Mrs. Carter's abdominal US and would like to obtain more information on her pre-sentation and past surgical history ..."

❯ Radiologo: "Dr Clark, thank you for contacting me regarding Mrs. McHugh's CT. I received her prior studies from John Hopkin's Hospital and have been able to compare them with our most recent studies. There has been no significant interval change in the appearance of the 4 cm liver lesion in segment VIII. I concur with the previous report: it could be an FNH (focal nodular hyperplasia)."

❯ Radiologo: "If the lesion in the right temporal lobe is the area of concern, the next study of choice would be an enhanced brain MR."

Specializzando di radiologia durante la guardia in pronto soccorso. Squilla il cicalino. Conversazione con il medico di pronto soccorso alle 3 di mattina:
❯ Medico di pronto soccorso: "Hello, I would like to order a brain MR and CT of the abdomen and pelvis for Mrs. Smith (paziente). She was recently diagnosed with lung cancer and is being admitted for abdominal pain and further oncologic workup."
❯ Radiologo: "Is Mrs. Smith having neurologic symptoms or is the brain MR for staging?"
❯ Medico di pronto soccorso: "For staging."
❯ Radiologo: "If patient is having no neurologic symptoms and the brain MR is requested for staging only, it is reasonable to obtain it as a 'next available' study, since it is not emergent. The CT of the abdomen and pelvis is appropriate, given patient's symptoms and will be done emergently. I will contact the CT technologist."

Lo specializzando di radiologia al termine del turno di guardia parla con lo specializzando che prende il suo posto:
❯ Radiologo 1: "There are two studies pending. The first is a CT of the abdomen and pelvis on a post op patient, Mr. Johnson, who is POD 10 from a gastrectomy, with persistent fevers and elevated white count. The patient's medical record number is #####. He is located in the ICU on 10D. The contact person for the patient is Dr. Jones (surgery resident, specializzando in chirurgia). His pager number is #####. The second is patient is Mrs. Simpson. The technologist has already been contacted and has called for the patients. Transport is on the way."
❯ Radiologo 2: "Thanks. I'll follow up on these studies and contact Dr. Jones with the results."
❯ Radiologo 2 (dopo aver rivisto la TC, ha fatto chiamare il medico curante): "Dr. Jones, this is Dr. Miller, I am the radiologist on call.

Thank you for calling back. I have reviewed Mr. Johnson's CT and wanted to inform you of the findings. There is a mass in the liver ..."

Radiologo specializzando di guardia chiamato dal reparto:
> Radiologo: "This is Dr. Miller. I am the radiologist on call. I am returning a page. How can I help you?"
> Tecnico: "Dr. Petit, you didn't return a page from the cardiologist."
> Radiologo: "I haven't been paged in the last couple of hours."
> Tecnico: "Is your pager working properly?"
> Radiologo: "I'm afraid it's not working properly. Do you have some fresh batteries?"

Durante un esame ecografico nel reparto di rianimazione:
> Radiologist (rivolgendosi all'infermiere): "Good afternoon, I am Dr. Miller. I am here to do Mrs. Smith's (paziente) abdominal ultrasound. Is the patient under contact precautions?"
> Infermiere: "Yes, patient is MRSA. The yellow contact gowns and gloves are in the drawer by the entrance."
> Radiologo: "Is the patient intubated? Can the patient be repositioned in the left lateral decubitus position?"
> Infermiere: "Yes, patient is intubated but can be turned about 30 degrees. I will get some extra help to move the patient."
> Radiologo: "Thank you. I will set up the ultrasound machine in the meantime."

> At about eight o'clock Fiona was signing out to Amy in the nurse's station. "There are just a couple of brain CTs pending; it's been kind of quiet."

> "The brain CT was not ordered because the patient was a DNR baby" (DNR sta per "do not resuscitate" - non rianimare. Gli ordini di DNR sono scritti dopo attenta consultazione con tutte le persone coinvolte nel trattamento del paziente, compresi i genitori del bambino).

> "I was on call the night before last and I'm on again tonight. I'm doing an every other night, which is fine, because I get the weekend off."

> "I am on call on Monday and again on Wednesday so I'll be post-call on Tuesday and Thursday but from then on it's 'only' every third for the rest of the month."

> "How was your call, Sam?"
> "Not bad at all. I had a really easy night; I got only one hit."

> "I am scheduled to be on with really nice attendings during my next three calls."

> "For some reason I've woken up from my pre-call sleep. I can't help thinking about my presentation on alveolar proteinosis."

> "Call a code! When I entered the room everybody was starting to position the patient to start CPR."

> "Attention, attention: CAC (clear all corridors, liberate i corridoi) in the emergency room."

> "Another brain CT? I can't believe it. It seems like every walk-in (every patient who comes to the emergency room) needs a brain CT."

> "I just reviewed the X-rays and I see multiple fractures that make me suspect child abuse."

> "The IV line has fallen out. I'm afraid we must replace it."

> "No radiology resident came to the party. Everybody was either pre-call or post-call."

Terminologia particolare

> Pre-call/post-call:
- pre-guardia/post-guardia: giorno che precede o segue il turno di guardia.

> "Q":
- denota la frequenza della guardia. Per esempio "I am Q4 " significa "sono di guardia una volta ogni 4 giorni".

> Golden Weekend:
- significa week end non interrotto da guardie. Per esempio in un orario Q4, un golden weekend è affiancato da un giovedì e da un lunedì di guardia.

> Home call:
- reperibilità.

> In-house call:
- guardia attiva.

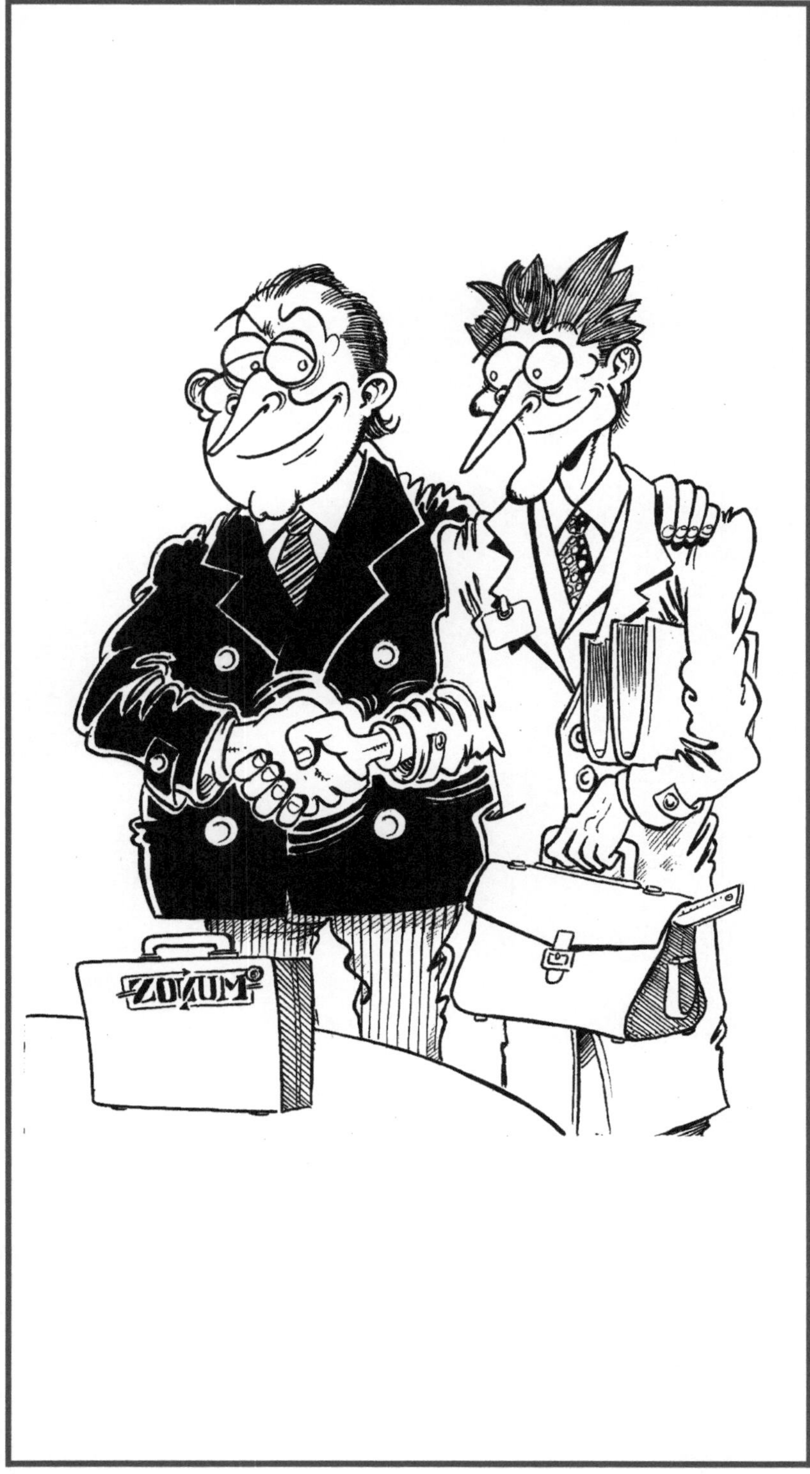
ZOZUM

Capitolo 16

Gestione in radiologia

La diagnostica per immagini contribuisce significativamente alle entrate economiche dell'attività ospedaliera. Peraltro il miglioramento dei servizi è divenuto più complesso e più critico nell'ambito di un sistema sempre più competitivo.

Oggi la gestione di un Dipartimento di Radiologia comprende diverse aree di responsabilità, le principali sono:
- miglioramento dei processi;
- rapporti interni all'ospedale;
- pianificazione del business;
- gestione del personale;
- nuovi metodi di selezione e implementazione;
- pianificazione del marketing;
- assicurazione della redditività;
- controllo di qualità;
- bilancio (budget);
- soddisfazione del paziente;
- sorveglianza e sicurezza.

Il Direttore di un Dipartimento di Radiologia può essere definito come un professionista versatile, efficiente da un punto di vista tecnico, dotato di buon senso, orientato al servizio del cliente, con molti anni di esperienza e certificazioni professionali. È quindi necessario un elevato livello di professionalità per gestire un Dipartimento di Radiologia sette giorni alla settimana.

La responsabilità del Direttore del Dipartimento di Radiologia riguarda tutte le aree precedentemente elencate e i problemi ad esse connessi.
La sua attenzione ed il suo obiettivo finale sono di assicurare il continuo miglioramento del Dipartimento.

R. Ribes, P.R. Ros. *Inglese per radiologi*. © Springer 2008

Il Direttore della Radiologia definisce, inoltre, le politiche che mirano a centrare questi obiettivi e crea la struttura necessaria per implementare e raggiungere la missione del Dipartimento.

Frasi di uso comune

> We can't hire another CT technologist, ... sorry your extended schedule has to wait.

Non possiamo assumere un altro tecnico per la TAC ... mi dispiace, devi attendere per estendere il tuo programma di prenotazione.

> What do you mean by saying that your productvity is only 30% of SCARD mean?

Come spieghi che la tua produttività è soltanto del 30% rispetto alla media SCARD?

> I believe we have tripled our volume since I arrived.

Credo che abbiamo triplicato il nostro volume da quando sono arrivato.

> One of my staff radiologists is leaving and we had an increase in interventional cases ... I need to hire two new faculty members.

Uno dei miei radiologi sta per lasciare il dipartimento e noi abbiamo un incremento dell'attività interventistica... ho necessità di assumere due nuovi membri della Facoltà.

> We are working harder in our section than anywhere else, and don't believe RVUs is a fair system to assess workload.

Noi stiamo lavorando sempre di più nella nostra sezione e non riteniamo che la RVU sia un indicatore corretto per definire il carico di lavoro.

> With the reports you dictate it is impossibile to bill.

Non è possibile fatturare con i referti che voi dettate.

> It takes at least 4 months to get new payer-approved radiologists; don't let them read until I tell you.

Sono necessari almeno 4 mesi per ottenere nuovi radiologi approvati dal datore di lavoro; non consentire loro di refertare finché non ti autorizzo.

Domande importanti, risposte semplici

> Question: We installed PACS four years ago; why are we still printing films?

Domanda: Abbiamo installato il PACS quattro anni fa; perché stiamo stampando ancora i film?

> Answer: PACS implementation does not eliminate the films in the OR, requested by referring physicians, or patient copies. Solution: Start distributing images in CD format.

Risposta: L'implementazione del PACS non elimina i film nella sala operatoria, le richieste dei medici referenti o le copie per il Paziente. Soluzione: Iniziare a distribuire le immagini mediante CD.

> Question: Does HIPAA regulations represent a risk for my business?

Domanda: Le regole del HIPAA rappresentano un rischio per la mia attività?

> Answer: No. Even though HIPAA has been law since 1996 and therefore, being mandatory, includes penalties for failure to comply, radiology managers concerns are limited to the enforcement of privacy and security rules to protect patients' sensitive personal information. Therefore, every radiology practice must enforce and comply with HIPAA regulations, but they do not represent a risk if information is managed appropriately.

Risposta: No, anche se la HIPAA è divenuta legge nel 1996 e pertanto essendo obbligatoria, comporta delle sanzioni nel caso non venga rispettata, le preoccupazioni dei Direttori dei Dipartimenti di Radiologia sono limitate alle implicazioni della privacy e delle regole di sicurezza per proteggere i dati sensibili personali dei pazienti. Pertanto ogni radiologo deve applicare e rispettare le regole HIPAA, ma esse non rappresentano un rischio se l'informazione è gestita appropriatamente.

> Question: How do some imaging centers manage to serve 150 patients per day while maintaining a high level of patient satisfaction and others are able to see only 75 patients with the same level infrastructure?

Domanda: Come possono alcuni Centri di Diagnostica per Immagini gestire 150 pazienti al giorno mantenendo un elevato livello di soddisfazione del paziente e altri sono in grado di esaminare soltanto 75 pazienti con lo stesso livello di infrastrutture?

> Answer: It is all about the revenue cycle. Improvement to details regarding scheduling and registration, patient communication, staffing resources, documentation and the billing process, and reporting will ultimately produce increased productivity and profitability.

Risposta: è solo questione di organizzazione. Il miglioramento dei processi concernenti la programmazione e la registrazione, la comunicazione con il paziente, le risorse di personale, la documentazione, il processo di fatturazione e la refertazione produrranno come risultato finale un aumento della produttività e dei profitti.

Glossario

Access = Accesso
- tempo (in giorni o in ore) dalla richiesta del test al suo completamento. Rappresenta un'unità di misura quando si deve decidere l'espansione dei servizi.

Balanced scorecard = (Letteralmente) Segnapunti in pareggio
- il *balanced scorecard* è un sistema di gestione che consente alle organizzazioni di chiarire la loro visione e strategia e trasferirle in una azione. Fornisce un ritorno (*feedback*) sia per l'economia interna (*business*) sia per i risultati (*outcome*), al fine di migliorare in modo continuo la performance strategica e i risultati.

Billings = Fatturazione
- Gli addebiti lordi entrano nel sistema di fatturazione per ogni codifica CPT.

Capitation = Quota pro capite
- Metodo di pagamento per i servizi sanitari nei quali un medico, o un ospedale, viene pagato con una cifra fissa per ogni paziente visitato senza tenere conto del numero o della natura dei servizi forniti.

Case-mix index (CMI) = Indice case-mix
- Peso medio del DRG. Il CMI è la misura del costo relativo dei pazienti trattati in ogni ospedale o in gruppi di ospedali (vedi anche DRG).

Charge = Addebito
- Ammontare richiesto per un servizio fornito da un provider. Dipende

dai costi che il provider sostiene per fornire il servizio.

Charge lag = Ritardo di addebito
- Numero di giorni necessari per introdurre un addebito nel sistema di fatturazione dalla data del servizio.

CFTE imputed = CFTE imputato
- Misura dell'attività clinica di un singolo medico o di gruppi di medici rispetto al valore di riferimento (*benchmark*) per una determinata specialità. Viene calcolato dividendo gli attuali RVU (lavoro o totale) generati da un valore di riferimento selezionato nel referto (media, mediana, 75% percentile, ecc.).

CFTE reported = CFTE riportata
- Percentuale di tempo trascorso nell'attività clinica fatturabile, come riportato dal partecipante. I partecipanti devono fornire questi dati al fine di calcolare le altre misure. *Nota:* se vengono visitati dei pazienti in un settore nel quale il costo corrispondente non è stato introdotto nel sistema di fatturazione dal quale i dati sono inviati al FPSC, bisognerà ridurre il *reported CFTE* di una quantità appropriata.

CFTE imputed/reported = CFTE imputato/riportato
- Rapporto tra l'*imputed CFTE* e il *reported CFTE*. Questo rapporto misura la produttività relativa del provider. In altre parole, è espressione di ciò che un provider individuale, o un gruppo di provider, produce rispetto a quanto è previsto.

Clinical full time equivalent (CFTE) = Equivalente clinico a tempo pieno
- Percentuale di tempo pieno che un provider impiega nella attività clinica fatturabile. La percentuale impegno clinico non può essere superiore a 100.

Cost = Costo
- È la misura di ciò che deve essere sacrificato per ottenere un dato risultato. Notare che ci può essere un costo senza lo scambio di denaro. $/RVU. Nel considerare il processo di produzione, i costi possono essere classificati come segue:
	- costi medi: equivalenti al costo medio per unità; per esempio, i costi totali divisi per il numero totale delle unità di produzione;
	- costi fissi: costi che, nel breve arco di tempo, rimangono costanti indipendentemente dal variare del volume di produzione; per

  esempio, riscaldamento e illuminazione;
- costo incrementale: costo extra associato all'espansione dell'attività di un dato servizio;
- costo marginale: è l'aumento del costo totale che l'impresa deve sopportare per ottenere un'unità di prodotto addizionale;
- costo variabile: costi che nel breve periodo variano con il livello di produzione e sono proporzionali alle quantità prodotte.
- Nel considerare i problemi della sanità, i costi possono essere differenziati come segue:
  - costi diretti: costi sopportati dal sistema sanitario, dalla comunità e dalle famiglie dei pazienti nel curare la malattia;
  - costi indiretti: soprattutto perdite di produttività causate da problemi di salute o malattie.

Cost-effectiveness analysis (CEA) = Analisi di costo-efficacia
-       Valutazione economica nella quale il costo e le conseguenze di interventi alternativi sono espressi per unità di *health outcome* (risultato clinico). L'analisi di costo-efficacia è utilizzata per determinare l'efficienza tecnica; per esempio il confronto dei costi e le conseguenze di interventi competitivi per un determinato gruppo di pazienti all'interno di un dato budget.

CPT family = Famiglia CPT
- Raggruppamento di codici CPT riferiti a una categoria comune di procedure (es. chirurgia, valutazione e gestione).

CPT range = Variazione di CPT
- Gruppo di codici all'interno di una famiglia CPT che definisce un particolare raggruppamento di procedure collegate (es. Chirurgia – Muscoloscheletrica).

Current procedural terminology (CPT) = Terminologia procedurale corrente
- Sistema di codifica per i servizi sanitari sviluppato dal Panel Editoriale CPT dell'Associazione Medica Americana; base del Sistema Comune di Codifica delle Procedure HCFA.

Current procedural terminology code (CPT code) = Codice procedurale di terminologia corrente
- Elencazione sistematica e codifica delle procedure e dei servizi effettuati dai medici. Ogni procedura o servizio è identificato con un codi-

ce CPT numerico a 5 cifre per semplificare la refertazione e i servizi di fatturazione

Dashboard = Tavola sinottica
- Un'istantanea, a prima vista, della realtà economica all'interno di un dipartimento. Il proposito del *dashboard* è fornire un mezzo che dà ad ognuno la possibilità di vedere graficamente l'insieme dei rapporti tra le parti della situazione finanziaria attualmente in essere.

Diagnosis related groups (DRG) = Gruppi di diagnosi correlate
- Sistema per la determinazione del *case mix*, utilizzato per il pagamento secondo Medicare PPS. Il sistema DRG classifica i pazienti in gruppi basati sulla diagnosi principale, il tipo di procedura chirurgica, la presenza o assenza di significative comorbilità o complicazioni e altri criteri rilevanti. I DRG sono concepiti per catalogare i pazienti in gruppi che sono clinicamente significativi e omogenei. Il PPS Medicare utilizza circa 500 DRG reciprocamente esclusivi, ad ognuno dei quali è assegnato un peso relativo che paragona i costi alla media di tutti i DRG.

Effectiveness = Efficacia
- Beneficio sanitario netto fornito da un servizio medico, o da una tecnologia, per pazienti tipici, nell'ambito della pratica di un medico di medicina generale.

Efficiency = Efficienza
- Fare il miglior uso delle risorse disponibili. È una misura generica delle prestazioni eseguite e deriva dal rapporto tra risultati conseguiti e mezzi impiegati.

Examination volume = Volume di esame
- Numero delle procedure eseguite per unità di tempo; per esempio, numero di esami TC per anno.

Fee-for-service = Parcella per servizio
- Metodo tradizionale per finanziare i servizi sanitari; pagamento dei medici e degli ospedali per ogni servizio fornito.

Fee schedule = Elenco dei pagamenti
- Lista di pagamenti predeterminati per i servizi medici.

Fiscal year = Anno fiscale
- Periodo di 12 mesi per il quale un'organizzazione pianifica l'utilizzo dei propri fondi. Gli anni fiscali sono riferiti all'anno del calendario nel quale essi terminano, per esempio l'anno fiscale federale 2006 ha inizio nell'ottobre 2005.

Full-time equivalent (FTE) = Equivalente a tempo pieno
- Metodo per misurare la produttività di un lavoratore e/o del coinvolgimento in un progetto. Un FTE di 1.0 significa che la persona è equivalente a un lavoratore a tempo pieno. Un FTE di 0.5 può indicare che il lavoratore è solo a tempo parziale (al 50%) oppure che la sua produzione programmata è solo la metà di quella prevista.

Health maintenance organization (HMO) = Organizzazione per l'assistenza sanitaria
- Piano di assistenza che integra i finanziamenti e la fornitura di servizi sanitari alla popolazione. L'HMO può stipulare contratti, assumere direttamente o partecipare direttamente in proprio.

Health technology assessment = valutazione della tecnologia in sanità
- Valutazione della tecnologia biomedicale con riferimento al costo, efficacia, utilizzazione, ecc., e al suo impatto futuro sul sistema sociale, etico e legale.

HIPAA (Health Insurance Portability and Accountability Act) = Trasferibilità dell'assicurazione sanitaria e atto di responsabilità
- Le clausole di semplificazione amministrativa del *Health Insurance Portability and Accountability Act* del 1996 (HIPAA, titolo II) richiedono che il Dipartimento dei Servizi Sanitari e Umani (HHS) definisca gli standard nazionali per le transazioni elettroniche per la tutela della salute, per i provider, per i piani sanitari e per i datori di lavoro. Essa dà inoltre le indicazioni per la sicurezza e la privacy dei dati sanitari. Adottando questi standard viene migliorata l'efficienza e l'efficacia del sistema sanitario nazionale incoraggiando l'utilizzo allargato dell'interscambio elettronico dei dati sanitari.

Hospital costs = Costi ospedalieri
- Sono le spese sostenute da un ospedale nel fornire l'assistenza. I costi ospedalieri, attribuiti a un particolare episodio di assistenza di un paziente, comprendono i costi diretti più una porzione appropriata per l'amministrazione, il personale, il mantenimento della struttura ospedaliera, le apparecchiature, ecc.

Hospital inpatient prospective payment system (PPS) = Sistema di pagamento prospettivo del paziente ricoverato in ospedale
- Metodo Medicare per il pagamento delle cure ospedaliere per i pazienti ricoverati. Le tariffe di pagamento prospettivo sono impostate a un livello tale da coprire i costi operativi di trattamento di un paziente interno in un determinato DRG. I pagamenti per ogni singolo ospedale sono adattati per le differenze di salario locale, attività di insegnamento, assistenza ai ceti poveri e altri fattori.

Indicator = Indicatore
- Misura di una componente specifica di una strategia per il miglioramento sanitario. Un indicatore può riflettere un'attività implementata per indirizzare un particolare problema sanitario o può riflettere un risultato di attività già implementate.

Limiting charge = Addebito limite
- Importo massimo che un medico può addebitare a un beneficiario della Medicare per un servizio: in pratica è un limite alla fatturazione. A partire dal 1993 è stato definito un importo limite pari al 115% dell'importo consentito da Medicare.

Managed care organization (MCO) = Organizzazione delle cure gestite
- Qualsiasi organizzazione che sia responsabile della salute di un gruppo di persone. In contrasto con le organizzazioni che forniscono servizi a prezzi scontati ma non tentano di coordinare le cure, gli MCO hanno attualmente la responsabilità per l'assistenza sanitaria degli iscritti e, di conseguenza, cercano di migliorare sia i risultati sia il rapporto costi-efficacia dei servizi forniti.

Management performance indicators = Indicatori di performance della gestione
- Indicatori utilizzati per la gestione delle attività dipartimentali per migliorarne la performance.

Outcome = Risultato
- Conseguenza di un intervento medico su un paziente.

Outcome evaluation = Valutazione del risultato
- La valutazione del risultato è utilizzata per ottenere dati descrittivi su un progetto e per documentare i risultati nel breve termine. I risultati focalizzati su un determinato lavoro o compito sono quelli che descrivono il risultato finale dell'attività (per esempio, numero di domande

pubbliche ricevute come risultato di un annuncio di un servizio pubblico).

Outliers = Valore estremo (di un campione statistico)
- Casi con durata estremamente lunga di ospedalizzazione (*day outliers*) o costi estremamente elevati (*cost outliers*), confrontati con gli altri classificati nello stesso DRG.

Peer review organization (PRO) = Organizzazione per la revisione
- Organizzazione che contratta con la HCFA per valutare la qualità dell'assistenza sanitaria fornita dai beneficiari di Medicare e per l'educazione dei beneficiari e dei provider. I PRO effettuano anche revisioni limitate della documentazione clinica e sostengono la valutazione dell'appropriatezza delle cure fornite.

Per Diem Payments = Pagamento giornaliero
- Pagamento giornaliero fisso che non varia con il livello dei servizi utilizzati dal paziente. Questo metodo è generalmente usato per pagare i provider istituzionali, come gli ospedali e l'assistenza infermieristica.

Performance measure = Misura della performance
- Misura specifica di come un piano sanitario riesce a fornire i servizi sanitari alla popolazione. Può essere usato come misura di qualità. Alcuni esempi comprendono il numero di mammografie, o la percentuale di pazienti soddisfatti per le cure ricevute.

Performance standard
- Tasso di crescita di spesa stabilito dal sistema di Volume Performance Standard.

Practice expense relative value unit (practice expense RVU)
- Unità di misura utilizzata per esprimere l'ammontare dei costi di gestione di un servizio in relazione ad altri servizi.

Productivity = Produttività
- Rapporto tra output (beni e servizi prodotti) e input (risorse utilizzate nella produzione). L'aumento della produttività implica che l'ospedale o l'organizzazione sanitaria produca di più con le stesse risorse o, in alternativa, realizzi la stessa produttività con minori risorse.

Prospective payment = Pagamento potenziale
- Metodo di pagamento dei provider di prestazioni sanitarie con tariffe

stabilite a priori. I provider sono pagati con queste tariffe a prescindere dal costo finale della procedura.

Relative value unit (RVU) = Unità di valore relativa
- Unità di misura non monetaria utilizzata per esprimere il tempo impiegato, la complessità e il costo per eseguire un determinato servizio, confrontato con quello di altre procedure.

RVU/FTE ratio = Rapporto RVU/FTE
- Misura di produttività clinica. Rappresenta la produttività media di ogni medico e può essere utilizzata come misura del carico di lavoro.

Report turnaround = Tempo di completamento del referto
- Intervallo di tempo tra il completamento dell'esame e la stesura del referto finale.

Revenue = Rendita
- Entrata di risorse derivante dalla vendita di beni e servizi e guadagni da dividendi, interessi e noleggi.

In $/RVU
- Rappresenta l'entrata corrispondente per ogni unità di lavoro.

SCARD (Society of Chairmen in Academic Radiology Departments) = SCARD (Società dei Direttori di Dipartimento di Radiologia Accademica)
- Organizzazione no-profit dedicata all'avanzamento dell'arte e della conoscenza della radiologia attraverso la promozione della educazione in medicina, della ricerca e dell'assistenza al malato.

Standard
- Riferimento definito dalle autorità per le misure di quantità, peso, estensione, valore o qualità.

Transcription time = Tempo di trascrizione
- Misura del tempo necessario per il completamento di un esame con il referto finale.

Technology adoption patterns = Forme di adozione della tecnologia
- Metodi di fornitura di nuove tecnologie; per esempio, sono considerati innovativi gli ospedali che sviluppano le proprie tecnologie o che le rendono disponibili al pubblico in una fase precoce del loro sviluppo.

Total relative value unit (total RVU) = Unità di valore relativa totale
- Il valore consiste di tre componenti: il lavoro del medico (*work RVU*), i costi di gestione medici (*practice expense RVUs*) e le spese legate alla *malpractice* (negligenza) (*malpractice RVUs*). Gli RVU sono utilizzati come base per il rimborso dei servizi del medico da parte di Medicare.

Utilization management (UM) = Gestione dell'utilizzo
- Processo di valutazione delle necessità, dell'appropriatezza e dell'efficienza dei servizi sanitari nei confronti di linee guida e criteri predefiniti. Valutazione delle necessità, appropriatezza ed efficienza dell'utilizzo dei servizi sanitari, delle procedure e delle strutture.

Utilization review (UR) = Revisione dell'utilizzazione
- Revisione dei servizi al fine di valutarne l'appropriatezza, la necessità e la qualità. La revisione può essere effettuata su base prospettiva, simultanea o retrospettiva.

Work relative value unit (work RVU) = Unità di valore lavoro relativa
- Unità di misura utilizzata per esprimere la quantità di risorse (tempo, intensità dell'impegno, capacità tecniche) richiesta a un provider per eseguire un determinato servizio rispetto a un altro.

Bibliografia

Academy for Healthcare Management (2001) Managed healthcare: an introduction, 3rd edn. Academy for Healthcare Management, Washington DC

AcademyHealth (2004) Glossary of terms commonly used in health care. AcademyHealth, Washington DC

American Association of Health Plans (1996) Capitation: questions and answers. American Association of Health Plans, Washington DC

American Medical Association (1993) Advocacy brief: health reform glossary. American Medical Association, Chicago, IL

Batstone G, Edwards M (1996) Achieving clinical effectiveness: just another initiative or a real change in working practice? J Clin Effectiveness 1(1):19-21

Cofer J (1985) Legislative currents: Prospective Payment Assessment Commission (ProPAC). J Am Med Rec Assoc 56(3):28

Dorland's Illustrated Medical Dictionary, 28th edn (1994). WB Saunders, Philadelphia

Drummond MF, O'Brien B, Stoddart GL, Torrance GW (1997) Methods for the economic evaluation of health care programmes, 2nd edn. Oxford University Press, Oxford

Kelly MP, Bacon GT, Mitchell JA (1994) Glossary of managed care terms. J Ambul Care Manage 17(1):70-76

Mar Queisser RL (1995) Carve-out bundled-service contracts: a new type of CBC? Northwest Physician Magazine, Spring: 26-27

Medicare Payment Advisory Commission (1998) Medicare Payment Policy. Report to the Congress. Medicare Payment Advisory Commission, Washington DC

National Library of Medicine (1994) HSTAR Fact Sheet. National Library of Medicine, Bethesda, MD

National Library of Medicine. Medical Subject Headings. Available at: http://www.nlm.nih.gov

National Library of Medicine. PubMed Tutorial Glossary. Available at: http://www.nlm.nih.gov

New Jersey Hospital Association (2006) Glossary of healthcare terms and abbreviations. New Jersey Hospital Association, Princeton, NJ. Available at: http://www.njha.com/publications/pubcatalog/glossary.pdf

Office of Technology Assessment (1993) Benefit design: clinical preventive services. Office of Technology Assessment, Washington, DC

Pam Pohly Associates (2006) Glossary of terms in managed health care. Pam Pohly Associates, Hays, KS. Available at: http://www.pohly.com

Physician Payment Review Commission (1996) Annual Report to the Congress. Physician Payment Review Commission, Washington DC

Pickett JP, et al (eds) (2000) The American heritage dictionary of the English language, 4th edn. Houghton Mifflin Company, Boston, MA

Player S (1998) Activity-based analyses lead to better decision making. Healthc Financ Manage 52(8):66-70

Prospective Payment Assessment Commission (ProPAC) (1996) Medicare and the American Health Care System. Report to the Congress, June 1996. Prospective Payment Assessment Commission, Washington, DC

Rhea JC, Ott JS, Shafritz JM (1988) The facts on file dictionary of health care management. Facts on File Publications, New York, NY

Rossi PH, Freeman HE (1993) Evaluation: a systematic approach. Sage Publications, Newbury Park

Scott DL (2003) Wall Street words: an A to Z guide to investment terms for today's investor. Houghton Mifflin Company, Boston, MA

Timmreck TC (1997) Health services cyclopedic dictionary: a compendium of health-care and public health terminology. Jones and Bartlett, Sudbury, MA

Tufts Managed Care Institute (1996) Managed care at a glance: common terms, 6. Tufts Managed Care Institute, Boston, MA

Turnock J (2001) Public health, what it is and how it works. Aspen, Gaithersburg, MD

US Congressional Budget Office (1988) Including capital expenses in the prospective payment system. Congress of the United States, Washington DC

Washington State Department of Health (1994) Public Health Improvement Plan: a progress report. Olympia, WA

World Bank (2001) Health systems development. Health Economics. World Bank, Washington DC

Zarnke KB, Levine MA, O'Brien BJ (1997) Cost-benefit analyses in the healthcare literature: don't judge a study by its label. J Clin Epidemiol 50(7):813-822

http://www.financialscoreboard.com/dashboard.html

http://www.cms.hhs.gov/HIPAAGenInfo

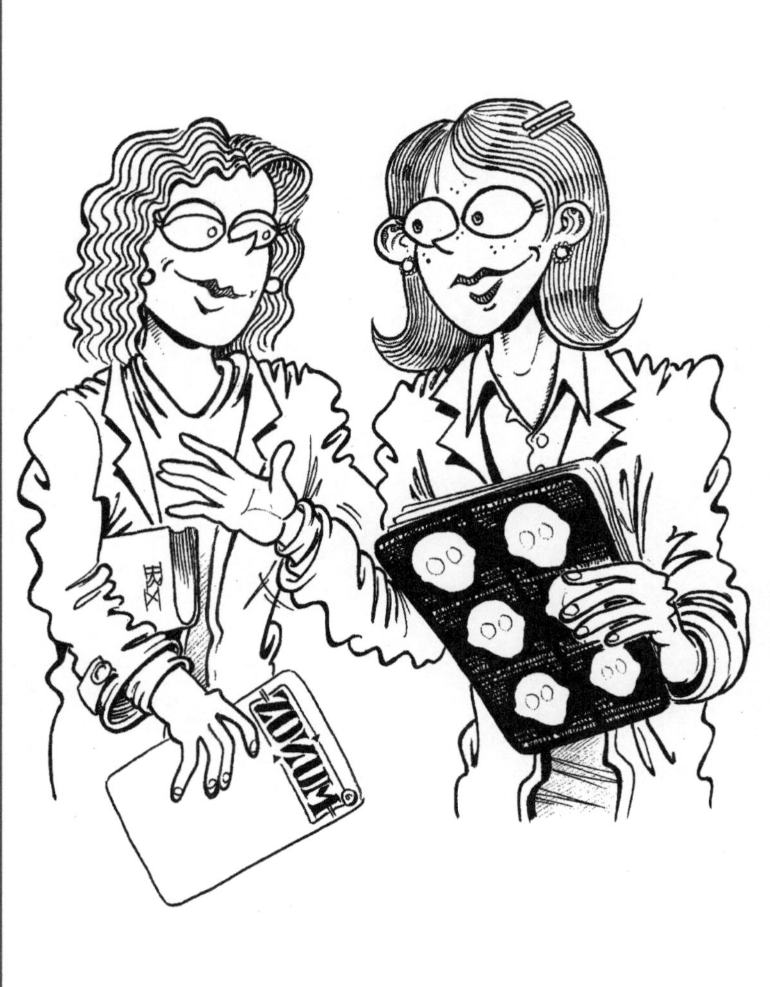

Capitolo 17

Guida alla conversazione radiologica

Con questa guida intendiamo fornire al radiologo alcune utili frasi, espressioni, abbreviazioni come acronimi frequentemente impiegati in differenti ambiti radiologici. Voi specializzandi, fellow o radiologi dovete creare la vostra personale guida alla conversazione con le espressioni frequentemente impiegate nel vostro istituto. Il gergo radiologico e medico è, infatti, specifico per ciascun istituto, tanto che una persona che non lavora in quel determinato luogo può non capire certi termini o espressioni impiegati.

Il linguaggio medico è complesso e variegato. Indicare tutti i termini e le espressioni della radiologia va sicuramente al di là degli scopi di questo volume.

Invece, intendiamo focalizzare l'attenzione su alcuni termini e su alcune espressioni, non descritte in modo specifico nei libri di testo, che, nel tempo, sono diventate parte del linguaggio medico. Molti di questi termini sono ben noti alle persone che hanno fatto un periodo di studio in Paesi anglosassoni, ma possono non essere conosciuti agli altri. Alcuni di questi termini ed espressioni si incontrano in radiologia, altri sono più tipici di specialità non radiologiche ma hanno un ruolo importante nell'interazione con i nostri colleghi e nell'anamnesi dei pazienti.

Questo capitolo si divide in 4 paragrafi:
1. Abbreviazioni utilizzate durante la conversazione.
2. Acronimi utilizzati durante la conversazione.
3. Parole/definizioni/frasi idiomatiche.
4. Scenari di conversazioni.

Affinché non ci siano fraintendimenti, i termini che vengono contrassegnati con un *doppio asterisco*, sebbene impiegati correntemente, non sono

appropriati in tutte le circostanze; altri termini senza asterisco possono non
essere appropriati in alcune circostanze. In caso di dubbio, non adoperateli.

Abbreviazioni utilizzate durante la conversazione

Appy   Appendectomy
Art line   Arterial line
Bili   Bilirubin
Bx   Biopsy
Cathed   Catheterized
Crit   Hematocrit
DC   Discontinue (or) discharge
Di-di pregnancy   Dichorionic-diamniotic twin gestation
Ex lap   Exploratory laparotomy
Lap chole   Laparoscopic cholecystectomy
Lytes   Electrolytes
Preemie   Premature infant
Scope   To undergo endoscopy
Scope from above   EGD
Scope from below   Colonoscopy
Tics   Diverticulae

Acronimi utilizzati durante la conversazione

ALC**   "a la casa", to send the patient home
CABG   Coronary artery bypass graft (pronunciato come cabbage)
CCU   Coronary care unit
CP   chest pain
DNR   Do not resuscitate
DVT   Deep venous thrombus
EGD   Esophagogastroduodenoscopy
ERCP   Endoscopic retrograde cholangiopancreatography
KUB   "Kidney ureters bladder", abdominal radiograph
GNR   Gram-negative rod bacteria
LAD   Lymphadenopathy
LFTs   Liver function tests
MI   Myocardial infarction

MRSA	Methicillin-resistant Staphylococcus aureus
NAD	No acute distress
NICU	Neurosurgical intensive care unit, or Neonatal intensive care unit, depending on context
POD	Postoperative day (seguito dal numero)
ROMI	"Rule out myocardial infarction", evaluation of a patient suspected of suffering from a heart attack; can be used as a verb
SICU	Surgical intensive care unit (pronunciato come "sick-U")
STEMI	ST wave elevated myocardial infarction
TAH/BSO	Total abdominal hysterectomy/bilateral salpingoopho-rectomy
UA	Urinalysis, or uric acid, depending on context
USOH	Usual state of health; for example: "Pt was in USOH until 2 weeks ago when …"
V-fib	Ventricular fibrillation
WADAO**	"Weak and dizzy all over"

Parole/definizioni/frasi idiomatiche

Albatross**	Chronically ill patient who will remain with a doctor until one of them expires
Ax or blade	Surgeon or sturgeon**
Aunt Minnie lesion	Once seen, never forgotten, much like certain aunts at the family wedding. Processes with distinct and unique imaging features that allow diagnosis without differential
Babygram	Whole body radiograph of a newborn
Big C**	Cancer
Boogie or goober**	Tumor
Bordeaux**	Urine with blood in it
Bounceback	Patient who keeps returning to the hospital, a short time after discharge
Box**	To die
Bronk	To undergo bronchoscopy
Buff up	To ready a patient for release
Bug juice	Antibiotics
Champagne tap	Reference to the bottle of sparkling wine a junior resident should receive from his consultant after achieving a bloodless lumbar puncture

Code brown	Fecal incontinence emergency
Code yellow	Urinary incontinence emergency
Dermaholiday**	Nickname for dermatology department used by staff in busier departments
Doc-in-the-box**	Small urgent care medical facility, usually in a shopping center, where one can go for treatment without an appointment
Donorcycle**	Motorbike: frequent cause of organ donation
Dr. Feelgood**	A doctor who is indiscriminate about prescribing drugs, particularly narcotics
Fake-oma or fakeout	Imaging finding that mimics pathology or abnormality but is in fact normal
Fascinoma	A "fascinating" tumor or pathological process, notable for it's rarity or unusual presentation
Frequent flier	Patient, usually of the ER, who frequently returns for care and is known by many employees of the service
Gomergram**	Ordering all available tests because the person is unable to explain what is wrong with them or because symptoms are too vague to form a reasonable differential. Also see "shotgun approach"
Incidentaloma	Imaging or lab finding made while searching or working-up a patient for an unrelated process
O sign**	Comatose patient with mouth open wide
Q sign**	An O sign with the patient's tongue hanging out, a worse prognosis
Retrospectoscope	Viewing a past case with the benefit of hindsight
Scut	A noun or a verb, referring to work that medical students or lower-level residents have to do which does not offer any learning opportunity, but needs to get done
Scut monkey**	Person who performs more than his/her fair share of scut
Shotgun approach (Shotgunning)	Ordering of a vast array of tests or imaging studies in the hope that something will give an idea of what is wrong with the patient
Shrink**	Psychiatrist
St. Elsewhere**	Medical academia's term for any non-teaching hospital
Supratentorial**	Literally means above the falx tentorium/cerebellum, but is often used to imply a psychosomatic or imagined process
Train wreck**	A patient with many serious medical problems

Turf**	To move a patient to a different service, as in "Turf that woman in the ER to obstetrics". Also, administrative/political conflict over division of certain procedures by department
Vitamin H	Haldol
Wall	Intern or resident adept at not admitting patients to his or her service
Zebra	An unusually strange or unexpected disease (from the saying "When you hear hoofbeats, the smart money is on horses, not zebras")

Scenari di conversazioni

Radiologo che si prepara ad eseguire un'ecografia addominale ad un bambino di due anni.

> Radiologo: "Good morning Mr. and Mrs. Brown (genitori del paziente). I am the radiologist, Dr. Miller. I'd like to talk to you about the examination I am about to perform on Eric (paziente). Based on Eric's symptoms of projectile vomiting, it is believed that he may have a hypertrophic pyloric stenosis. This is a condition that can be established by ultrasound. We can discuss the condition later in more detail but for now I would like to focus on the ultrasound examination. The ultrasound examination is a non-invasive technique used to image structures by using sound waves. Sometimes, pressure from the ultrasound probe may cause discomfort, but the sound waves themselves cause no pain or damage to the tissue. Do you have any questions? ..."

Una paziente ha delle domande riguardanti la somministrazione orale e intravenosa del mezzo di contrasto:

> Tecnico: "Dr. Miller (radiologo), Mrs. Belmont (paziente) is refusing to drink the oral contrast because it tastes badly and she has questions about potential complications from the intravenous contrast. She wishes to speak to the radiologist."

> Radiologo, rivolgendosi alla paziente: "Good morning Mrs. Belmont. I am the radiologist, Dr. Miller. It's a pleasure to meet you. Our technologist has told me of your concern regarding both the oral and intravenous contrast. I would like to address your questions. Let me begin by saying that the choice to accept or refuse oral and intravenous contrast is entirely yours to make. However, I would like to convey to you the importance

of contrast. It is a tool that enables us to obtain more information from the CT and makes the examination more useful. Allergic reactions can be mild to severe, but in your case, you have no history of allergic reaction (had past contrast-enhanced CT without adverse reaction) and no renal insufficiency so the risk of damage to your kidneys is minimal. Some patients describe a warm sensation as the contrast is administered, but that is normal and expected. Ultimately, the choice is yours but in this case, the benefits of using contrast are greater than the risks."

Radiologo, rivolgendosi al medico curante:
> "Good morning Dr. Clark. I just reviewed your patient's, Mrs. Tall's, CT and wanted to discuss the findings with you …"
> "Good morning Dr. Clark. I am reviewing Mrs. Tall's abdominal CT and am hoping to obtain more information on her presentation and past surgical history …"
> "Dr. Clark, Thank you for contacting me regarding Mrs. Tall's CT. I received the prior studies from Memorial Hospital and have been able to compare them with our most recent studies. There has been no significant interval change in the appearance of the 2 cm liver lesion in segment VI. I suspect it may be a hemangioma. If that is the area of concern, the next study of choice would be a multiphase CT or MR with dynamic sequences …"

Radiologo, rivolgendosi al tecnico della mammografia:
> "Thelma (tecnico), I just reviewed Mrs. Smith's MLO and CC views. There is an asymmetric density in the upper outer quadrant, seen on the MLO view only. I'd like to get a spot compression in the ML projection."

Radiologo, rivolgendosi al tecnico della TC/RM:
> "Jim (tecnico), can you reconstruct the upper abdomen from the liver dome to the celiac trunk in 1x5's? I would like the images reformatted in the sagittal and coronal plane as well."

Parlando con il paziente:
> Mr. Jones: "Doctor, will this hurt?"
> Dr. Smith: "We will use two different types of medication to make the procedure as comfortable as possible. The first type of medication is part of what is called intravenous conscious sedation. The medication will be given to you through your IV line. One of the medications is for pain and the other will make you a little sleepy. In addition to the medication through your IV, we will also be injecting a local anesthetic medication

at the site of the procedure. That medication is similar to what you receive at the dentist. It will make the skin numb. It may hurt briefly at the very beginning but should not hurt once the medication starts working which will take about one minute. As you will be awake, you can let us know if you feel pain during the procedure and more medication will be given to you."

Il radiologo mentre si prepara per la procedura:
> Tecnico: "Dr. Smith, Mr. Jones is on the table. Should I start prepping?" (*Prepping* comprende l'applicazione di Betadine e il posizionamento di teli sterili.)
> Dr. Smith: "Yes, please start prepping. I'll go scrub." (*Scrubbing* consiste in un processo meticoloso di lavaggio delle mani con il sapone ed una spugna abrasiva.)
> Tecnico: "I'll have your gown ready for you. What size gloves do you take?"
> Dr. Smith: "I take 8s. Thanks."

Parlando al paziente del ricovero o della dismissione:
> Dr. Smith: "Mr. Jones, everything went well during the procedure and the results of the biopsy will be available in a few days. How are you feeling?"
> Mr. Jones: "I am a little sleepy but fine otherwise."
> Dr. Smith: "Good. As part of our standard protocol we would like to keep you in recovery for 6 hours. Your wife is in the waiting area and will be joining you shortly. Remember that you should not drive, operate machinery or take part in any activity that is strenuous or requires physical or mental effort for the rest of the day. The medication you have received will keep you drowsy for a few hours. As part of your discharge packet, there is a list of signs and symptoms that you should be aware of. I'll go over the list with you. Here is my phone number. Do not hesitate to contact me if you have any questions or concerns."

Per ottenere il consenso informato:
> Dr. Smith: "Good morning Mr. Jones, I am Dr. Smith. I would like to discuss the procedure planned for this morning. Let me begin by briefly going over your past medical history and current concerns ... (rivedere la storia clinica del paziente aiuta a stabilire un rapporto ed un contatto che spesso il radiologo non ha con il paziente. Si pone la procedura nel contesto più appropriato e si dimostra che la capacità del radiologo interventista si estende oltre i confini della semplice operazione.) ...

Please feel free to correct any information I have or to add any information you feel is relevant. Let me then give you an overview of the procedure. You will not be completely asleep for the procedure, so I will talk to you as we proceed [descrizione della procedura]. Do you have any questions thus far? (si può chiedere al paziente di rispiegare la procedura con parole sue per essere sicuri che abbia capito. Spesso utilizziamo termini tecnici senza accorgerci che la maggior parte dei pazienti non li capisce). As with any procedure, there are certain risks and alternatives [elencare o descrivere rischi e alternative]. Some of the risks I described may seem worrisome but it's important to keep them in the proper context. We would not offer the procedure unless we thought that the benefits of the procedure outweigh the risks. Do you have any questions?"

Il radiologo che chiede di un paziente della rianimazione che si deve sottoporre ad ecografia addominale:
› Radiologo: "Is patient intubated? Can patient be repositioned in both right and left lateral decubitus positions?"
› Infermiere: "Yes, patient is intubated but can be turned about 30 degrees. I will get some extra help to move the patient. Transport is on the way."

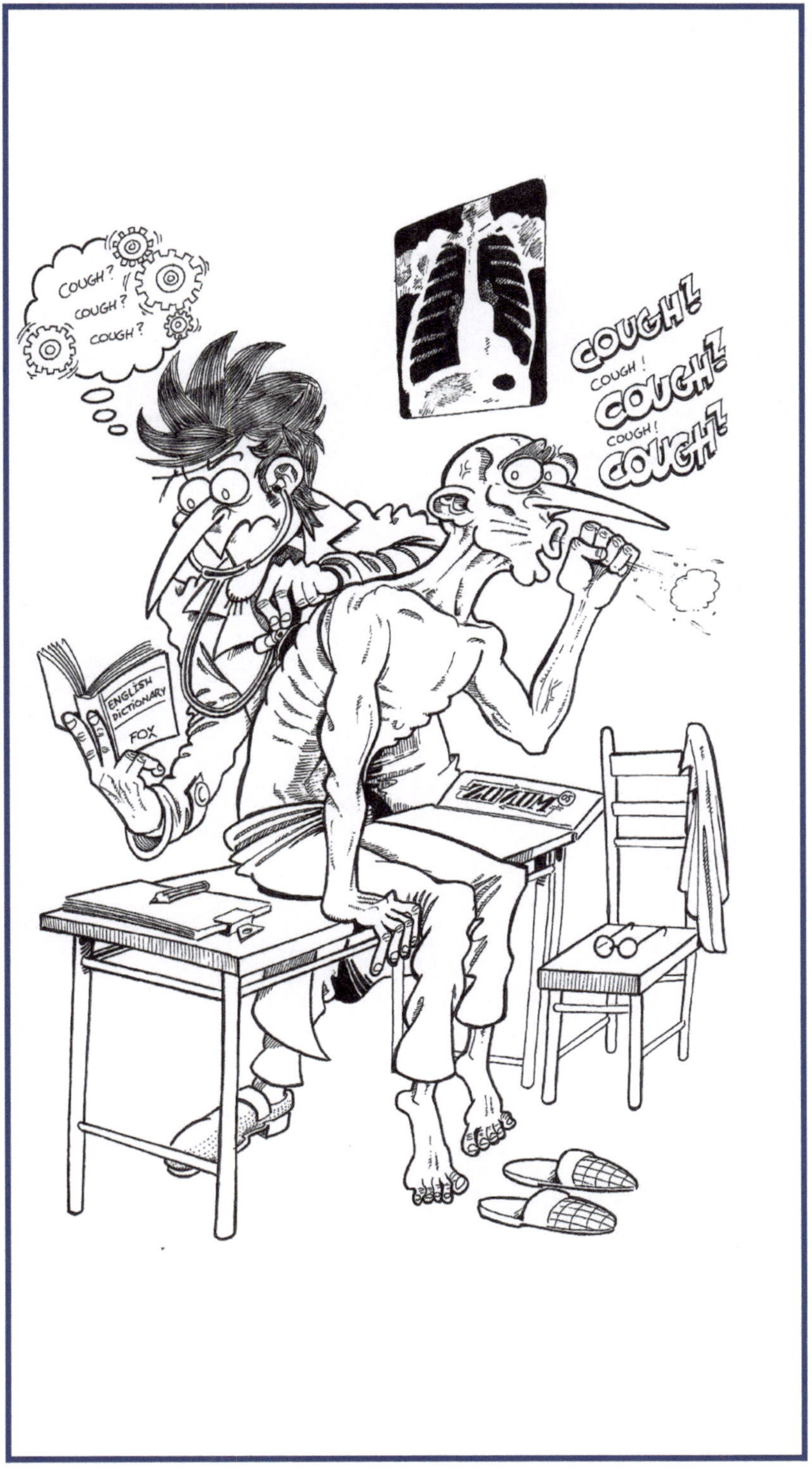
COUGH?
COUGH?
COUGH?
ENGLISH DICTIONARY
FOX
COUGH!
COUGH!
COUGH!
COUGH!
COUGH!
COUGH!
ZUTUM

Capitolo 18

Capacità di comunicazione in medicina

Nelle prossime pagine vi mostreremo alcune frasi che vi possono essere d'aiuto quando siete a colloquio con un paziente. Nella Tabella 1 forniamo un elenco di frasi comuni che il paziente utilizza per descrivere i propri sintomi ed il significato di queste frasi.

Tabella 1 Frasi comuni utilizzate dai pazienti e loro significato

Quando un paziente dice...	Il dottore capisce...
I can't breath or I'm stuffed up or my chest is tight	Dispnea (Dyspnea)
Everything is spinning	Vertigine (Vertigo)
It itches or I'm itching	Prurito (Pruritus)
It stings when I pee	Disuria (Dysuria)
I can't eat or I've lost my appetite	Anoressia (Anorexia)
I don't feel like doing anything	Astenia (Asthenia)
Headache	Cefalea (Cephalgia)
My nose is dripping	Rinorrea (Rhinorrhea)
I've vaginal dripping	Leucorrea (Leukorrhea)
I'm having my period	Mestruazioni (Menstruation)
My hair is falling out	Alopecia (Alopecia)
I can't remember a thing	Amnesia (Amnesia)
My skin looks yellow	Ittero (Jaundice)
I can't move (a limb)	Paralisi (Paralysis)
I can't see anything	Cecità (Blindness)
Bad breath	Alitosi (Halitosis)
I've a cavity	Carie (Caries)
It hurts when I swallow	Odinofagia (Odynophagia)
I can't swallow	Disfagia (Dysphagia)
I spit out phlegm (when I cough)	Sputo (Sputum)
Cough up blood	Emottisi (Hemoptysis)
My stomach is burning	Epigastralgia (Epigastralgia)
I wheeze	Affanno (Wheeze)

Continua →

Continua **Tabella 1**

I've a prickly sensation	Parestesia (Paresthesia)
I've a burning sensation	Pirosi (Pyrosis)
I feel like I'm going to throw up	Nausea (Nausea)
I'm always running to the bathroom	Poliuria (Polyuria)
I always feel like I have to pee	Tenesmo (Tenesmus)
I'm always thirsty or I'm always dry	Polidipsia (Polydipsia)
I've a rash	Eritema (Erythema)
My ... is swollen	Edema (Edema)
My skin looks blue	Cianosi (Cyanosis)
My chest feels constricted	Dolore toracico (Thoracic pain)
My mouth is always watering	Scialorrea (Sialorrhea)
I can't breathe when I lie down	Ortopnea (Orthopnea)
My stool is black	Melena (Melena)
My stool is white	Acolia (Acholia)
My urine is dark	Cloruria (Choluria)
I can't sleep	Insonnia (Insomnia)
I can't go to the bathroom	Anuria (Anuria)
Bruise	Ematoma (Hematoma)
Toothache	Odontalgia (Odontalgia)

Salutare e presentarsi

> Good afternoon, Mr. Hudson. I'm Dr. Smith. How may I help you?
> Good morning, Mr. Lee. Come and sit down. I'm Dr. Walker.
> Good afternoon, Mrs. Belafonte. Take a seat, please.
> Good afternoon, Mrs. Belafonte. I'm Dr. Smith. The technician told me you wanted to talk to the radiologist.

Invito a descrivere i sintomi

> Well now, what seems to be the problem?
> What brought you in today?
> Well, how can I help you?
> Would you please tell me how I can help you?
> Have you been having trouble with your blood pressure lately?
> Where does your knee hurt?
> Does lying down help the pain?
> Does standing up make it worse?
> What's the pain like?

❭ What kind of pain is it?
❭ Can you describe your pain?
❭ Does anything make it worse?
❭ Is there anything else you feel at the same time?
❭ Is there anything that makes it better?
❭ How long does the pain last?
❭ Have you taken anything for it?
❭ Your GP (general practitioner) says you've been having trouble with your right shoulder. Tell me about it.

Istruzioni per la preparazione

❭ Would you slip off your top things, please?
❭ Slip off your coat, please
❭ Would you mind taking off all your clothes except your underwear? (uomini)
❭ Please would you take off all your clothes except your underwear and bra? (donne)
❭ You should take off your underwear too.
❭ Lie on the couch and cover yourself with the blanket.
❭ Lie on the stretcher with your shoes and socks off, please.
❭ Roll your sleeve up, please, I'm going to examine your elbow.

Istruzioni per il posizionamento sul lettino

❭ Make yourself comfortable on the couch and lie on your back (posizione supina)
❭ Lie down, please (posizione supina).
❭ Roll over onto your tummy (da supina a prona).
❭ Lie on your tummy, please (posizione prona).
❭ Please turn over and lie on your back again.
❭ Bend your left knee.
❭ Straighten your leg again.
❭ Roll over onto your right side.
❭ Keep the knee straight.
❭ Sit with your legs dangling over the edge of the couch.
❭ Lie down with your legs stretched out in front of you.
❭ Sit up and bend you knees.

> Lean forward.
> Get off the stretcher ("Get off" qualche volta viene percepito come troppo informale e non molto educato).
> Please come off the couch.
> Please sit up.
> Get off the couch and stand up ("Get off" qualche volta viene percepito come troppo informale e non molto educato).
> Stand up from the couch.
> Stand up, please.
> Lie on your back with your knees bent and your legs wide apart.
> Lie on your tummy and relax.
> Let yourself go loose.

Istruzioni per rivestirsi

> You can get dressed now. Take your time, we are not in a hurry.
> Please get dressed. Take your time, we are not in a hurry.

Assenza di trattamento

> There is nothing wrong with you (può essere un problema del si-stema sanitario degli Stati Uniti, ma noi siamo incoraggianti a va-lidare ciò che i pazienti lamentano. Per tale ragione, anche se non identifichiamo nulla di obiettivo, i sintomi del paziente vengono comunque riconosciuti. Per esempio, potrei dire "I understand that you have back pain. The MRI does not show any abnormality or anything that requires treatment. Our next step will be to ...").
> This will clear up on its own.
> This illness is self-limited and will resolve on its own.
> There doesn't seem to be anything wrong with your shoulder.

Domande e comandi

• Per iniziare un colloquio:
> Well now, how can I help you?
> What's brought you in today?

> What can I do for you?
> What seems to be the problem?
> Well, Mr. Goyen, what's the trouble?
> Your doctor says you've been having trouble with your knees. Tell me about it.
> How long has/have it/they been bothering you?
> How long have you had it/them?
> How long have you been ill?
> Did it start all of a sudden?
> How many days have you been indisposed?
> What do you think the reason is?
> Do you think there is any explanation?

- Domande e istruzioni generali:
  > How many times?
  > How much?
  > How often?
  > How old are you?
  > Have you had bleeding?
  > Have you had fever?
  > Have you had any nose bleeding?
  > Have you lost weight lately?
  > Open your mouth, please.
  > Please remove your clothing.
  > Raise your arm.
  > Raise it more.
  > Say it once again.
  > Stick out your tongue.
  > Swallow please.
  > Take a deep breath.
  > Breathe normally.
  > Grasp my hand.
  > Try again.
  > Bear down as if for a bowel movement (manovra di Valsalva)
  > Please lie on your tummy (posizione prona).
  > Please turn over and lie on your back.
  > Roll over onto your right/left side.
  > Bend your knees.
  > Keep your right knee bent.
  > Lean forward.
  > Walk across the room.
  > You can get dressed now. There's no hurry. Take your time.

Comuni sintomi per distretti

Dolore

- Domande:
  - › Which part of your (head, arm, face, chest, …) is affected?
  - › Where does it hurt?
  - › Where is it sore?
  - › Can you describe the pain?
  - › What is the pain like?
  - › Is your pain severe?
  - › What kind of pain are you experiencing?
  - › Is there anything that makes it better?
  - › Does anything make it worse?
  - › Does anything relieve the pain?
  - › What effect does food have?
  - › Does lying down help the pain?

- Descrivere le caratteristiche del dolore:
  - › A dull sort of pain.
  - › A feeling of pressure.
  - › Very sore, like a knife.
  - › A burning pain.
  - › A gnawing kind of pain.
  - › A sharp, stabbing pain.
  - › Raw.
  - › The pain's gone.
  - › A sharp pain.
  - › I ache all over.
  - › I'm in a lot of pain.
  - › I've got a very sore arm.

Febbre

› I think I have a temperature.
› I think I'm running a fever.
› High fever.
› High temperature.

> When do you have the highest temperature?
> Do you shiver?
> Do you have chills?
> Were you cold last night?
> When does your temperature come down?

Malessere

> I feel queasy.
> I feel sick.
> I think I'm going to vomit.
> I think I'm going to throw everything up.
> My head is (swimming) spinning.
> I feel dizzy.
> He's feeling giddy.
> She's feeling faint.

Debolezza

> I feel weak.
> I'm tired.
> I'm not in the mood for ...
> Are you hungry?
> I've lost weight.
> Do you still feel very weak?

Sonno

> Do you feel sleepy?
> Do you sleep deeply?
> I wake up too early.
> Do you snore?

Visione

> I can't see properly.
> Everything is fuzzy.

> Everything is blurred.
> I can't see with my left/right eye.
> My eye is itchy.
> My eye is stinging/burning.
> What have you done to your eye?
> What's happened to your eye?

Altro

> Have you had a cough?
> Do you pass any blood?
> Do you have a discharge?
> My foot has gone to sleep.
> The patient went into a coma.

Parole chiave per sintomi e segni

Sintomi generali

Malaise	Malessere
Anorexia (no appetite)	Anoressia
Weakness	Debolezza
Vomiting (throw up)	Vomito
Myalgia	Mialgia
Muscle pain	Dolore muscolare
Sweats	Sudore
Weight loss	Perdita di peso
Weight gain	Aumento di peso
Drowsiness	Sonnolenza
Night sweats	Sudore notturno
Insomnia	Insonnia
Chills	Brividi
Numbness	Intorpidimento
Tingling	Pizzicorio
Fever	Febbre
Constipation	Costipazione
Regular movements	Movimenti regolari
Diarrhea	Diarrea

Pelle

Rash	Eritema
Lump	Nodulo
Pruritus	Prurito
Itch	Pizzicore
Scar	Cicatrice
Bruising	Escoriazione
Spots	Macchie
Blackhead	Punti neri
Moles	Nei
Swelling	Sudore
Puffiness	Affanno
Tingle	Solletico

Sistema respiratorio

Cough	Tosse
Productive cough	Tosse produttiva
Unproductive cough	Tosse non produttiva
Hemoptysis	Emottisi
Cough up blood	Tosse con sangue
Cough up phlegm or spit	Tosse con sputo
Coryza	Coriza
Runny nose	Naso che perde
Sputum	Sputo
Sore throat	Mal di gola
Pleuritic pain	Dolore pleuritico
Dyspnea	Dispnea
Breathlessness	Mancanza di respiro
Out of puff	Senza fiato
Chest pain	Dolore toracico
Orthopnea	Ortopnea
Breathless on lying down	Dispnea da decubito

Sistema cardiovascolare

Chest pain	Dolore toracico
Pain behind the breast bone	Dolore dietro lo sterno

Intermittent claudication	Claudicatio intermittente
Cramps	Crampi
Palpitations	Palpitazioni
Angina	Angina
Tachycardia	Tachicardia
Cyanosis	Cianosi

Sistema gastrointestinale

Abdominal pain	Dolore addominale
Nausea	Nausea
Vomitus	Vomito
Vomit	Vomito
Diarrhea	Diarrea
Constipation	Costipazione
Flatulence	Flatulenza
A coated tongue	Lingua opaca

Sistema genitourinario

Polyuria	Poliuria
Dysuria	Disuria
Pollakiuria	Pollachiuria
Tenesmus	Tenesmo
Leukorrhea	Leucorrea
Menorrhagia	Menorragia
Dysmenorrhea	Dismenorrea
Impotence	Impotenza
Frigidity	Frigidità
Menstrual cramps	Dolori mestruali

Sistema nervoso

Tremor	Tremore
Rigidity	Rigidità
Seizure	Convulsioni
Paralysis	Paralisi
Palsy	Paralisi

Paresthesia	Parestesia
Reflex	Riflessi
Ataxia	Atassia
Incontinence	Incontinenza
Jumbled speech	Eloquio confuso
Knee jerk	Scatto del ginocchio

Esame fisico

Esame iniziale

- Livello di coscienza:
  - › Altered level of consciousness — Livello di coscienza alterato
  - › GCS (Glasgow coma scale) — GCS (Glasgow Coma Scale)
  - › Loss of consciousness — Perdita di coscienza
  - › Alert and oriented — All'erta ed orientato

- Circolazione:
  - › Heart tones/sounds — Toni cardiaci
  - › Clear — Chiaro
  - › Distant — Distante
  - › Regular/Irregular — Regolare/Irregolare
  - › Muffled — Ovattato
  - › Pulse — Pulsato

- Respiro:
  - › Rhythm — Ritmo
  - › Depth — Profondità
  - › Adequate — Adeguato
  - › Shallow — Superficiale
  - › Deep — Profondo
  - › Quality — Qualità
  - › Easy — Facile
  - › Labored — Elaborato
  - › Stridor — Stridore
  - › Painful — Con dolore
  - › Shortness of breath — Dispnea

Esame sistematico

- Sistema respiratorio:
  - ❯ Breathing — Respiro
  - ❯ Regular — Regolare
  - ❯ Easy — Facile
  - ❯ Shallow — Superficiale
  - ❯ Deep — Profondo
  - ❯ Non-productive cough — Tosse non produttiva
  - ❯ Productive cough — Tosse produttiva
  - ❯ Chest auscultation — Auscoltazione del torace
  - ❯ Mucus and pink nail beds — Mucose ed unghie rosa
  - ❯ Telltale staine — Sintomo spia

- Sistema cardiovascolare:
  - ❯ No abnormalities in heart rate or rhythm — Assenza di alterazioni del ritmo e della frequenza del cuore
  - ❯ Peripheral pulses — Polsi periferici
  - ❯ Normal color and temperature of skin — Normale colore e temperatura della pelle
  - ❯ No ankle edema — Assenza di edema delle caviglie

- Sistema gastrointestinale:
  - ❯ Abdomen soft, non-tender — Addome morbido, non duro
  - ❯ No nausea or vomiting — Assenza di nausea o vomito
  - ❯ No abnormalities in stool patterns or characteristics — Assenza di alterazioni dell'aspetto o delle caratteristiche delle feci
  - ❯ No change in dietary patterns — Assenza di cambio dietetico
  - ❯ Bowel sounds present — Rumori intestinali presenti

- Sistema genito-urinario:
  - ❯ No abnormalities in voiding patterns — Assenza di alterazioni durante la minzione
  - ❯ No abnormalities in color or characteristics of urine — Assenza di alterazioni del colore o delle caratteristiche dell'urina

- ❯ No vaginal or penile drainage   Assenza di perdite dalla vagina o dal pene

- Sistema nervoso:
  - ❯ Finger to finger   Dito a dito
  - ❯ Finger to nose   Dito a naso

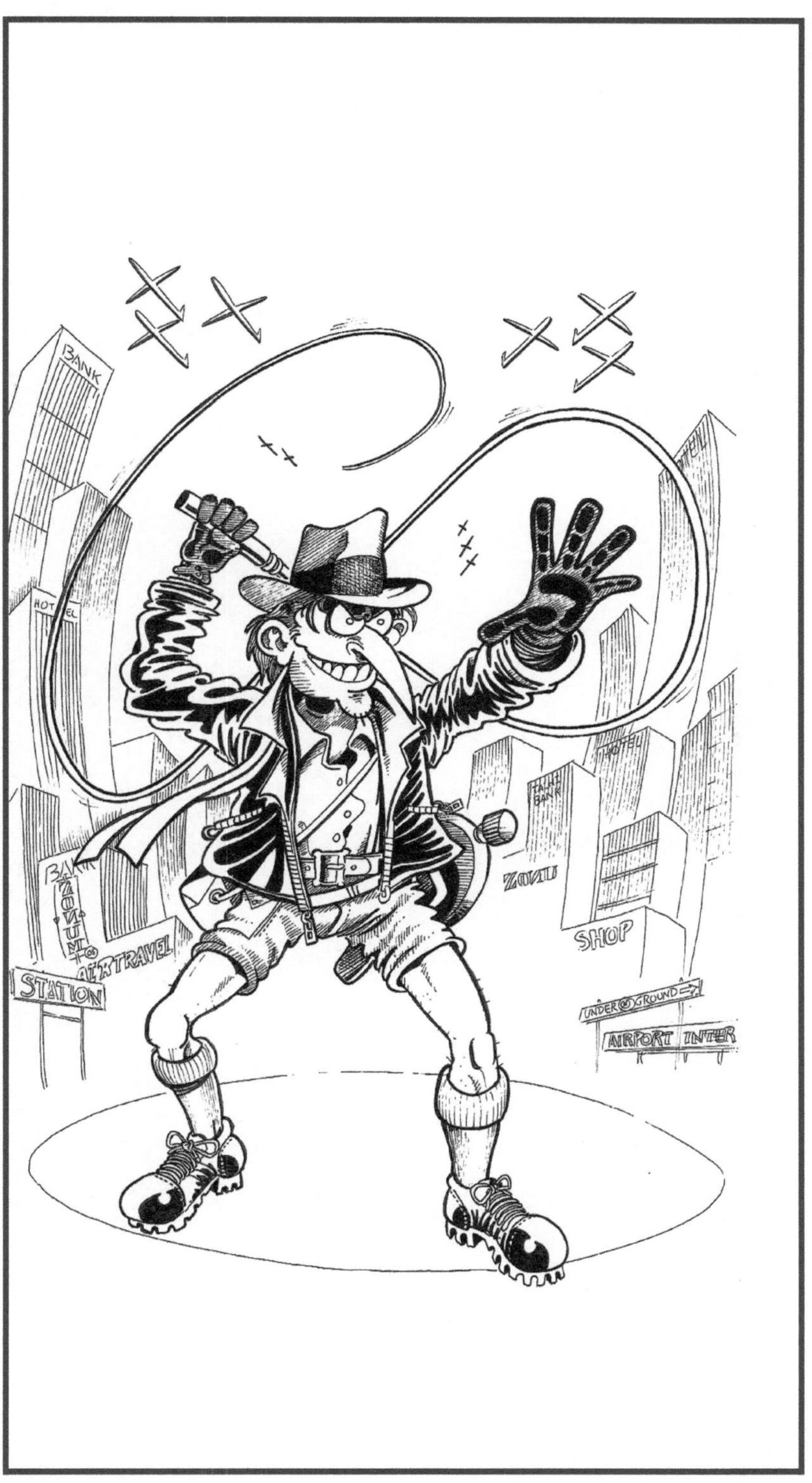
BANK
HOTEL
BANK NOVUM
AIR TRAVEL
STATION
TAXI BANK
HOTEL
ZONU
SHOP
UNDER GROUND
AIRPORT INTER

Capitolo 19

Conversazione: guida alla sopravvivenza

Introduzione

La dimestichezza con la lingua rende sicuri di sé, mentre la mancanza di conoscenza rende insicuri.

Con questo capitolo non intendiamo sostituire le guide alla conversazione, che al contrario vi incoraggiamo ad utilizzare, secondo il vostro livello di conoscenza della lingua.

Sarebbe stato sciocco scrivere una guida alla conversazione senza includere delle traduzioni. Allora perché abbiamo scritto questo capitolo? Lo scopo di questo capitolo è fornire una "guida alla sopravvivenza", uno strumento di base che può essere consultato da coloro che conoscono l'inglese a livello medio-alto, ma che possono avere difficoltà ad esprimersi con sicurezza in certe situazioni inusuali, per esempio, trovandoci con un collega che ci chiede di accompagnarlo in una gioielleria per comprare un braccialetto a sua moglie.

Tenete presente che è virtualmente impossibile essere spigliati in ogni situazione, anche nella vostra lingua. Io mi sono trovato in tre situazioni in difficoltà e deluso (in inglese): in tintoria, all'aeroporto e, in una terza occasione, al ristorante. Prima di allora mi ero sempre considerato abbastanza spigliato in inglese ma, sotto pressione, i pensieri sono più veloci delle parole per cui la capacità di esprimersi può essere sopraffatta dall'agitazione.

Accettate questo consiglio: a meno che non siate bilingui, evitate di entrare in discussione in una lingua che non sia la vostra.

Molte persone che conoscono l'inglese ad un livello medio-superiore non portano con sé una guida alla conversazione quando viaggiano, pensando che il loro livello di conoscenza sia molto superiore rispetto a quanti

R. Ribes, P.R. Ros. *Inglese per radiologi*. © Springer 2008

necessitano di una guida per costruire frasi elementari, e non amano farsi vedere mentre ne consultano una (anche io sono passato per questa fase). Questo è un grosso errore, in quanto per coloro che conoscono l'inglese a livello medio-alto l'uso della guida ha utilizzi differenti e molto importanti (non appena il mio livello di conoscenza dell'inglese è aumentato, anche io ho realizzato che il mio uso di queste guide era cambiato; non ne avevo bisogno per la traduzione, eccettuato che per poche parole, ma ricercavo solamente una maniera più naturale di dire le cose).

Ritengo che, anche per coloro che sono bilingue, la guida alla conversazione sia estremamente importante nel momento in cui ci si trova in un ambiente non familiare, come ad esempio dal fiorista. Quanti nomi di fiori conoscete nella vostra lingua? Probabilmente meno di 12. Ogni conversazione ha un proprio gergo e una guida alla conversazione vi può dare suggerimenti di cui anche un conoscitore di livello medio-elevato può necessitare per essere maggiormente spigliato.
Quindi, non vergognatevi di portare con voi una guida; è la via più breve per sfoggiare una conversazione brillante in quelle situazioni non familiari che sporadicamente saggiano il vostro livello di inglese e, cosa più importante, la vostra sicurezza in inglese.

Quando andate a cena, per esempio, ripassate sulla guida le parole chiave e le frasi frequenti. Non vi prenderà più di dieci minuti del vostro tempo e la vostra cena avrà un sapore anche migliore in quanto avrete ordinato con incredibile sicurezza e precisione. Quella che è una semplice raccomandazione per coloro che conoscono l'inglese a livello medio-alto diventa un obbligo assoluto per chi conosce la lingua a livello medio-basso; questi ultimi prima di lasciare l'albergo dovrebbero rivedere la guida per ripetere le frasi necessarie per chiedere ciò che vogliono mangiare o, perlomeno, per evitare di ordinarle cose che non avrebbero mai mangiato. Se guardate le facce dei vostri colleghi non appena viene servita la prima portata, potete facilmente capire chi sta mangiando la cosa che desiderava e chi, al contrario, non sa che cosa ha ordinato e, quello che peggio, che cosa sta in realtà mangiando.

Pensiamo un momento all'incidente che è successo a me mentre mi trovavo al UCSF Medical Center. Ero stato invitato a pranzo in una trattoria (*diner*) vicino all'ospedale e, quando ho chiesto di avere dell'acqua naturale (*still mineral water*) l'improbabile cameriere un po' sorpreso mi ha risposto che avevano solo quella frizzante (*sparkling*) poiché nessuno aveva mai ordinato una tale "delizia", l'alternativa all'acqua frizzante era l'acqua di rubinetto (*plain water*).

Sareste in grado di sostenere la conversazione necessaria dopo un incidente d'auto senza l'uso di una guida? A me è successo di avere una perdita di benzina dal serbatoio durante un viaggio con mia moglie e mia suocera da Boston alle cascate del Niagara e Toronto. Ancora ricordo la faccia del meccanico di Toronto quando mi chiese se soggiornavamo in un albergo in centro a Toronto e io gli risposi che stavamo tornando ... a Boston. Vi posso dire che l'uso della guida in quel caso è stato essenziale e senza di essa non sarei stato in grado di spiegare il mio problema. Quella è stata l'ultima volta che ho portato la guida in una tasca nascosta della mia valigia, da quel momento porto la guida come me anche ... in spiaggia, dato che è possibile trovarsi in situazioni inaspettate, per definizione, in qualsiasi momento.

Pensate alle situazioni imbarazzanti e non infrequenti che si possono verificare e ... non dimenticate di portare la guida nel vostro prossimo viaggio (anche la tasca della giacca è un posto adatto per coloro che non hanno ancora superato la fase di "imbarazzo").
Coloro che hanno raggiunto un certo livello di dimestichezza con l'inglese sono consci di quante situazioni imbarazzanti hanno dovuto superare in passato per diventare maggiormente spigliati in buona parte delle circostanze in cui ci si può trovare.

Saluti

> Hi.
> Hello.
> Good morning.
> Good afternoon.
> Good evening.
> Good night.
> How are you? (Very) Well, thank you.
> How are you getting on? All right, thank you.
> I am glad to see you.
> Nice to see you (again).
> How do you feel today?
> How is your family?
> Good bye.
> Bye bye.
> See you later.
> See you soon.
> See you tomorrow.
> Give my regards to everybody.
> Give my love to your children.

Presentazioni

> This is Mr./Mrs ...
> These are Mister and Missis ...
> My name is ...
> What is your name? My name is ...
> Pleased/Nice to meet you.
> Let me introduce you to ...
> I'd like to introduce you to ...
> Have you already met Mr. ...? Yes, I have.

Dati personali

> What is your name? My name is ...
> What is your surname/family name? My surname/family name is ...
> Where are you from? I am from ...
> Where do you live? I live in ...
> What is your address? My address is ...
> What is your email address? My email address is ...
> What is your phone number? My phone number is ...
> What is your mobile phone/cellular number? My mobile phone/cellular number is ...
> How old are you? I am ...
> Where were you born? I was born in ...
> What do you do? I am a radiologist.
> What do you do? I do MRI/US/CT/chest ...

Frasi di cortesia

> Thank you very much. You are welcome (don't mention it).
> Would you please ...? Sure, it is a pleasure.
> Excuse me.
> Pardon.
> Sorry.
> Cheers!
> Congratulations!
> Good luck!

> It doesn't matter!
> May I help you?
> Here you are.
> You are very kind. It is very kind of you.
> Don't worry, that's not what I wanted.
> Sorry to bother/trouble you.
> Don't worry!
> What can I do for you?
> How can I help you?
> Would you like something to drink?
> Would you like a cigarette?
> I would like ...
> I beg your pardon.
> Have a nice day.

Parlando in una lingua straniera

> Do you speak English/Spanish/French ... ? I do not speak English/Only a bit/Not a word.
> Do you understand me? Yes, I do. No, I don't.
> Sorry, I do not understand you.
> Could you speak slowly, please?
> How do you write it?
> Could you write it down?
> How do you spell it?
> How do you pronounce it?
> Sorry, what did you say?
> Sorry, my English is not very good.
> Sorry, I didn't get that.
> Could you please repeat that?
> I can't hear you.

Al ristorante

"The same for me" è una delle frasi più frequenti che si possono sentire ai tavoli dei ristoranti, in tutto il mondo. La persona che non conosce bene l'inglese lega il proprio destino gastronomico alle persone che parlano meglio per evitare scomode domande come "How would you like your meat, sir?".

Una semplice occhiata alla guida pochi minuti prima della cena vi garantirà un vocabolario sufficiente per chiedere qualsiasi cosa vogliate.
Non permettete che un po' di pigrizia rovini una buona opportunità di degustare piatti e vini deliziosi.

Scambi preliminari

> Hello, have you got a table for three people?
> Hi, may I book a table for a party of seven at 6 o'clock?
> What time are you coming, sir?
> Where can we sit?
> Is this chair free?
> Is this table taken?
> Waiter/waitress, I would like to order.
> Could I see the menu?
> Could you bring the menu?
> Can I have the wine list?
> Could you give us a table next to the window?
> Could you give me a table on the mezzanine?
> Could you give us a table near the stage?

Ordinare

> We'd like to order now.
> Could you bring us some bread, please?
> We'd like to have something to drink.
> Here you are.
> Could you recommend a local wine?
> Could you recommend one of your specialties?
> Could you suggest something special?
> What are the ingredients of this dish?
> I'll have a steamed lobster, please.
> How would you like your meat, sir?
> Rare/medium- rare/medium/well- done.
> Somewhere between rare and medium rare will be OK.
> Is the halibut fresh?
> What is there for dessert?
> Anything else, sir?
> No, we are fine, thank you.
> The same for me.

> Enjoy your meal, sir.
> How was everything, sir?
> The meal was excellent.
> The sirloin was delicious.
> Excuse me, I have spilt something on my tie. Could you help me?

Lamentele

> The dish is cold. Would you please heat it up?
> The meat is underdone. Would you cook it a little more, please?
> Excuse me. This is not what I asked for.
> Could you change this for me?
> The fish is not fresh. I want to see the manager.
> I asked for a sirloin.
> The meal wasn't very good.
> The meat smells off.
> Could you bring the complaints book?
> This wine is off, I think ...
> Waiter, this fork is dirty.

Il conto

> The check, please.
> Would you bring us the check, please?
> All together, please.
> We are paying separately.
> I am afraid there is a mistake, we didn't have this.
> This is for you.
> Keep the change.

Trasporto in città

> I want to go to the Metropolitan museum.
> Which bus/tram/underground line must I take for the Metropolitan?
> Which bus/tram/underground line can I take to get to the Metropolitan?
> Where does the number ... bus stop?
> Does this bus go to ...?
> How much is a single ticket?

> Three tickets, please.
> Where must I get off for ...?
> Is this seat occupied/vacant?
> Where can I get a taxi?
> How much is the fare for ...?
> Take me to ... Street.
> Do you know where the ... is?

Shopping

Domandare l'orario di apertura

> When are you open?
> How late are you open today?
> Are you open on Saturday?

Scambi preliminari

> Hello sir (madam), may I help you?
> Can I help you find something?
> Thank you, I am just looking.
> I just can't make up my mind.
> Can I help you with something?
> If I can help you, just let me know.
> Are you looking for something in particular?
> I am looking for something for my wife.
> I am looking for something for my husband.
> I am looking for something for my children.
> It is a gift.
> Hi, do you sell ...?
> I am looking for a ... Can you help me?
> Would you tell me where the music department is?
> Which floor is the leather goods department on? On the ground floor
  (on the mezzanine, on the second floor ...)
> Please would you show me ...?
> What kind do you want?
> Where can I find the mirror? There is a mirror over there.
> The changing rooms are over there.

> Only four items are allowed in the dressing room at a time.
> Is there a public rest room here?
> Have you decided?
> Have you made up your mind?

Comprare vestiti/scarpe

> Please, can you show me some natural silk ties?
> I want to buy a long-sleeved shirt.
> I want the pair of high-heeled shoes I have seen in the window.
> Would you please show me the pair in the window?
> What material is it?
> What material is it made of? Cotton, leather, linen, wool, velvet, silk, nylon, acrylic fiber.
> What size, please?
> What size do you need?
> Is this my size?
> Do you think this is my size?
> Where is the fitting room?
> Does it fit you?
> I think it fits well although the collar is a little tight.
> No, it doesn't fit me.
> May I try a larger size?
> I'll try a smaller size. Would you mind bringing it to me?
> I'll take this one.
> How much is it?
> This is too expensive.
> Oh, this is a bargain!
> I like it.
> May I try this on?
> In which color? Navy blue, please.
> Do you have anything to go with this?
> I need a belt/a pair of socks/pair of jeans/pair of gloves ...
> I need a size 38.
> I don't know my size. Can you measure me?
> Would you measure my waist, please?
> Do you have a shirt to match this?
> Do you have this in blue/in wool/in a larger size/in a smaller size?
> Do you have something a bit less expensive?
> I'd like to try this on. Where is the fitting room?
> How would you like to pay for this? Cash/credit

> We don't have that in your size/color.
> We are out of that item.
> It's too tight/loose
> It's too expensive/cheap
> I don't like the color.
> Is it in the sale?
> Can I have this gift wrapped?

Nel negozio di scarpe

> A pair of shoes, boots, sandals, slippers ..., shoelace, sole, heel, leather, suede, rubber, shoehorn.
> What kind of shoes do you want?
> I want a pair of rubber-soled shoes/high-heeled shoes/leather shoes/suede slippers/boots.
> I want a pair of lace-up/slip-on shoes good for the rain/for walking.
> What is your size, please?
> They are a little tight/too large/too small.
> Would you please show me the pair in the window?
> Can I try a smaller/larger size, please?
> This one fits well.
> I would like some polish cream.
> I need some new laces
> I need a shoe-horn.

In posta

> I need some (first class) stamps, please.
> First class, please.
> Air mail, please.
> I would like this to go express mail.
> I would like this recorded/special delivery.
> I need to send this second-day mail (US).
> Second-class for this, please (UK).
> I need to send this parcel post.
> I need to send this by certified mail.
> I need to send this by registered mail.
> Return receipt requested, please.
> How much postage do I need for this?

> How much postage do I need to send this air mail?
> Do you have any envelopes?
> How long will it take to get there? It should arrive on Monday.
> The forms are over there. Please fill out (UK fill in) a form and bring it back to me.

A teatro (UK theatre, USA theater)

> Sorry, we are sold out tonight.
> Sorry, these tickets are non-refundable.
> Sorry, there are no tickets available.
> Would you like to make a reservation for another night?
> I would like two seats for tonight's performance, please.
> Where are the best seats you have left?
> Do you have anything in the first four rows?
> Do you have matinees?
> How much are the tickets?
> Is it possible to exchange these for another night?
> Do you take a check/credit cards?
> How long does the show run? About two hours.
> When does the show close?
> Is there an intermission? There is an intermission.
> Where are the rest rooms?
> Where is the cloakroom?
> Is there anywhere we can leave our coats?
> Do you sell concessions?
> How soon does the curtain go up?
> Did you make a reservation?
> What name did you reserve the tickets under?
> The usher will give you your programme.

In farmacia (UK chemist, USA drugstore)

> Prescription, tablet, pill, cream, suppository, laxative, sedative, injection, bandage, sticking plasters, cotton wool, gauze, alcohol, thermometer, sanitary towels, napkins, toothpaste, toothbrush, paper tissues, duty chemist.
> Fever, cold, cough, headache, toothache, diarrhea, constipation, sickness, insomnia, sunburn, insect bite.

> I am looking for something for ...
> Could you give me ...?
> Could you give me something for ...?
> I need some aspirin/antiseptic/eye drops/foot powder.
> I need razor blades and shaving foam.
> What are the side effects of this drug?
> Will this make me drowsy?
> Should I take this with meals?

In profumeria

> Soap, shampoo, deodorant, shower gel, hair spray, sun tan cream, comb, hairbrush, toothpaste, toothbrush, make up, cologne water, lipstick, perfume, hair remover, scissors, face lotion, cleansing cream, razor, shaving foam.

In libreria/edicola

> I would like to buy a book on the history of the city.
> Has this book been translated into Japanese?
> Have you got Swedish newspapers/magazines/books?
> Where can I buy a road map?

Dal fotografo

> I want a 36 exposure film for this camera.
> I want new batteries for my camera.
> Could you develop this film?
> Could you develop this film with two prints of each photograph?
> How much does developing cost?
> When will the photographs be ready?
> My camera is not working, would you have a look at it?
> Do you take passport (ID) photographs?
> I want an enlargement of this one and two copies of this other.
> Have you got a 64-megabyte data card to fit this camera?
> How much would a 128-megabyte card be?
> How many megapixels is this one?
> Has it got an optical zoom?
> Can you print the pictures on this CD?

Dal fiorista

> I would like to order a bouquet of roses.
> You can choose violets and orchids in several colors.
> Which flowers are the freshest?
> What are these flowers called?
> Do you deliver?
> Could you please send this bouquet to the NH Abascal hotel manager at 47 Abascal St. before noon?
> Could you please send this card too?

Per pagare

> Where is the cash machine?
> Is there a cashpoint near here?
> How much is that all together?
> Will you pay cash or by credit card?
> Next in line (*in coda*).
> Could you gift-wrap it for me?
> Can I have a receipt, please?

Dal parrucchiere

Mentre mi trovavo a Boston mi è capitato di dover andare dal parrucchiere e la mia mancanza di dimestichezza con l'inglese è stata responsabile di una drastico cambio della mia immagine tanto che mia moglie non mi ha quasi riconosciuto. Vi posso assicurare che non dimenticherò mai più il termine "sideburns" (basette); la parrucchiera, una donna Afro-Americana, le ha tagliate drasticamente prima che fossi in grado di ricordare il nome di quella parte insignificante della mia faccia. Per la verità, non ho mai considerato quanto fossero importanti le basette prima di non averle più.

Se non vi fidate della parrucchiera "just a trim" (appena una spuntatina) è un modo educato per evitare un disastro.

Vi suggerisco, prima di andare dal parrucchiere, di rivedere la guida per acquisire confidenza con alcune parole come: *scissors, comb, brush, dryer, shampooing, hair style, hair cut, manicure, dyeing, shave, beard, moustache, sideburns* (!) (US), (*sideboards* (UK)), *fringe, curl* o *plait*.

Uomini e donne

> How long will I have to wait?
> Is the water OK? It is fine/too hot/too cold.
> My hair is greasy/dry.
> I have dandruff.
> I am losing a lot of hair.
> A shampoo and rinse, please.
> How would you like it?
> Are you going for a particular look?
> I want a (hair) cut like this.
> Just a trim, please.
> However you want.
> Is it OK?
> That's fine, thank you.
> How much is it?
> How much do I owe you?
> Do you do highlights?
> I would like a tint, please.

Uomini

> I want a shave.
> A razor cut, please.
> Just a trim, please.
> Leave the sideburns as they are (!) (UK sideboards).
> Trim the moustache.
> Trim my beard and moustache, please.
> Towards the back, without any parting.
> I part my hair on the left/in the middle.
> Leave it long.
> Could you take a little more off the top/the back/the sides?
> How much do you want me to take off?

Donne

> How do I set your hair?
> What hair style do you want?
> I would like my hair dyed.

> Same color?
> A little darker/lighter.
> I would like to have a perm (permanent wave).

Macchine

Come sempre, iniziate con le parole. *Clutch, brake, blinkers* (UK *indicators*), *trunk* (UK *boot*), *tank, gearbox, windshield* (UK *windscreen*) *wipers, (steering) wheel, unleaded gas* (UK *petrol*), sono parole che devono appartenere al vostro vocabolario come anche altre frasi frequenti come:

> How far is the nearest gas (petrol) station? 20 miles from here.
> In what direction? Northeast/Los Angeles.

Dal benzinaio

> Fill it up, please.
> Unleaded, please.
> Could you top up the battery, please?
> Could you check the oil, please?
> Could you check the tyre pressures, please?
> Do you want me to check the spare tyre too? Yes, please.
> Pump number 5, please.
> Can I have a receipt, please.

In officina

> My car has broken down.
> What do you think is wrong with it?
> Can you mend a puncture?
> Can you take the car in tow to downtown Boston?
> I see ..., kill the engine, please.
> Start the engine, please.
> The car goes to the right and overheats.
> Have you noticed if it loses water/gas/oil?
> Yes, it's losing oil.
> Does it lose speed?

> Yes, and it doesn't start properly.
> I can't get it into reverse.
> The engine makes funny noises.
> Please, repair it as soon as possible.
> I wonder if you can fix it temporarily.
> How long will it take to repair?
> I am afraid we have to send for spare parts.
> The car is very heavy on petrol.
> I think the right front tyre needs changing.
> I guess the valve is broken.
> Is my car ready?
> Have you finished fixing the car?
> Did you fix the car?
> Do you think you can fix it today?
> Could you mend a puncture?
> I think I've got a puncture rear offside.
> The spare's flat as well.
> I've run out of petrol.

Al parcheggio

> Do you know where the nearest car park is?
> Are there any free spaces?
> How much is it per hour?
> Is the car park supervised?
> How long can I leave the car here?

Noleggiare una macchina

> I want to rent a car.
> I want to hire a car.
> For how many days?
> Unlimited mileage?
> What is the cost per mile?
> Is insurance included?
> You need to leave a deposit.

Come posso arrivare a ... ?

❯ How far is Minneapolis?
❯ It is not far. About 12 miles from here.
❯ Is the road good?
❯ It is not bad, although a bit slow.
❯ Is there a toll road between here and Berlin?
❯ How long does it take to get to Key West?
❯ I am lost. Could you tell me how I can get back to the toll road..

Prendere un drink (o due)

Dopo una giornata di duro lavoro ci sono poche cose più desiderabili di un drink. Purtroppo, anche in una situazione così rilassata si possono verificare imbarazzanti incidenti; spesso c'è una difficile contro-domanda alla semplice richiesta "can I have a beer?" come "would you prefer lager?" o " small, medium or large, sir?". Quando ero un principiante odiavo le contro-domande e mi ricordo di essere diventato rosso quando in un pub di Londra il barman, invece di darmi la birra che avevo chiesto, ha iniziato ad elencare l'intera lista delle birre del pub. "I have changed my mind, I'll have a coke instead" è stata la mia risposta sia all' "aggressione" che all'imbarazzo derivante dalla mancanza di comprensione di quanto mi veniva detto. "We don't serve coke here, sir".
Queste situazioni possono rovinare le serate più promettenti così ... rivediamo una serie di frasi comuni:

❯ Two beers please, my friend will pay.
❯ Two pints of bitter and half a lager, please.
❯ Where can I find a good place to go for a drink?
❯ Where can we go for a drink at this time of the evening?
❯ Do you know any pubs with live music?
❯ What can I get you?
❯ I'm driving. Just an orange juice, please.
❯ A glass of wine and two beers, please.
❯ A gin and tonic.
❯ A glass of brandy. Would you please warm the glass?
❯ Scotch, please.
❯ Do you want it plain, with water, or on the rocks?

> Make it a double.
> I'll have the same again, please.
> Two cubes of ice and a teaspoon, please.
> This is on me.
> What those ladies are having is on me.

Al telefono

Molti problemi cominciano quando si solleva la cornetta: sentite una serie continua di suoni che sono differenti da quelli a cui siete abituati nel vostro Paese o una strana sequenza di rapidi *bip*. Immediatamente vi salta in mente il pensiero "cosa devo fare adesso" e vi trovate di fronte ad una delle situazioni più imbarazzanti per una persona che non parla bene inglese. Il telefono ha due difficoltà aggiunte: innanzitutto la sua immediatezza e, in seconda istanza, l'assenza di immagine ("se potessi vedere questa persona sarei in grado di capire cosa sta dicendo"). Non vi preoccupante, sono pochi gli scambi preliminari in questo tipo di conversazione.
Le segreterie telefoniche sono un altro differente e più difficile problema la cui trattazione va oltre gli scopi di questa guida alla sopravvivenza. Solamente un suggerimento: non riattaccate. Cercate di capire quello che dice la segreteria telefonica e riprovate nel caso non siate in grado di seguire le istruzioni. Molti dottori, non appena sentono l'inconfondibile suono di questi strumenti, riattaccano terrorizzati ritenendo che sia troppo per loro. La maggior parte dei messaggi sono però facili da capire e meno "meccanici" rispetto a quelli di tanti operatori "umani".

> Where are the public phones, please?
> Where is the nearest call-box?
> This telephone is out of order.
> Operator, what do I dial for the USA?
> Hold on a moment ... number one.
> Would you get me this number please?
> Dial straight through.
> What time does the cheap rate begin?
> Have you got any phone cards, please?
> Can I use your cell/mobile phone, please?
> Do you have a phone book (directory)?
> I'd like to make a reverse charge call to Korea.
> I am trying to use my phone card, but I am not getting through.

> Hello, this is Dr. Vida speaking.
> The line is engaged.
> There's no answer.
> It's a bad line.
> I've been cut off.
> I would like the number for Dr. Vida on Green Street.
> What is the area code for Los Angeles?
> I can't get through to this number. Would you dial it for me?
> Can you put me through to Spain?

Situazioni di emergenza

> I want to report a fire/a robbery/an accident.
> This is an emergency. We need an ambulance/the police.
> Get me the police and hurry.

In banca

Oggi la diffusione delle carte di credito rende questo paragrafo virtualmente non necessario ma, per esperienza personale, se le cose vanno veramente male avrete bisogno di andare in banca. La disinvoltura scompare in una situazione stressante così, in caso dobbiate risolvere un problema in banca, rivedete non soltanto questa serie di frasi ma anche l'intera relativa sezione della vostra guida.

> Where can I change money?
> I'd like to change 200 Euros.
> I want to change 1000 Euros into Dollars/Pounds.
> Could I have it in tens, please?
> What's the exchange rate?
> What's the rate of exchange from Euros to Dollars?
> What are the banking hours?
> I want to change this travelers' check.
> Have you received a transfer from Rosario Nadal addressed to Fiona Shaw?
> Can I cash this bearer check?
> I want to cash this check.

> Do I need my ID to cash this bearer check?
> Go to the cash desk.
> Go to counter number 5.
> May I open a current account?
> Where is the nearest cash machine?
> I am afraid you don't seem to be able to solve my problem. Can I see the manager?
> Who is in charge?
> Could you call my bank in France? There must have been a problem with a transfer addressed to myself.

Alla stazione di polizia

> Where is the nearest police station?
> I have come to report a ...
> My wallet has been stolen.
> Can I call my lawyer (UK solicitor)?
> I have been assaulted.
> My laptop has disappeared from my room.
> I have lost my passport.
> I will not say anything until I have spoken to my lawyer/solicitor.
> I have had a car accident.
> Why have you arrested me? I've done nothing.
> Am I under caution?
> I would like to call my embassy/consulate.

Finito di stampare nel mese di dicembre 2007